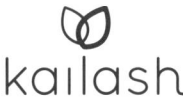

kailash

Chantal Sandjon
Anna Cavelius

GRÜN MACHT SCHÖN

Über 100 Rezepte und Ideen:
Smoothies, Detox, Naturkosmetik

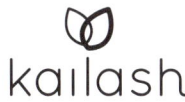

kailash

INHALT

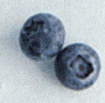

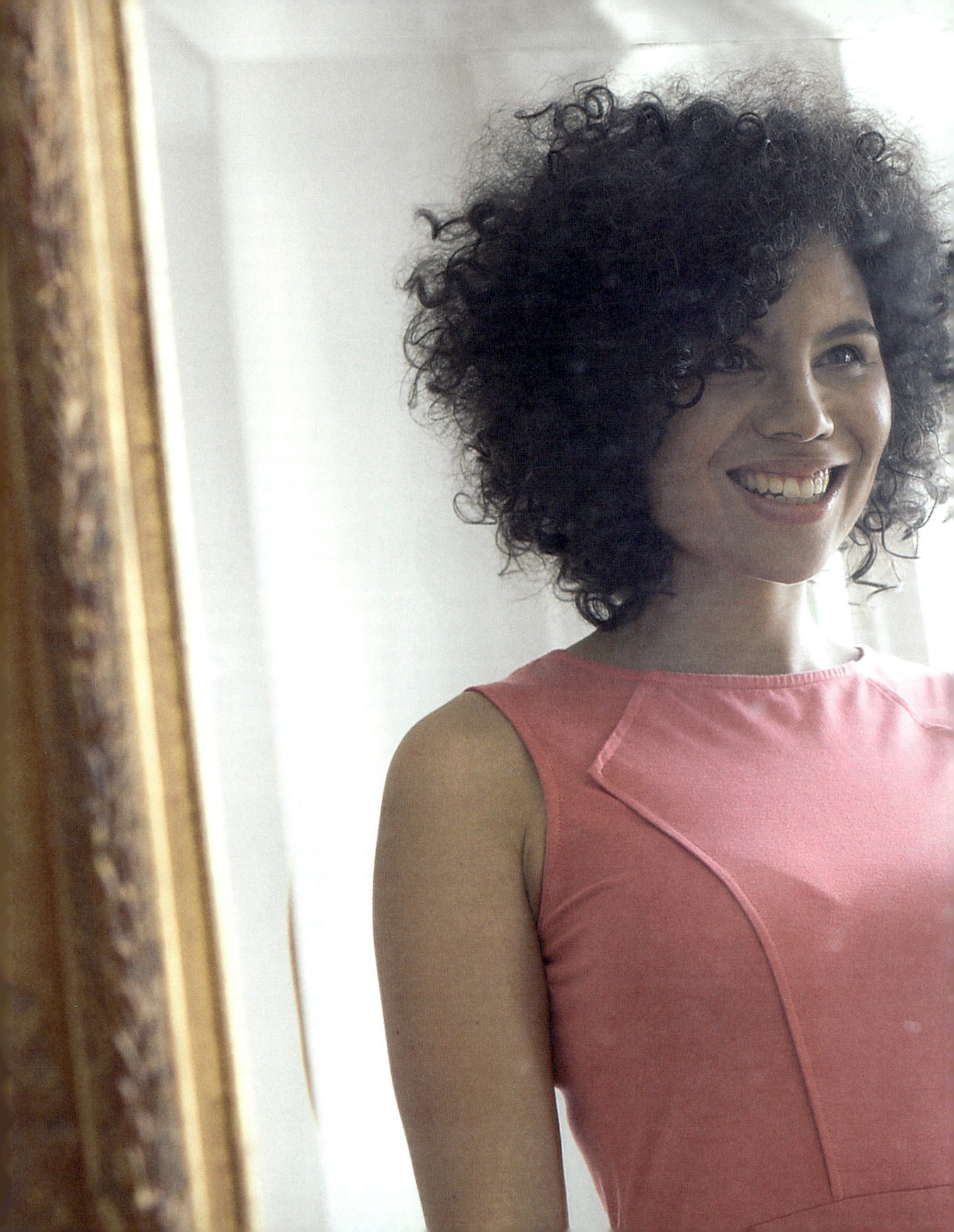

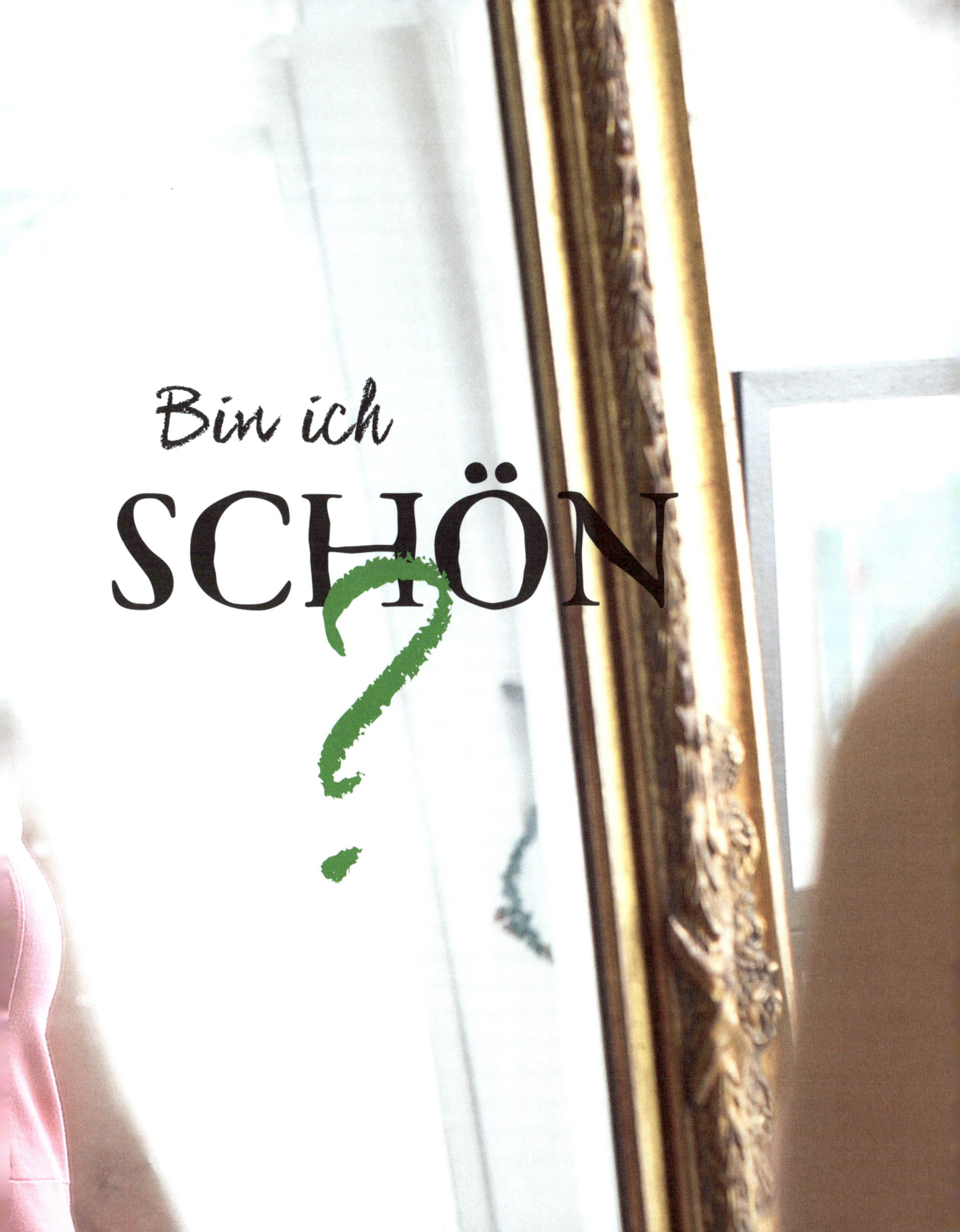

Bin ich SCHÖN?

SCHÖN IST RELATIV –
Die Regeln der Schönheit

Wer schön sein will, muss leiden«, sagt ein deutsches Sprichwort. Leider haben wir dieses Motto oft stärker verinnerlicht, als es uns lieb oder für uns gesund ist. High Heels führen zum Beispiel zu verkürzten Wadenmuskeln und einer steifen Achillessehne, belasten die Kniegelenke und sind Gift für den Rücken. Und trotzdem steht noch immer ein Paar solcher Exemplare in meinem Schuhschrank. »Für ganz besondere Anlässe«, denke ich mir und bringe es nicht über mich, sie auszumisten. Dass auch in meinem Kopf Schönheit und Schmerz noch immer so nah beieinanderwohnen, beschäftigt mich. Wieso halte ich an Schönheitsnormen fest, die mir schaden? Und was kann ich tun, um mich von ihnen zu befreien?

Warum mich Schönheit beschäftigt

Ich bin ein Kind verschiedener Welten und Kulturen, was man mir auch ansieht. Mütterlicherseits ist meine Familie in Deutschland, Schweden und Russland verortet. Von ihr habe ich meine Größe. Mein Vater kommt hingegen aus Kamerun, und in meiner Familie dort gibt es viele Boxer, Fußballer und Gewichtheber. Von ihm habe ich meine Statur und vor allem auch meine kräftigen Beine geerbt.

Selbst in Berlin hat mich dieser Mix als Jugendliche in den 1990er-Jahren stets markiert. Ich war nicht nur die mit dem größten Afro, sondern auch die mit den rundlichsten Schenkeln. Mit der Pubertät kam dementsprechend auch das Gefühl auf, aus dem Rahmen zu fallen, zu groß, zu dick, zu anders zu sein.

Das Gefühl kam und blieb. Es blieb auch, als ich eine vermeintliche Lösung für mein Gewicht gefunden hatte – so wenig wie nur irdisch möglich zu essen. Das Gefühl blieb bei 65, bei 55 und auch bei 45 Kilogramm auf der Waage. Es blieb durch die Zeit hindurch, in der ich mich mit dieser Essstörung auseinandersetzte und sie bekämpfte. Und auch heute, ein halbes Leben später, betrachte ich mich manchmal im Spiegel und sehe mich dennoch nicht wirklich. An solchen Tagen redet mir eine Stimme ein, ich sei, so wie ich bin, viel zu viel und doch einfach nicht genug. Lauter als sie ist zum Glück die Wahrheit: über mich, meine Schönheit, meinen Wert.

Wahre Schönheit oder mehr Mut zur Hässlichkeit

Einen der berührendsten und schönsten Momente im Rahmen der Recherche zu diesem Buch erlebte ich, als ich das Video von Em Ford sah. Sie bloggt sehr erfolgreich zum Thema Schönheit und

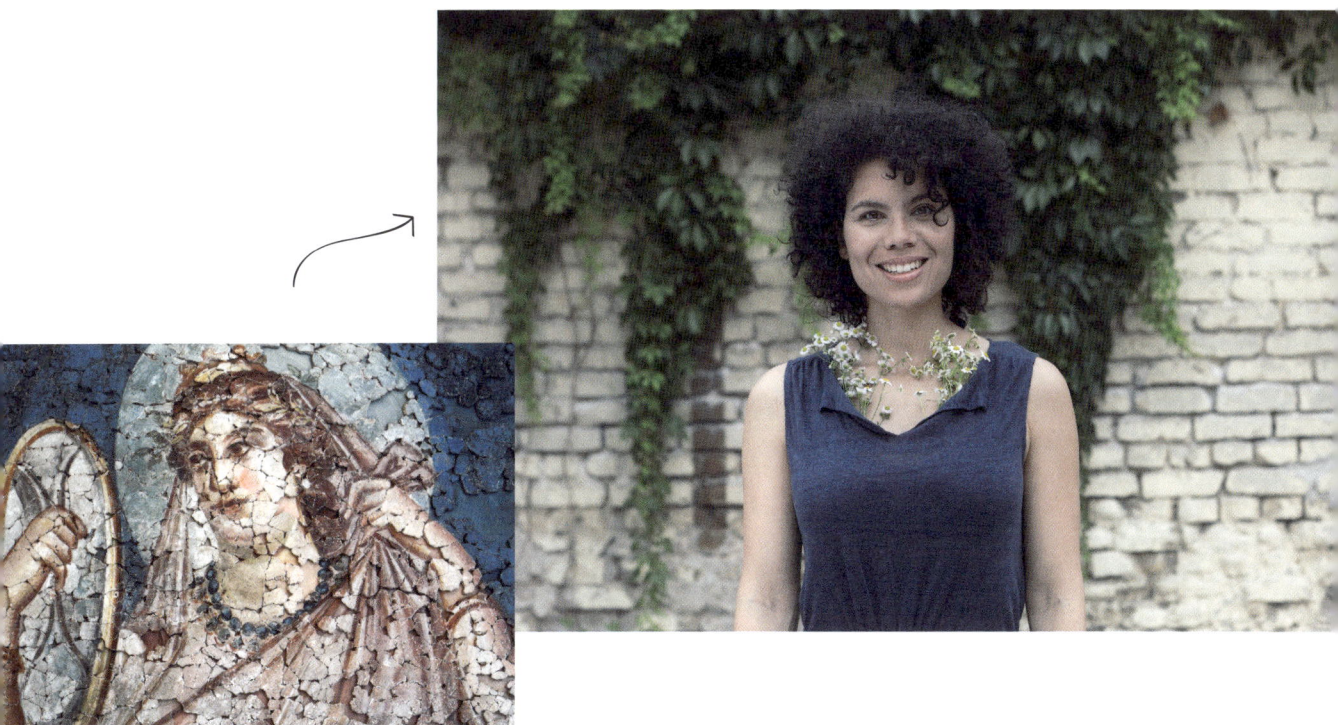

ist bildschön, als wäre sie einem Disney-Film entsprungen. Als das Londoner YouTube-Model allerdings wagte, sich ungeschminkt vor der Kamera zu präsentieren, und ihr »wahres« Gesicht zeigte, eine Haut, die unter der Schminke stark entzündet und von Pusteln versehrt ist, wurde sie auf brutalste Weise von Trollen fertiggemacht. »Das ist so abscheulich«, hieß es da in der Kommentarspalte des Blogs »My Pale Skin«, oder: »Da muss ich wegschauen« und »Du siehst widerlich aus«. Em Ford gibt auf ihrem Blog Schminktipps für hellhäutige Frauen und erreicht dabei an die 150.000 Abonnentinnen. Sie hat – was bei Erwachsenen relativ selten ist – Akne. Auf ihren Auftritt hin bekam sie aber keineswegs nur Bösartigkeiten und Grausamkeiten zu lesen, es finden sich dort auch viele Tausende positiver Reaktionen. Die stammen von Menschen aus der ganzen Welt, die an Akne gelitten haben oder es immer noch tun, deren Selbstbewusstsein und Selbstwertgefühl darunter Schaden genommen haben und die sich schämen.

WAS BEDEUTET »ECHT SCHÖN«?

Em Ford ist geschockt und verletzt, reagiert aber sehr bedacht, indem sie den Spieß einfach umdreht und all den Menschen den Spiegel vorhält, die sich angesichts der Versehrtheit einer schönen Frau fragen, »was mit ihrem Gesicht wohl schiefgegangen sei«. Sie zeigt ihnen deren eigene Hässlichkeit, spiegelt ihre scheinbare Macht, die ihnen die sozialen Medien verleihen. In einem neuen Video, in dem sie die breite Resonanz auf ihren ungeschminkten Auftritt verarbeitete, stellt *sie,* die von dem Geschäft mit der Schönheit lebt, die Schönheitsideale unserer Gesellschaft als hohl und menschenverachtend in Frage. Knapp fünf Millionen Menschen sehen sich daraufhin das Video an, das unter dem Hashtag #Youlookdisgusting veröffentlicht wurde. Auf Facebook und Twitter wurde es tausendfach geteilt: Zuerst zeigt sich das Model ungeschminkt, in ihrer ganzen Verwundbarkeit, ihr Blick ist scheu. Gleichzeitig lässt sie die Ekel-Kommentare aufblinken. Nun beginnt sie, in aller Ruhe, die entzündeten Stellen mit Concealer und Make-up abzudecken, in Sekundenschnelle ist das ursprüngliche Gesicht unter einer perfekt geschminkten Maske verschwunden. Em Ford sieht aus wie jedes beliebige hübsche Model, das wir aus der Werbung oder Fashionmagazinen kennen. Sie strahlt, immerhin kommen jetzt Kommentare wie »Du bist so perfekt!«, »Wunderschön«. Plötzlich jedoch wieder ein schriller Misston: »Trau keiner Schlampe mit Make-up« oder: »Alles gelogen«. Tränen laufen über Ems Gesicht, doch nur für einen kurzen Moment. Dann wischt sie ihr Make-up ab und blickt zum Schluss wieder mit ihrem »echten« Gesicht in die Kamera. Sie schreibt: »Ich wollte einen Film machen, in dem gezeigt wird, wie soziale Medien sowohl an Frauen als auch an Männern unrealistische Erwartungen schüren. Es stellt viele von uns vor eine Herausforderung, da wir daran gewöhnt sind, ständig mit Bildern einer falschen Perfektion konfrontiert zu sein und uns mit unrealistischen Schönheitsstandards zu vergleichen. Dabei kann es manchmal schwierig sein, sich daran zu erinnern, was das Wichtigste ist: Du BIST schön.

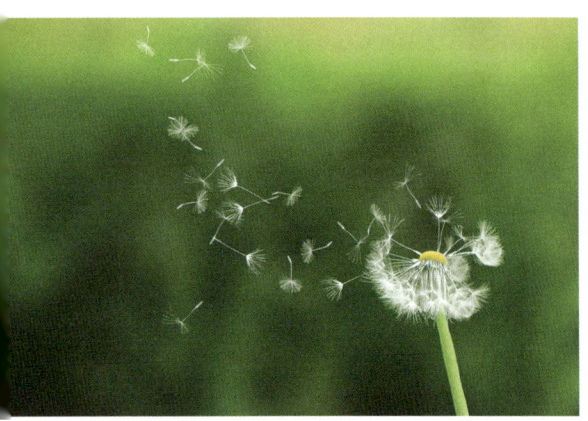

Du bist schön, ganz egal wie sehr du dich mit Makeln behaftet fühlst, ganz egal wie sehr es dich aufregt, wie du gerade aussiehst, oder wie schwer es für dich ist, Freunde zu finden oder selbstbewusst zu sein. Glaub an dich, und lass dir von niemandem sagen, du wärst nicht schön – noch nicht mal von dir selbst.«

Ist Schönheit relativ?

Schönheit ist schwer zu fassen und unser Verständnis stark davon abhängig, wo und wie wir aufgewachsen sind und leben. Dabei sind Schönheitsideale weder konstant noch universell, wie der Psychologe Viren Swami von der University of Westminster in London betont. In ärmeren Gesellschaften galten und gelten fülligere Frauen als attraktiv, in reicheren ist Schlankheit ein Indiz für Bildung und Wohlstand. In früheren Zeiten war eine hohe Stirn schick, und Frauen zupften sich hierfür extra die Haare aus. In den 1950er-Jahren war der Kurvenstar Marilyn Monroe das Schönheitsidol schlechthin, zehn Jahre später war es die superdünne Twiggy. Kate Moss setzte noch einen drauf: »Nichts schmeckt so gut, wie sich dünn sein anfühlt.« Man sagt, dass Schönheit im Auge des Betrachters läge. Fakt ist jedoch, dass es seit jeher die jeweilige Gesellschaft ist, die ein Bild des idealen Körpers kreiert, dem vor allem Frauen nachstreben, obwohl dieses Ideal fernab von den Maßen der tatsächlichen Durchschnittsfrau liegt. Studien zeigen, dass dieses sogenannte Schönheitsideal von Jahrzehnt zu Jahrzehnt immer mehr vom Aussehen normaler Frauen abweicht. Denn: Während Models in den 1970er-Jahren noch etwa acht Prozent weniger wogen als der weibliche Durchschnitt in Deutschland, sind es heute mehr als 23 Prozent. Die Folge sind Essstörungen, Sportsucht und riskante operative Veränderungen.

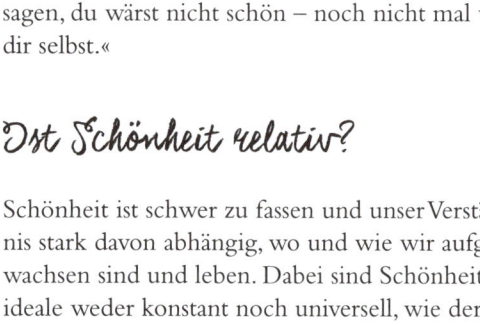

Die vier Regeln der Schönheit

Die Wissenschaft ist einer universellen Schönheitsformel auf der Spur und hat bereits erste Konstanten identifiziert, die unseren Sinn für das Schöne angeblich unabhängig von Kultur und Epoche prägen.

1 DURCHSCHNITT Überlagert man eine Reihe von einzelnen Gesichtern, erhält man einen statistisch ermittelten Querschnittswert, sprich ein echtes Durchschnittsgesicht, das mehrheitlich als attraktiv eingestuft wird.

2 KINDLICHKEIT Riesige Kulleraugen, weiche Haut, runde Wangen und ein winziges Näschen lösen bei uns automatisch einen Schutzreflex aus. Bis zu 20 Prozent Kindlichkeit wird deshalb auch in erwachsenen Gesichtern als schön wahrgenommen.

3 SYMMETRIE Überall in der Natur ist sie zu finden, ob beim Schmetterling oder der Schneeflocke. Selbst in unserer DNS ist das Prinzip der Symmetrie verankert. Als fester Bestandteil vom Bauplan des Universums fällt uns Symmetrie auch in den Gesichtern anderer positiv auf.

4 ABWEICHUNGEN VON DER NORM Kleine Makel lassen wahre Schönheit erst richtig hervortreten. Hier ist es ein Muttermal, dort Segelohren oder eine Zahnlücke – erst diese Dissonanz vervollständigt die Schönheit vieler Menschen.

Möglicherweise wurden diese universellen Schönheitskriterien jedoch überschätzt. Und, ganz neu: Die Wahrnehmung von Schönheit ist tatsächlich nicht gleichgeschaltet, wie eine Studie an der Harvard Universität um Laura Germine gezeigt hat. Nach Ansicht der Forscher liegt die Schönheit dann doch im Auge des Betrachters. Denn unsere Vorliebe für bestimmte Gesichter wird offenbar von unseren persönlichsten Erfahrungen geprägt. In der Umfrage mit 35.000 Teilnehmern gab es bezüglich der Bewertung von schönen Gesichtern Abweichungen von bis zu 50 Prozent. Das passt zu der Beobachtung, dass Top-Models zwar sehr erfolgreich sein können, man aber mit Freunden endlos darüber diskutieren kann, ob man sie jetzt wirklich schön findet oder eben nicht.

SCHÖNSEIN FÜR ALLE –
Ein Beauty-Buch gegen den Schönheitsterror

Trotz der wissenschaftlichen Belege für die Attraktivität von Individualität und der Abweichung von der Norm als Merkmal von Schönheit sprechen die Medien eine andere Sprache: Sie bombardieren uns mit Botschaften, die ein allgemeingültiges und zeitloses Ideal suggerieren. Es soll für uns alle gelten und von uns allen angestrebt werden.

Am Ende stehen die Einheitsgröße und die Einheitsfigur, ein leuchtendes Blond, der stets gleiche und feste Busen, ein knackiger Po, die rundum schöne Nase. Dünner, jünger, perfekt – so wie Superstar Madonna, die mit 50 noch so aussehen will wie mit 30 – so jagen wir konstant einer Illusion hinterher, die unerreichbar ist. Doch selbst die Frauen, deren Beruf die Schönheit ist, sehen im Alltag nicht so aus, wie sie dank Photoshop von Plakatwänden herablächeln. Und trotzdem: Was ist schon makellos? Das Model Winnie Harlow leidet an Vitiligo (Weißfleckenkrankheit) und posed erfolgreich für das Label Desigual. Das Albino-Model Shaun Ross ziert die Laufstege von Mailand und Paris und trat auch schon in Musikvideos auf. Fazit: Wer sich ständig darüber Gedanken macht, wie er auf andere wirkt, kann gar nicht mehr schön sein. Schönheit hat auch viel mit Lockerheit und Gelassenheit zu tun und damit, nicht ständig um seinen eigenen Bauchnabel zu kreisen. Insofern muss Makellosigkeit ein Auslaufmodell sein. Denn meistens sind es gerade die kleinen Abweichungen vom Gewöhnlichen, Normalen, die uns neugierig machen und uns dazu veranlassen, einem Menschen einen zweiten oder dritten Blick zu schenken. In anderen Kulturen gehört dieses Denken zum Alltag. So ist es in Persien üblich, in kunstvolle Teppiche kleine Fehler einzuweben, weil sie so angenehmer wirken als absolut symmetrische Werke. Und in Japan kennt man den Begriff »Wabi-Sabi«, das ist die Kunst, die Schönheit im Schlichten und Unscheinbaren zu finden.

Schönheitsdruck in Zahlen

Wer Erfolg haben und die große Liebe finden (und an sich binden) möchte, der muss heutzutage schön sein? Vor allem das Aussehen, so vermitteln uns Frauenmagazine und soziale Medien, ist auf dem Markt der geglückten Beziehungen das Tüpfelchen auf dem i. Eine Frau muss nur ihren Body in Schuss halten, die Haut schön pflegen, gut nach einem tollen Trend-Parfum duften, schöne Nägel

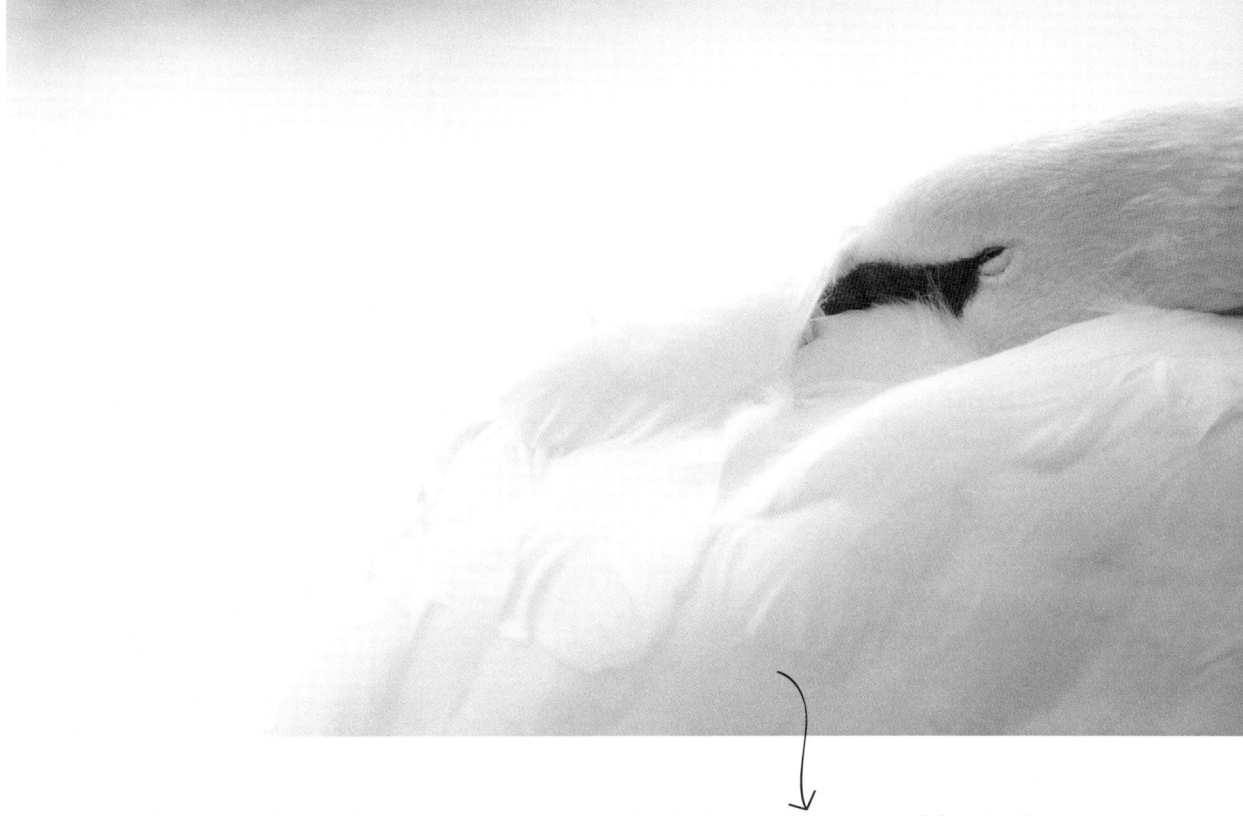

haben, sich richtig schminken und die Haare schön föhnen. Den Schönheitsidealen zu entsprechen wird so zur Grundlage der eigenen Identität und gesellschaftlichen Position definiert – was Folgen hat: Etwa die Hälfte aller Mädchen und Frauen fühlt sich zu dick – und das bei Normalgewicht. 20 Prozent der Jugendlichen in Deutschland wünschen sich eine Schönheitsoperation. Ähnlich hoch ist die Zahl der Frauen, die eine solche OP bereits hinter sich haben oder anstreben.

Nicht einmal jede zehnte Frau ist mit ihrem Äußeren so zufrieden, dass sie gar nichts daran ändern würde.

Frauen hierzulande geben sich für ihre Figur im Durchschnitt nur eine 3,0. Und gerade einmal zwei von 100 Frauen bezeichnen sich selbst als »schön«.

Der Autor Christian Thiel schreibt in einem Beitrag in der »Welt«, dass sich circa 90 Prozent der Frauen jeden Alters die Frage stellen, ob sie wirklich schön seien. Das betrifft eher durchschnittlich aussehende Frauen ebenso wie solche, die über eine eindeutig überdurchschnittliche Ausstrahlung verfügen. Sie finden sich dann in ihrem tiefsten Inneren damit ab, ein hässliches Entlein zu sein. Das Problem, das sich dann auf der Beziehungsebene stellt, ist laut Thiel, dass schöne Frauen aufgrund ihres schwachen Selbstbilds in der Regel an sehr oberflächliche Partner geraten und ihre Beziehungen immer wieder zum Scheitern verdammt sind. Die Folge: Das Selbstbild nimmt weiter Schaden, die Sehnsucht nach Selbstoptimierung wird riesengroß. Wer davon profitiert, ist allein die Schönheitsindustrie.

Geldmaschine »hässliches Entlein«

Auch wenn wir heute mehr Rechte, mehr Zugang zu Bildung, Macht und Geld haben als die Frauengenerationen vor uns, sind unser körperliches Selbstwertgefühl und die Wahrnehmung unseres

Äußeren auf einem Tiefpunkt angelangt. Zeitgleich messen wir alle dem viel Bedeutung bei, beschäftigt uns das Thema Schönheit noch stärker und vor allem viel früher als Frauen in früheren Jahrzehnten. Ist das Zufall oder Methode? Fest steht, dahinter stehen (auch) Wirtschaftsinteressen: Der größte Kosmetikhersteller der Welt, L'Oréal, besitzt zum Beispiel einen höheren Marktwert als viele Unternehmen der Automobil- und Bankenbranche. Und er gibt das Neunfache seines Forschungsbudgets für Werbung aus.

Diese Werbung verkauft uns dann Ideale, die außerhalb des Möglichen liegen. So bindet sie uns an eine Industrie, die allein den eigenen Profit, nicht aber unser Aussehen und unsere Gesundheit im Sinn hat. Und auch die Natur erhält dabei nicht

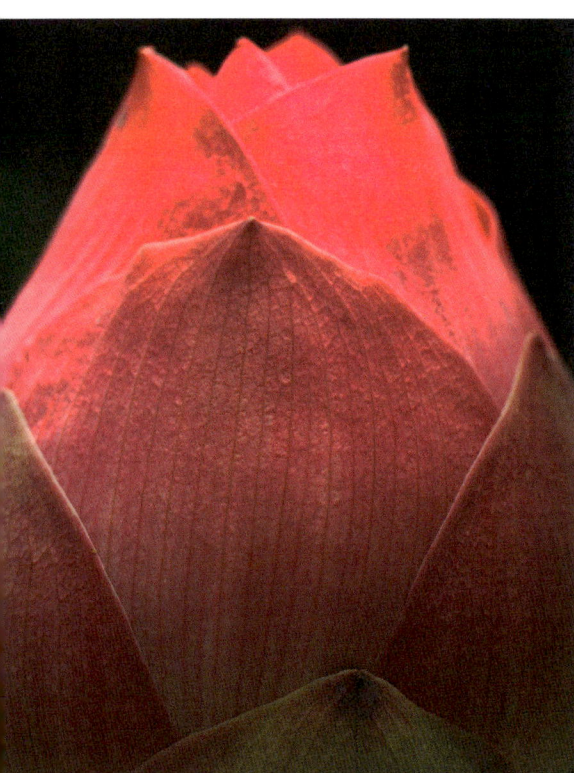

den Respekt und die Wertschätzung, die sie – genau wie wir selbst – verdient.

Gegenstrategien, die freier und schöner machen

1. **Normen sehen und benennen**

   Sich einer Sache bewusst zu werden ist zugleich der kleinste und der größte Schritt auf dem Weg zur Veränderung. Nur so können wir uns von destruktiven und irrealen Schönheitsidealen befreien und sie durch ein neues und ganz individuelles Verständnis eines schönen, achtsam gelebten Lebens und eines schönen, echten Selbst ersetzen.

   Wir lernen, neu zu sehen und mit Bedacht zu konsumieren – nicht nur bezogen auf unseren Körper, sondern vor allem auch im Hinblick auf Kopf und Seele. Das beinhaltet auch Filme, Magazine und Produkte, welche nicht die Schönheitsideale verfechten, denen gegenüber wir uns in diesem Buch verwehren.

2. **Schönheit neu definieren**

   Wenn man seine Schönheit ganzheitlich und individuell definiert, macht das den Kopf und die Seele wunderbar frei und liefert enorme Entwicklungs- und Entfaltungsspielräume. Vor allem befreit es von dem giftigen Gedanken, es gäbe ein allgemeingültiges Schönsein. Auf der Basis dieses Verständnisses können wir dann handeln, leben und uns auch liebevoll im Spiegel betrachten. Plus: Wir gehen auch dementsprechend mit unseren finanziellen Ressourcen um. Denn mit unserer Kaufkraft bestätigen oder hinterfragen wir tagtäglich gesellschaftliche Normen und Ideale. Darin, wofür wir unser Geld ausgeben und in was wir unsere Energie stecken, liegt enorm viel Macht.

   Was macht für dich die besondere Anziehung eines Menschen aus? Äußerlich wie innerlich, was ist in deinen Augen und in deiner Seele wirklich schön? Notiere, was dir zu diesen Fragen in den Sinn kommt, ganz ungefiltert und unbewertet.

3. **Schönheit wahrnehmen und zelebrieren**

Indem wir uns damit auseinandersetzen, was Schönheit für uns bedeutet und wie wir Schönheit leben möchten, öffnen wir uns für die Schönheit anderer. Wenn du Schönheit, weit über Äußerlichkeiten hinaus, mit Lebensfreude, Erfüllung und innerer Zufriedenheit verbindest, gewinnt deine Welt an Farbe, Vielfalt und Dankbarkeit. Mit einem herzlichen Kompliment, einem ermutigenden Wort oder einem offenen Lächeln kannst du dies auch anderen gegenüber ausdrücken.

Und damit du die Wirkung hiervon gleich am eigenen Körper erfährst: Umgebe dich mit Menschen, die dein Verständnis für Schönheit teilen, dich wertschätzen, unterstützen und aufbauen. Das kann in deinem alltäglichen Leben genauso wie online sein.

Ein Plädoyer für den zweiten Blick

Frauen werden Männern niemals ebenbürtig sein, solange sie nicht mit Glatze und Bierbauch die Straße runterlaufen können und immer noch denken, sie seien schön.
Nina Hagen

Dieses Buch ist kein Plädoyer für den Bierbauch, doch es möchte dich zum Schön(er)-Fühlen anregen. Und genauso sehr, wie es ein Plädoyer für mehr Schönheit und Selbstbewusstsein ist, ist es ein Buch gegen den Schönheitswahn. Es möchte neue Sichtweisen und Möglichkeiten eröffnen, um sich der eigenen Schönheit in einer nachhaltigen und liebevollen Atmosphäre zuzuwenden.

SCHÖN FÜHLEN, SCHÖN SEIN

Egal wie wir aussehen, die Botschaften der Schönheitsbranche führen dazu, dass wir uns *hässlich* fühlen. Ich wünsche mir, dass du dies in deinem Schönheitsverständnis überwinden und abwandeln kannst: Denn egal wie du aussiehst, wichtig ist allein, dass du dich *schön* fühlst. »Bin ich schön?«, lautet der Titel dieses Kapitels. »Ja, das bist du!«, ist die uneingeschränkte Antwort dieses Buchs. Gerade deshalb ist »Grün macht schön« auch so vielschichtig angelegt und beinhaltet Themen, die auf den ersten Blick wenig mit Beauty zu tun haben. Aber wahre Schönheit bedarf oft eines zweiten Blicks, und dazu möchten wir dich hier einladen. Zum zweiten Blick, zum ganzheitlichen Schönsein, zum Entdecken und Zelebrieren deiner eigenen Lebenskraft – ganz im Einklang mit dir selbst und der Natur. Grüner und schöner, Tag für Tag für Tag …

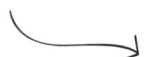

GRÜN UND SCHÖN?
Was Nachhaltigkeit mit meinem Look zu tun hat

Meinen eigenen Lebensstil, meine Handlungen und Entscheidungen möglichst nachhaltig zu gestalten ist für mich ein grundlegender Bestandteil von bewusstem Leben. Und dazu gehören naturgemäß meine Ernährung, wie ich lebe, mit mir umgehe, mich pflege und mich anderen gegenüber verhalte. Es geht dabei nicht darum, den eigenen CO_2-Fußabdruck auf null herunterzufahren oder auf jeglichen Konsum zu verzichten – beides ist aufgrund unserer gesellschaftlichen und globalen Verortung schier unmöglich. Nachhaltigkeit ist dennoch nichts, was nur Ökos, Gutmenschen und Perfektionisten vorbehalten ist. Es ist etwas, das wir alle tagtäglich mit Freude leben können, und wodurch wir nicht nur unseren Planeten bereichern, sondern auch uns selbst. Eine kurze Definition von Nachhaltigkeit: Bei einem nachhaltigen Lebensstil stellen wir unsere eigenen Bedürfnisse weder konstant über die zukünftiger Generationen noch über die von global benachteiligten Bevölkerungsgruppen und Gesellschaften. Wir gehen mit Ressourcen möglichst sparsam und bewusst um. Wir möchten unseren Lebensstandard so wenig als möglich auf Kosten von morgen oder von Menschen andernorts auf der Welt finanzieren.

Eine Liebeserklärung an die Nachhaltigkeit

Nachhaltiger zu leben erdet uns – und das im wörtlichen Sinn. Es bringt uns anderen Menschen näher, der Natur und auch uns selbst. Ein nachhaltiges Leben schafft in uns ein neues Bewusstsein für Zusammenhänge, zeigt uns auf, dass wir Teil eines großen Ganzen sind, und lässt uns Verantwortung für unsere Entscheidungen und unser Handeln übernehmen.

Für mich ist Nachhaltigkeit empowernd, befreiend und inspirierend zugleich. Ich muss nicht erst zum Über-Öko werden, um die Welt heute schon ein kleines bisschen besser zu machen. Vielmehr ist in der grünen Bewegung Platz für uns alle, mit all unserer Vielfalt und all unseren Widersprüchen. Nachhaltigkeit macht mein Leben rund, sie erlaubt mir, authentisch zu leben und mich selbst zu entfalten, ohne den Blick auf andere zu verlieren. Und sie zeigt mir außerdem: Je mehr ich im Einklang mit der Natur lebe, desto mehr lebe ich auch im Einklang mit mir selbst. Nachhaltigkeit bringt mich zum Strahlen und noch dazu die Welt zum Erblühen.

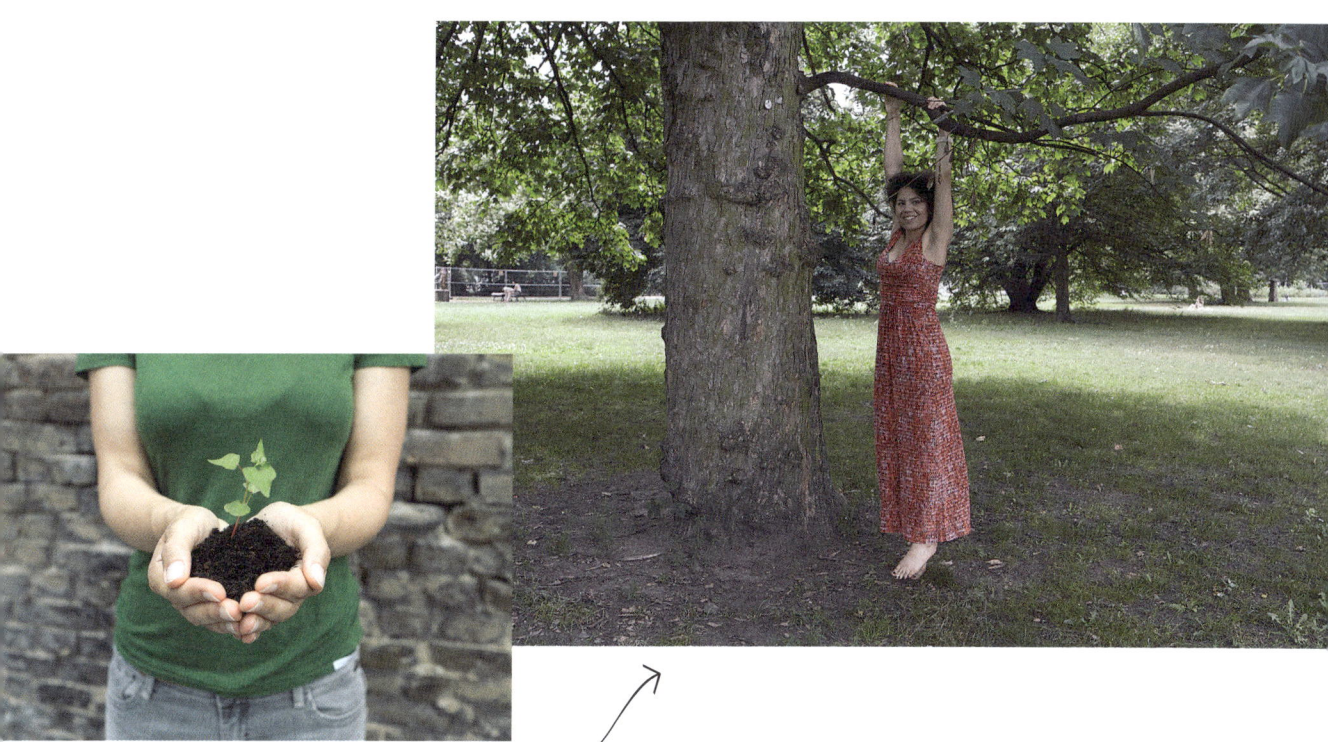

Nachhaltig schön

Schönheit ist ein Thema, das genauso eng mit Nachhaltigkeit verknüpft ist wie alle anderen Bereiche unseres Lebens. Lange Zeit wurde es dennoch primär so definiert und vereinnahmt, dass wir damit vor allem Praktiken und Produkte verbunden haben, die der Umwelt und uns gleichermaßen schaden.

Zum Glück gibt es mittlerweile eine stetig wachsende Gegenbewegung, die voller Do-it-yourself-Anleitungen, alternativen Schönheitskonzepten und einer rundum natürlicheren Sichtweise auf unser Aussehen steckt. Mit diesem Buch wollen wir genau diese Bewegung feiern, stärken und erweitern. Und: Wir wollen dich dazu ermutigen, dein ganz eigenes Verständnis von Schönheit zu entwickeln, deine eigene grüne Beauty-Ernährung, Beauty-Pflege und Beauty-Einstellung zu entdecken.

IMMER MIT LIEBE

Genauso wie wir heute nicht auf Kosten von morgen leben möchten, sollte auch unsere Schönheit heute nicht teuer auf Kredit an unserer Gesundheit und unserem Aussehen in der Zukunft erkauft werden. Doch genau das geschieht bei der Verwendung von konventionellen Produkten, die nur auf Kurzzeitwirkungen zielen, bei Diäten, die mit dem Jo-Jo im Gepäck kommen, und bei Glückstipps, die nur als Seelenpflaster für Symptome dienen. Nachhaltig unsere individuelle Schönheit zu leben und zu pflegen ist ein Versprechen an uns und unsere Welt: Dass wir genau wie unsere Erde mit Bedacht, Ruhe und Liebe am besten heilen, wachsen und erstrahlen, weil wir es uns wirklich wert sind – und unsere Erde auch.

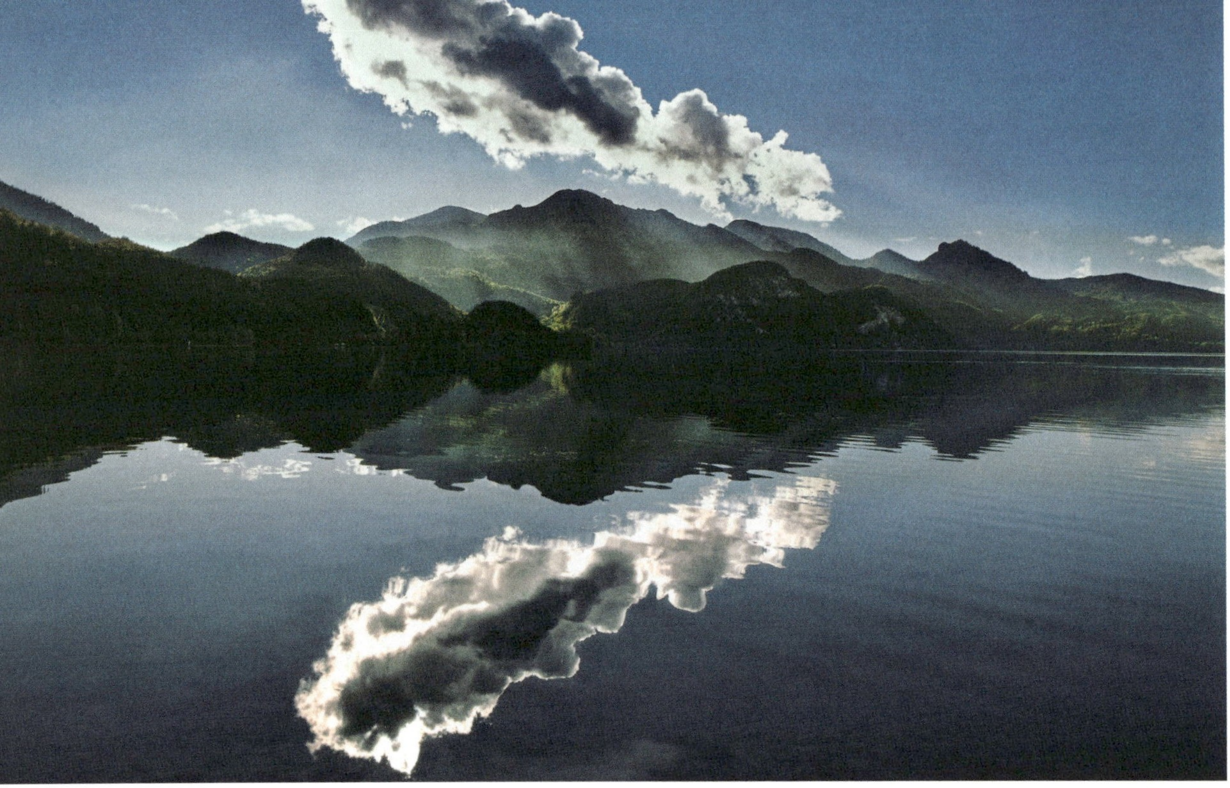

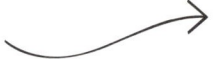

Nachhaltige Schönheit in der Praxis – anstelle eines Manifests

Raum für »Fehler«: Perfektion ist eine Illusion, die uns mehr schadet als guttut. Wir wollen nicht perfekt werden, sondern mit all unseren Widersprüchen, Wünschen und Sehnsüchten leben und die jeweils beste Entscheidung treffen. Dabei bemühen wir uns, die Umwelt und unsere Mitmenschen genauso zu achten wie uns selbst.

Mit Ruhe und Geduld: Wahrer Wandel braucht Zeit, innerlich genauso wie äußerlich. Uns geht es nicht darum, nur mal schnell ein paar Pfunde zu verlieren – die ebenso flott wieder mit Verstärkung zurück sind. Wir wollen auf Dauer mehr Energie, Lebensfreude und Schönheit besitzen und ausstrahlen.

Natürlich natürlich: Wir leben, essen und pflegen uns möglichst natürlich, denn in der Rückbesinnung auf eine solche Lebensweise können wir der Zukunft hoffnungsvoll entgegenblicken. Das beinhaltet die Verwendung von pflanzlichen Produkten in Pflege und Ernährung anstelle von Chemie in unserem Essen und unserer Creme. DIY im Bad und frisch gemixte Smoothies in der Küche ersetzen Dinge, die unserer Schönheit und unserer Umwelt nur schaden, und im Einklang mit unserer Umwelt sind wir auch stärker im Einklang mit uns selbst, was man sieht, hört und spürt. So entfalten wir allmählich unser volles Potenzial an Schönheit und Lebenslust und zelebrieren jeden einzelnen Schritt auf diesem großartigen Weg.

EIN LETZTES WORT VORAB –
Zum Aufbau dieses Buchs

Ein Begriff, der dir an einigen Stellen im Buch begegnen wird, ist »liebevoll«. Er nimmt nicht nur in diesem Buch, sondern auch in meinem Leben eine ganz zentrale Rolle ein. Liebevoll mit der Umwelt umzugehen, mit anderen und sich selbst ist oftmals ein Balanceakt, an dem wir wachsen können. Das ist nicht immer einfach, macht uns mitunter ziemlich empfindsam und dünnhäutig. Deshalb meine Bitte an dich: Gehe in diesem Prozess und in der Umsetzung der Tipps und Anregungen auf den nächsten Seiten liebevoll mit dir um (ja, da ist es wieder, dieses eine Wort …).

Respektiere deine eigenen Grenzen, und setze vor allem das um, was dich besonders anspricht, was deiner Person, deinem Lebensstil und deiner derzeitigen Situation am stärksten entspricht.

Zeit für Veränderung: Grün macht schön im Alltag – und übers Wochenende

»Grün macht schön« ist deine ganz persönliche Schatzkiste, die randvoll mit Ideen, Informationen und Inspirationen gefüllt ist. Eingeteilt in die Bereiche Nutrition, Care sowie Mind & Soul, findest du auf jeder Seite Tipps, Impulse und Rezepte für ein rundum schönes grünes Leben.

Entdecke sie, indem du das Buch von Anfang bis Ende liest, immer mal wieder aufschlägst oder dich gezielt bestimmten Themen widmest.

Wer sich nicht immer mal wieder etwas herauspicken will, sondern gerne mal ein paar Tage konzentriert etwas für sich tun möchte, für den haben wir ein dreitägiges Beauty-Programm entwickelt. Es bündelt die Tipps aus den drei Bereichen Ernährung und Detox, Reinigung und Pflege sowie Mind & Soul. So kannst du dich und dein Leben über ein verlängertes Wochenende gezielt verschönern.

Egal wie du dieses Buch nutzen möchtest und seinen Inhalt in die Praxis umsetzt: Wir wünschen dir, dass es dich dazu anregt, natürlicher, grüner und einfach schöner zu essen, zu leben, dich zu pflegen, zu denken und zu handeln.

Bereit für die Mission »natürlich schön«? Dann ab ins Abenteuer!

Alles Gute, Liebe & Schöne

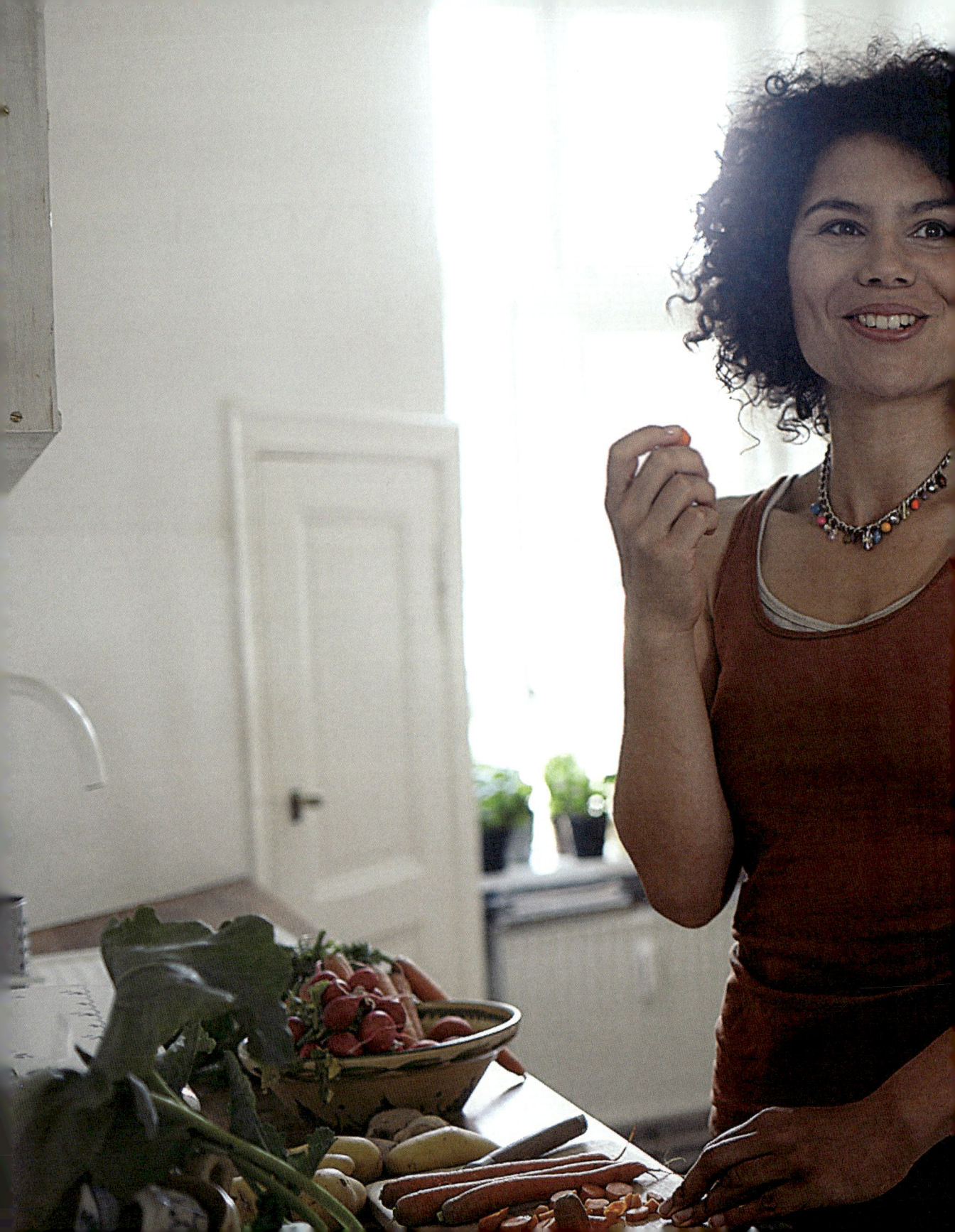

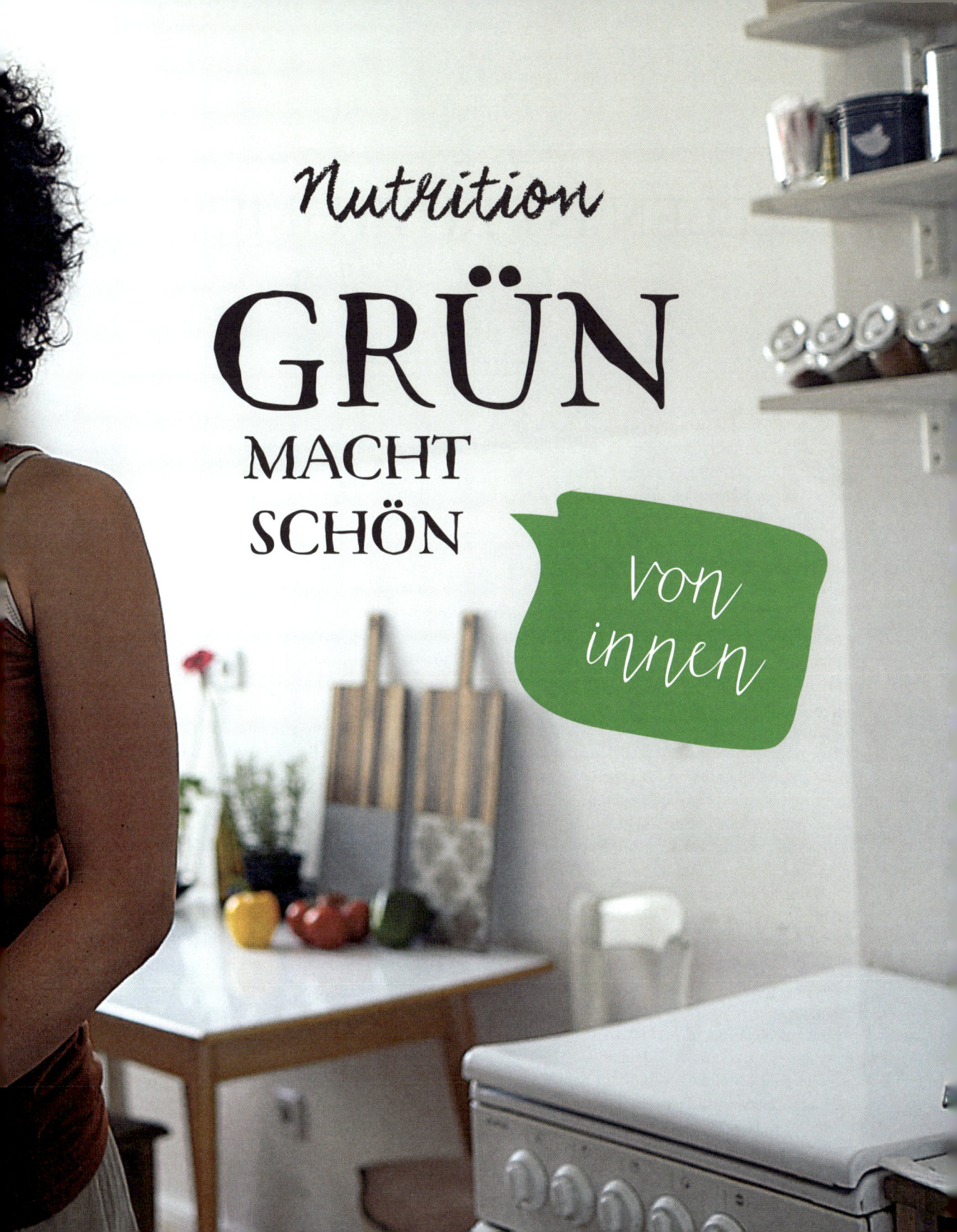

Nutrition

GRÜN

MACHT

SCHÖN

von innen

LEBEN IST RHYTHMUS –
Rhythm is it

Leben ist Rhythmus – Maschinen besitzen einen Takt. So folgen alle Pflanzen, Tiere und Menschen naturgegebenen, lebendigen Rhythmen, alle Maschinen dagegen gehorchen einem immer gleichen, unveränderlichen Takt. In dem Moment, in dem aus dem natürlichen Herzrhythmus ein Takt wird, ist das Leben zu Ende.

Dieser Rhythmus bestimmt uns vom ersten Atemzug an und ist als biologisches Programm tief in unseren Genen verankert. Im Lauf der Evolution entwickelte sich gemeinsam mit dem Stoffwechsel die sogenannte »zirkadiane Periodik« unseres Organismus (lat.: »circa dies«: »ungefähr ein Tag«). Diese innere Uhr regelt 24 Stunden lang den Ablauf einer Vielzahl von Körperfunktionen, die tagesrhythmischen Schwankungen unterliegen. Dazu gehören der Blutdruck, Pulsschlag sowie die Körpertemperatur und die Hormonproduktion. Tatsächlich können Endokrinologen – also Wissenschaftler, die sich mit den Hormondrüsen und Hormonkreisläufen des menschlichen Körpers beschäftigen – bereits im Blut eines Menschen feststellen, um welche Tageszeit es abgenommen worden ist. Unsere Nerven- und Muskelzellen schwingen in Mikrovibrationen mit Frequenzen von Zehntelsekunden, der Herzrhythmus hat eine Frequenz von etwa 70 Hertz, der Atem von 25 Hertz im Minutenrhythmus. Im Schlaf wechseln sich Traum- und Tiefschlafphasen im Stundenrhythmus ab, Wach- und Schlafzeiten wechseln hingegen im Tag-Nachtrhythmus, wie auch Stimmungen und Bewusstseinszustände. Der weibliche Menstruationszyklus orientiert sich am Monatsrhythmus.

Aus sogenannten Bunker-Experimenten, bei denen Probanden von der Außenwelt abgeschottet und fern von Zeitgebern wie Uhr, Tageslicht, festen Essens- oder Schlafenszeiten leben, weiß man, dass unsere biologische Uhr im Gehirn auch für unseren Schlaf-wach-Rhythmus zuständig ist. Chronobiologen versuchen seit vielen Jahren, die Tageszyklen des Körpers aufzuschlüsseln. Sie stellten fest, dass die zirkadiane Periodik mithilfe unserer inneren Uhr nicht nur den zeitlichen Ablauf der Ausschüttung bestimmter Hormone steuert, wie etwa die des Schlafhormons Melatonin, das aus dem tagsüber unter dem Einfluss von Sonnenlicht produzierten Wohlfühlhormon Serotonin gebildet wird, sowie des für Regenerations- und Reparaturprozesse wichtigen Wachstumshormons (HGH/Human Growth Hormone). Dieses wird über Impulse etwa neun- bis zehnmal im Tageslauf freigesetzt. Diese Episoden sind teilweise an den Schlaf gebunden und nehmen in den Tiefschlafphasen (20 bis 30 Minuten nach dem Einschlafen) zu. Die Ausschüttung verändert sich unter verschiedenen Parametern wie etwa Schlafdauer, Alter und Gewicht. HGH ist wichtig für Regenerations- und Reparaturprozesse und damit

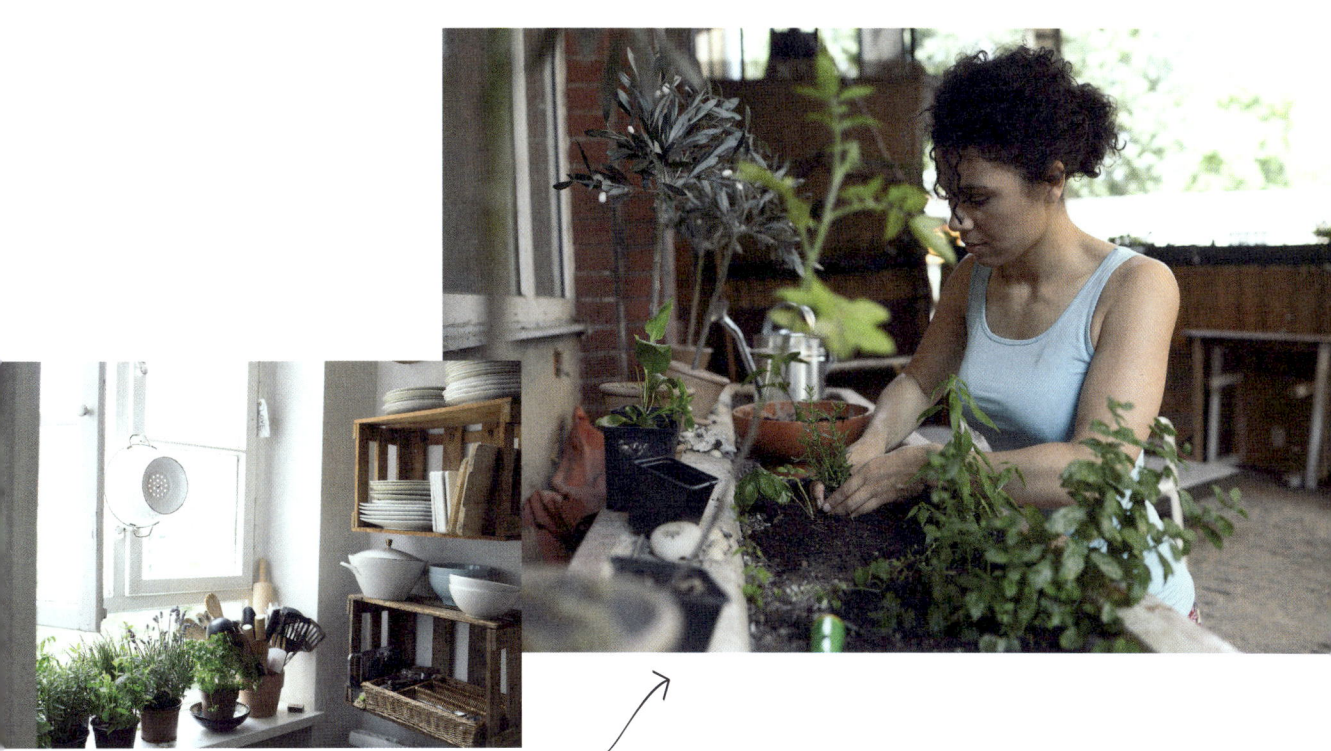

zum Beispiel für ein frisches Aussehen, glatte Haut und ein gesundes Bindegewebe.

Der Rhythmus unserer inneren Uhr lässt sich auch durch andere Rhythmen beeinflussen: den der Jahreszeiten, des sich verändernden Lichteinfalls wie auch durch unser bewusstes Zutun – wie etwa unsere Tagesroutine aus Aufstehen, Aktivitäten, positivem wie negativem Stress, Mahlzeiten, Essenspausen, Entspannungsphasen und Schlafenszeiten. Diese Gehirnregion reagiert besonders sensibel auf Stoffwechselveränderungen, die mit der Nahrungsaufnahme verbunden sind. Deshalb sind regelmäßige Essenszeiten und Pausen unbedingt empfehlenswert. Einem Rhythmus zu folgen ist so betrachtet auch ein Weg, seine Lebenskraft zu erhalten. Dies wird wiederum an unserer Energie und unserem Aussehen offensichtlich. Wenn wir dann noch den Jahreszeiten Raum in unserem Leben geben und unsere Ernährung beispielsweise vermehrt auf saisonal geerntetes Obst und Gemüse ausrichten, folgen wir dem Rhythmus der Natur.

Ganzheitliche Empfehlungen für ein Leben mit den Jahreszeiten

In den großen Heilsystemen Asiens, der Traditionellen chinesischen Medizin oder dem indischen Ayurveda – der »Kunst des schönen Lebens« –, ist das Leben im Kreislauf der Natur ein ganz selbstverständlicher Bestandteil der Gesundheits- und Schönheitspflege. Konkret zeigt der Ayurveda, dass die Natur alles bereitstellt, was wir für ein angenehmes Leben brauchen. Im Ayurveda wird Pflanzen eine besondere Bedeutung zugeschrieben, und sie werden bisweilen sogar als heilig verehrt. Denn in jeder Pflanze und jedem Mineral bündeln sich die Kraft und die Energie der Natur.

Die ayurvedische Lehre gibt uns für alle Jahreszeiten Empfehlungen, um innerlich wie äußerlich in der Balance zu bleiben. Man nennt diese Empfehlungen Ritucharya. Hier finden sich jede Menge Ratschläge, welche Lebensweise und welche Nahrungsmittel in der jeweiligen Jahreszeit geeignet sind, um fit zu bleiben und sein inneres Strahlen zu behalten. Insgesamt kann es – so steht es in den alten vedischen Schriften geschrieben – mithilfe der Ritucharya gelingen, seine natürlichen Instinkte für die eigenen körperlich-seelischen Bedürfnisse zu verfeinern. Denn der Wechsel der Jahreszeiten bedeutet immer zugleich einen Umschwung, der sich im körperlichen Befinden wie auch in der Stimmung bemerkbar machen kann. Das hast du sicher wie jeder von uns schon einmal erlebt. Hier eine kleine Inspirationshilfe:

FRÜHLING UND FRÜHSOMMER

Ab Ende Februar wird es allmählich wärmer, und die Tage werden länger, dadurch werden im Körper Reinigungsprozesse angeregt, um die während des Winters angesammelten Schlacken und Gifte wieder loszuwerden. In unseren Breiten wird dieser Ballast kurz als Winterspeck bezeichnet. Jetzt stehen Fastentage und Detoxkuren auf dem Programm. Mein kleiner Alltagsgeheimtrick nach

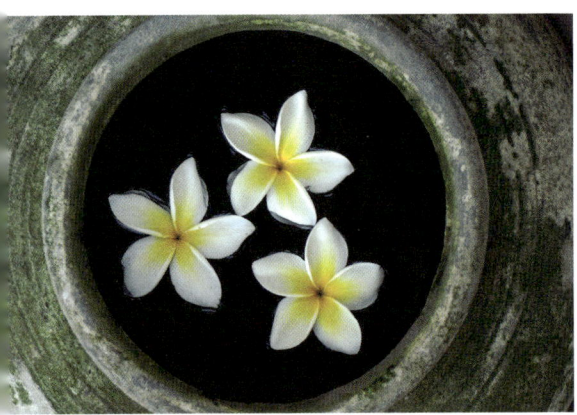

einem langen Winter: Den Stoffwechsel kannst du anregen, indem du über den Tag verteilt immer wieder ein paar Schlucke heißen Wassers zu dir nimmst. Warme Speisen und Getränke mit den Geschmacksrichtungen scharf, bitter und herb sind jetzt wohltuend. Ideal sind jetzt zudem alle Nahrungsmittel, die eine zusammenziehende (adstringierende) Wirkung haben. Dazu gehören Blattgemüse wie Spinat, Kräuter, Hülsenfrüchte (Linsen, Bohnen, Erbsen), aber auch scharfe Gewürze. Auch Yoga-Übungen, gemäßigte sexuelle Aktivitäten sowie trockene Massagen mit einem seidenen Garshan-Handschuh – um die Reinigungsprozesse auch über die Haut anzuregen – sind in dieser Zeit empfehlenswert.

Ende April, wenn der Frühsommer beginnt und es langsam aufhört zu regnen oder zu schneien, ist zum Ausgleich von Wärme und Trockenheit der Genuss von süßen, kalten und öligen Gerichten und Getränken empfehlenswert. Alles, was kühlt, ist nun wohltuend. Auch eine Ruhe- oder Schlafpause ist ausdrücklich erlaubt. Sex und sportliche Betätigungen sind jetzt eher kraftraubend und sollten zu einem anderen Zeitpunkt wieder häufiger auf dem Programm stehen.

SOMMER UND FRÜHHERBST

Die Sonne wirkt, wenn sie im Norden steht, intensiver und austrocknend auf den Körper und kann zu Energieverlust führen – deshalb fühlen wir uns in der heißen Jahreszeit eher schlapp und müde. Ab Ende Juni beginnt der Hochsommer. Um den Körper zu stärken, sollten jetzt leichte, süße, bittere und herbe Gerichte mit Gemüse, Salaten, Kräutern und Pflanzenölen auf dem Speiseplan stehen. Sauer und salzig sollte man meiden, erlaubt ist hingegen alles, was kühlt. Vielleicht geht es dir in der Hitze auch wie mir: Ich kann an manchen Tagen einfach nicht genug von stark wasserhaltigem Obst wie Melonen, Trauben und Beeren bekommen. Meinem Körper

INFO

So kann dein ayurvedischer Tag aussehen: Es ist ganz einfach, ein paar Weichen zu stellen, damit du dich jeden Tag gut fühlst, leistungsfähig bleibst und eine frische, entspannte Ausstrahlung behältst.

Routine und verlässliche Strukturen sind dafür sehr wichtig. Damit sind ganz simple Dinge gemeint, wie morgens aufstehen, ein bisschen Yoga machen, sich waschen, duschen und eincremen, dann frühstücken und sich erst dann an den Computer zu setzen oder in den Alltag zu starten.

Gerade die Mahlzeiten solltest du ohne Ablenkung, das heißt ohne Fernseher, Zeitung oder Telefon, zu dir nehmen, entweder in Ruhe mit dir allein oder gemeinsam mit deiner Familie. Essenszeiten können so zu echten Ankern im Alltag werden.

Die zweite Säule ist ein aktiver Alltag. Ich bewege mich beim Arbeiten tagsüber kaum, und ähnlich geht es den meisten von uns. Das tut uns und unserem Stoffwechsel aber gar nicht gut – und schadet damit auch unserem Aussehen und unserer Ausstrahlung. Also gehe so viel wie möglich raus in die Natur, nicht nur an den Wochenenden, sondern auch in den Pausen und erledige soviel du kannst zu Fuß oder mit dem Fahrrad.

Sehr wichtig ist ein erholsamer Schlaf. Oft kann man schon durch feste Mahlzeiten und einen aktiven Tag viel für eine gesunde Nachtruhe tun. Ansonsten sind bewusste Entspannungszeiten in Form von Meditation, Yoga und Atemübungen bewährte Wege, um runterzukommen und am nächsten Tag ausgeruht aufzuwachen.

schmeckt das genauso wie mir, denn gerade jetzt ist eine hohe Flüssigkeitszufuhr äußerst wichtig für Körper, Haut und Wohlbefinden. Deshalb solltest du stets auch darauf achten, ausreichend zu trinken. Ab Ende August beginnt dann der Spätsommer beziehungsweise Frühherbst. Zum Ausgleich sind nun süße, leichte, kalte und bittere Lebensmittel ideal.

SPÄTHERBST UND WINTER

Im Spätherbst sind kurze Fastenzeiten oder intermittierendes Fasten – also an einem Tag normal und am nächsten Tag wenig bis nichts zu essen – ideal. Hemante Ritu ist die beste Zeit, um überflüssige Pfunde loszuwerden.

In den trocken-kalten Tagen ab etwa Mitte Dezember ernähren wir uns fettreicher und nahrhafter als sonst, um warm zu bleiben. Trotzdem muss man sich bei einer ayurvedischen Lebensweise, die reich an wunderbaren vegetarischen Gerichten ist, keine Sorgen um sein Gewicht machen. Auch regelmäßige Ölmassagen wirken jetzt besonders harmonisierend. Auf kalte Speisen und Getränke, trockene Nahrungsmittel und auch auf das Fasten sollte nun verzichtet werden. Dagegen sind zu dieser Jahreszeit immer wieder ein paar Schlucke heißen Wassers, aber auch ein Glas Wein am Abend wärmend und anregend zugleich. Und nur am Rande: In der ayurvedischen Lehre ist diese Phase im Jahr die am besten für sexuelle Aktivitäten geeignete Zeit.

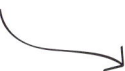

BEST OF:
Bio, regional, saisonal

I ch finde, dass auch Essen und Genießen viel mit Rhythmus, Leben und Lebendigkeit zu tun haben. Zum einen ist es nachweislich am gesündesten und der Wohlfühl-Figur am förderlichsten, wenn man tagsüber einem festen Mahlzeitenrhythmus folgt und dazwischen nicht snackt und nascht. Außerdem lohnt es sich, darauf zu achten, dass auch die Lebensmittel, die wir essen, möglichst lebendig und bestenfalls gesund sind. Das geht ganz einfach, indem wir beim Einkauf auf einen gesunden Mix aus Früchten und Gemüse der Saison achten. Regionale Lebensmittel, egal ob aus konventionell oder ökologisch wirtschaftenden Betrieben, werden mittlerweile stark beworben und sind in jedem gut sortierten Supermarkt erhältlich. Von dem Trend profitiert auch die Biobranche, die seit jeher auf Regionalität und damit auf saisonale Produktions-

zyklen und kurze Transportwege setzt. Die Lebensmittel aus der Region kommen reif und frisch geerntet zu uns, und wir wissen, woher die Zutaten für unsere nächste Mahlzeit stammen. Das beruhigt das ökologische Gewissen, unterstützt die lokale Wirtschaft, erhält Arbeitsplätze und hilft außerdem, die heimische Kulturlandschaft zu erhalten.

Warum saisonal für Besserschmecker ist

Noch vor ein paar Jahrzehnten orientierte man sich beim Einkauf von Obst und Gemüse ganz selbstverständlich am Kalender: Es gab die Erdbeer- und die Spargelzeit, die Kirschen- und Salatzeit, die Himbeer- und Bohnenzeit, die Pflaumen- und Quittenmonate. Sogar Zitrusfrüchte hatten feste Zeiten, in denen sie zu haben waren. Heute ist ganzjährig Erntezeit, dank Gewächshäusern, schnelleren Transportmitteln und einer ausgefeilten Lagertechnik. Trotz alledem ändert sich durch all diese »Errungenschaften« nichts am Lauf der Natur und daran, dass beinahe jede Obst- und Gemüsesorte nur in bestimmten Monaten Saison hat, sprich: reichlich verfügbar ist. Die »Saison« wird dabei synonym zur klassischen Erntezeit im regionalen Freilandanbau verwendet. Das gilt übrigens auch für die meisten Exoten. Auch Zitronen, Orangen, Melonen, Ananas oder Feigen haben in

Tipp

Ein Saisonkalender, in dem steht, wann welches Obst und Gemüse geerntet wird, hilft bei der Einkaufsplanung, und man kann zu jeder Jahreszeit abwechslungsreich essen und genießen.

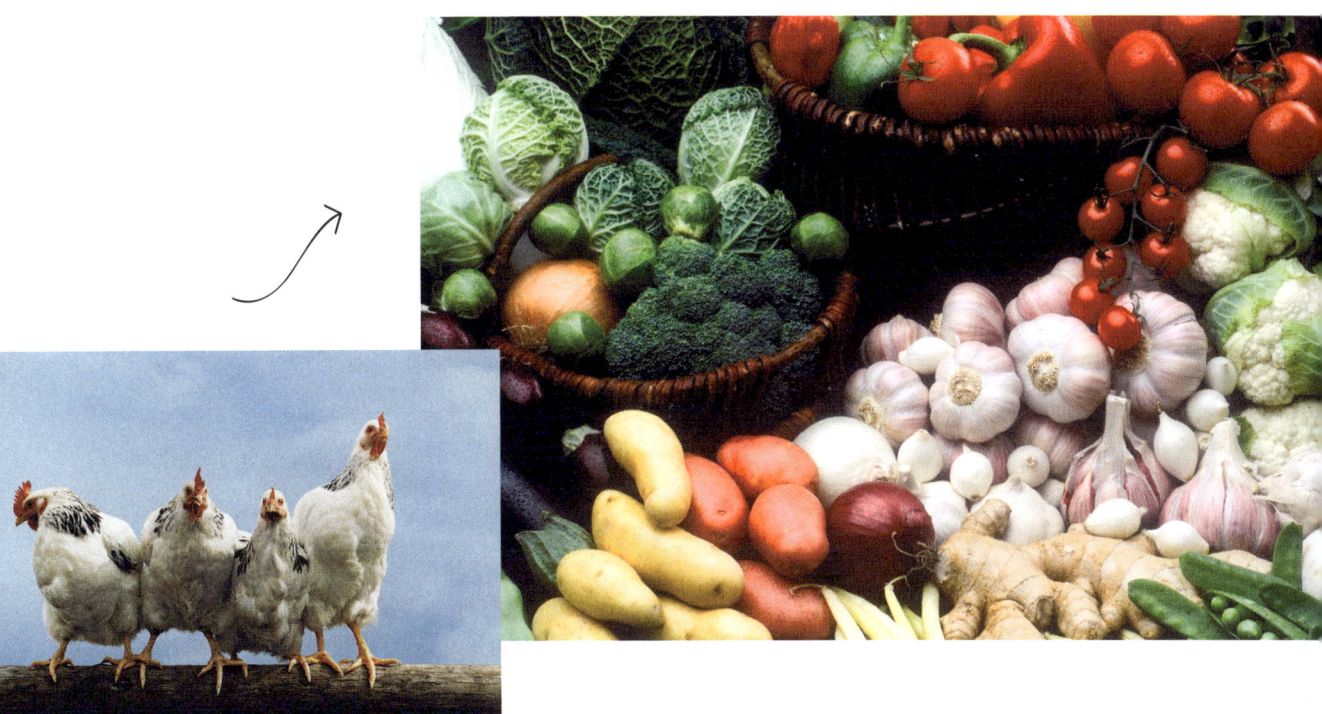

Und was ist mit Bio?

ihren Herkunftsländern feste Erntezeiten, wie Äpfel und Pflaumen bei uns.

Als Genussmenschen lassen mich nicht nur die ökologischen Gründe am liebsten zu saisonalem Obst und Gemüse greifen: Zu ihren natürlichen Erntezeiten im Freiland sind Geschmack und Aroma einfach am intensivsten, denn sie bekommen dann ausreichend Sonne und Luft. Außerdem dürfen sie in der Regel vollständig ausreifen, was bei importierter Ware meist wegen des langen Transportweges nicht möglich ist. So enthalten sie auch mehr Vitamine und sekundäre Pflanzenstoffe. Optimal ist Freilandware aus der Region: Heimisches Obst und Gemüse enthalten weniger Pestizidrückstände als Importware und sind nitratärmer als Gemüse und Obst aus dem Gewächshaus, da Nitrat bei direkter Sonneneinstrahlung abgebaut wird. Und: Du bekommst insgesamt qualitativ hochwertige Produkte zu einem geringeren Preis.

Wer in Sachen Lebensmitteln auf Nummer sicher gehen möchte, greift gerne zu Bioprodukten. Aber hält Bio auch, was es verspricht? Ist Bio wirklich immer gesünder als konventionelles Obst und Gemüse?

Hierüber ist sich die Forschung nach wie vor uneins. Wissenschaftler der US-amerikanischen Universität Stanford in Kalifornien stellten 2012 die bisher umfangreichste Analyse zu diesem Thema vor. Sie kamen zu dem Ergebnis, dass es zwischen biologisch und konventionell erzeugten Lebensmitteln kaum Unterschiede in Sachen Nährwert und Geschmack gäbe. Der Vitamingehalt von konventionellem oder biologischem Gemüse und Obst weicht kaum voneinander ab. Allerdings finden sich auf Bioprodukten weniger Rückstände von Pestiziden als auf konventionell erzeugten Lebensmitteln. Zugleich gibt es zunehmend auch Studien, die eine erhöhte Nährstoffdichte von

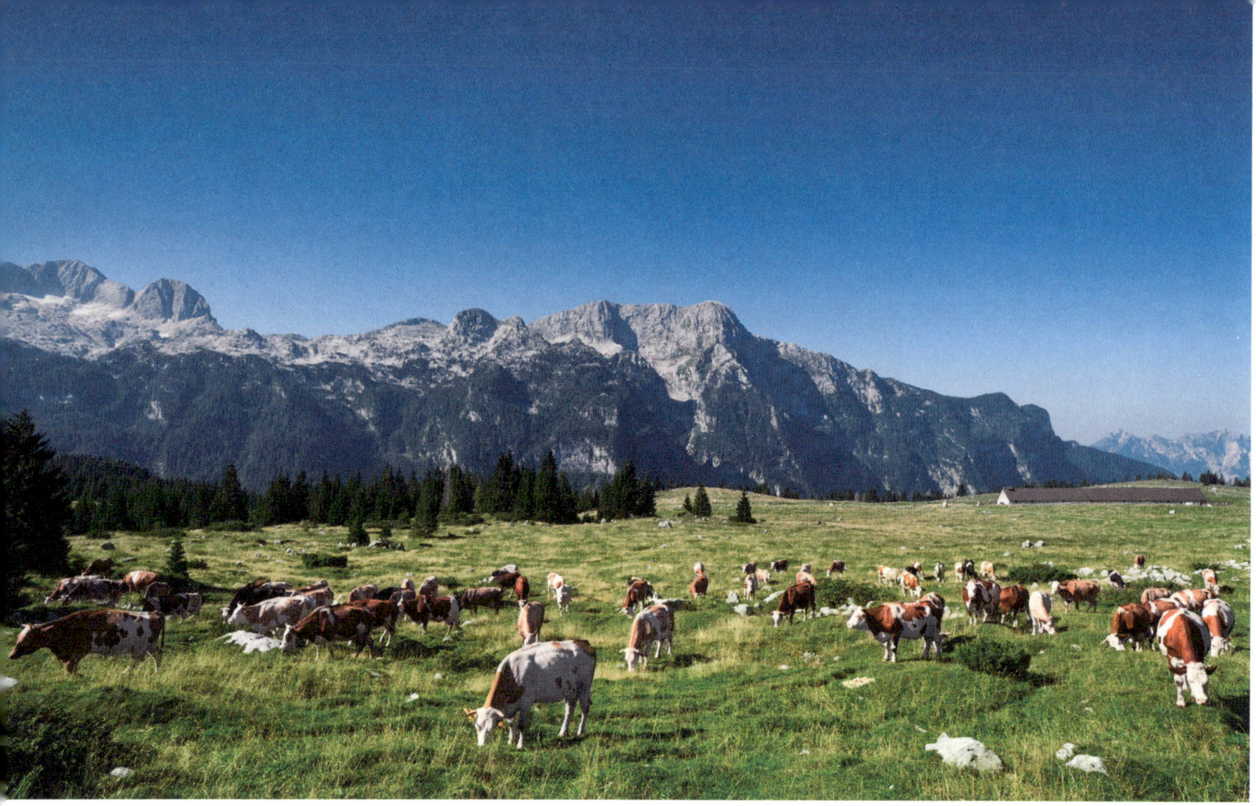

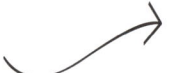

Biolebensmitteln belegen. So liegt laut einer umfangreichen Studie von 2014 der Antioxidantien-Gehalt bei Bio-Obst und -Gemüse um 20-40 Prozent höher. Gleichzeitig weist es deutlich geringere Schwermetallrückstände auf, zum Beispiel nur etwa halb so viel Kadmium wie bei konventionellen Erzeugnissen.

Auch bei Milch haben Forscher aus Schweden und England belegt, dass die Milch von Biokühen gesünder ist als die aus konventioneller Herstellung. Und: Lässt man die rein gesundheitlichen Aspekte außer Acht, gibt es sicher noch einige Gründe, die von Fall zu Fall für Bio sprechen. Wer mit seinem Lebensmitteleinkauf gleichzeitig einen aktiven Beitrag zum Umwelt- und Tierschutz leisten will, ist mit Bioprodukten besser beraten. Doch auch hier gilt: Augen auf beim Einkaufen, denn Bio ist nicht gleich Bio. Das gilt für manche Biowaren von Discountern, die unter fragwürdigen Umweltbedingungen im Ausland produziert werden. Oder auch für tierische Produkte, die das Biosiegel der EU tragen. Dieses lässt beispielsweise eine Tierhaltung zu, die mit artgerecht nicht einmal ansatzweise etwas zu tun hat. Wer beim Lebensmitteleinkauf also größtmögliche Transparenz wünscht, ist mit regionalen Produkten besser beraten oder sollte bei Biowaren auf Produkte mit der Auszeichnung von deutschen Bioverbänden oder Demeter setzen, die wesentlich strengere Auflagen haben als das EU-Biosiegel. Für diese Produkte zahlt man dann auch mehr, denn billig und bio, das passt einfach nicht zusammen.

PFLANZENKRAFT VORAUS –
Grüner, schöner, veggie

Der grüne Lifestyle bedeutet für mich einen achtsamen und nachhaltigen Umgang mit unserer Umwelt und ihren Ressourcen, aber auch mit anderen Lebewesen und mit mir selbst. Auf dieser Basis kann die Grundlage meiner Ernährung nur wie folgt aussehen: pflanzlich und möglichst naturbelassen. Die Gründe hierfür liegen nicht auf der Hand, sondern auf dem Teller.

Grüne Gründe für (mehr) pflanzliche Ernährung

* Die beste Möglichkeit, um unseren individuellen CO_2-Fußabdruck positiv zu beeinflussen, ist unsere Ernährung. Mittlerweile ist die Nutztierhaltung zum Beispiel ein größerer Verursacher des weltweiten Anstiegs von Treibhausgasen als das globale Transportwesen. Außerdem haben die Methangase, die von diesen Tieren produziert werden, einen 20-fach höheren Effekt auf die Erderwärmung als das CO_2 selbst.

* Auch der Wasserverbrauch ist bei der Herstellung von tierischen Produkten beachtlich. In einem Kilogramm Rindfleisch stecken etwa 15.000 Liter Wasser, bei Schweinefleisch sind es etwa 6000 Liter, bei Käse 5000 Liter. Zum Vergleich: Ein Kilo Äpfel braucht etwa 800 Liter.

* Der Verzehr tierischer Produkte führt nachweislich häufiger zu Herz-Kreislauferkrankungen (weltweit die Todesursache Nummer eins) und verschiedenen Krebsarten (Brust-, Dickdarm- oder Prostatakrebs). Auch Autoimmunerkrankungen wie zum Beispiel Schilddrüsenstörungen oder Allergien sowie Übergewicht treten häufiger in Folge einer Ernährung auf, die reich an tierischem Fett und Zucker ist.

* Fleisch aus qualvoller Massentierhaltung besitzt ein für den Konsumenten ungünstiges, sprich ungesundes Fettsäuremuster. Tiere, die nicht auf der Weide herumstromern und sich nicht wesensgerecht ernähren können, entwickeln eine andere Muskulatur und Fettmaserung als beispielsweise Weidetiere. Hinzu kommt der hohe Anteil von Stresshormonen im Fleisch von Tieren aus Industriehaltung, da sie auch nicht artgerecht getötet werden. So gelangen diese Angst-Botenstoffe beim tagelangen Transport in engen Lastwagen oder bei der Industrie-Schlachtung ins Blut der Tiere und damit ins Fleisch, die man als Endverbraucher dann mitisst.

* In den letzten 50 Jahren ist die globale Nahrungsmittelproduktion laut FAO (Food and Agriculture Organisation of the United Nations) um mehr als 20 Prozent gestiegen. Zeitgleich wuchs der Fleischkonsum um 120 Prozent. Die Fleischproduktion beansprucht heute den Großteil aller landwirtschaftlich erzeugten Nahrungsmittel: Von etwa fünf Milliarden Hektar genutzter Fläche weltweit nutzt die Viehwirtschaft fast 80 Prozent. Paradoxerweise stellen tierische Lebensmittel im Durchschnitt nur 17 Prozent der weltweiten

Nahrung dar. So verstärkt der massive Fleischkonsum in den Industrieländern die schlechte Ernährungslage und die Hungersnöte in den Entwicklungsländern, da weltweit nicht genügend Getreide für die Menschen angebaut werden kann. Oder anders ausgedrückt: 26 Futterkalorien verstecken sich in einer Kalorie an Fleisch. Sie stehen für Nahrung, mit der sonst auch Menschen ernährt werden könnten. Die Entscheidung für mehr pflanzliche Kost ist somit gleichzeitig eine bewusste Entscheidung gegen die ungleiche Verteilung von Nahrungsmitteln auf einer Erde, die uns eigentlich alle satt machen könnte.

✴ Je mehr naturbelassene pflanzliche Lebensmittel wir konsumieren, desto weniger Müll verursachen wir. Um sich von der Konkurrenz zu unterscheiden, wird bei Industrieprodukten oft auf viel Verpackung gesetzt – bei frischem Obst und Gemüse fällt diese weitgehend weg. Und auch ein Kilo Linsen kommt mit weniger Plastikmüll aus als etwa eine Packung Kekse. Wenn du dich ausgewogen ernährst, also wenig Fleisch, Fisch, Eier und Milchprodukte zu dir nimmst, dafür aber viel frisches, saisonales Obst, Getreideprodukte, Gemüse, Kräuter, Wildpflanzen und gesunde Fette isst, erhältst du: ein stärkeres Immunsystem, bessere Blutfettwerte, einen gut funktionierenden Stoffwechsel, mehr Power und Leistungsfähigkeit, dein Wohlfühlgewicht, eine intensivere Ausstrahlung, und du duftest auch noch besser.

Du befürchtest, es ist ungesund, weitgehend auf tierische Produkte zu verzichten und dann womöglich an Nährstoffmangel zu leiden? Oder es scheint dir schlicht unvorstellbar, dauerhaft ohne den Geschmack von Fleisch, Geflügel, Fisch, Eiern oder Milchprodukten leben zu können? Oder du glaubst, es ist sehr umständlich und zeitaufwendig, sich vegetarisch oder gar vegan zu ernähren? Du müsstest dann komplett deine Gewohnheiten ändern und könntest nicht mehr im Supermarkt um die Ecke einkaufen? Es ist viel einfacher, als du

vielleicht annimmst: Wenn du dich regelmäßig grün ernährst, wirst du nicht nur gesünder und verlängerst ganz nebenbei deine Lebenserwartung. Du gewinnst auch ein viel besseres Lebensgefühl, und das macht dich echt schön. Und außerdem musst du dich ja nicht für alle Zeiten festlegen – aber ein Versuch lohnt sich allemal. Die pflanzliche Küche ist unglaublich vielfältig und lecker.

Liebevoll essen

Du musst nicht rein vegan leben, um achtsamer mit der Erde, den anderen Menschen und dir selbst umzugehen. Vegan bedeutet auch nicht automatisch pflanzlich und naturbelassen: Pflanzliches Junkfood ist ähnlich ungesund und verführerisch wie tierisches. Ich bin einfach überzeugt, dass möglichst viel von dem, was wir essen, pflanzlich, natürlich, saisonal und bio sein sollte. Das ist die Art von Ernährung, die uns am besten tut, körperlich wie mental und spirituell. Und zugleich behandeln wir die uns umgebende Natur mit größtmöglicher Wertschätzung. Indem wir für uns sorgen, sorgen wir auch für den Rest des Planeten mit allem, was darauf lebt. Schön, oder?

P. S. Und nein, vegetarische Lebensmittel sind nicht teurer. Für hochverarbeitete Industrielebensmittel (Convenience Food) und selbst für hochbelastete tierische Lebensmittel musst du tiefer in die Tasche greifen als für vollwertige pflanzliche Lebensmittel.

RAUM FÜR WIDERSPRÜCHE AUF DEM TELLER

Ich besitze – wie die meisten von uns in den wohlhabenden Industrieländern – das Privileg, mein Essen bewusst auswählen und beim Einkauf Wert darauf legen zu können, wo und wie es angebaut oder verarbeitet wurde. Es ist ein Privileg, das auch Verantwortung mit sich bringt – der ich

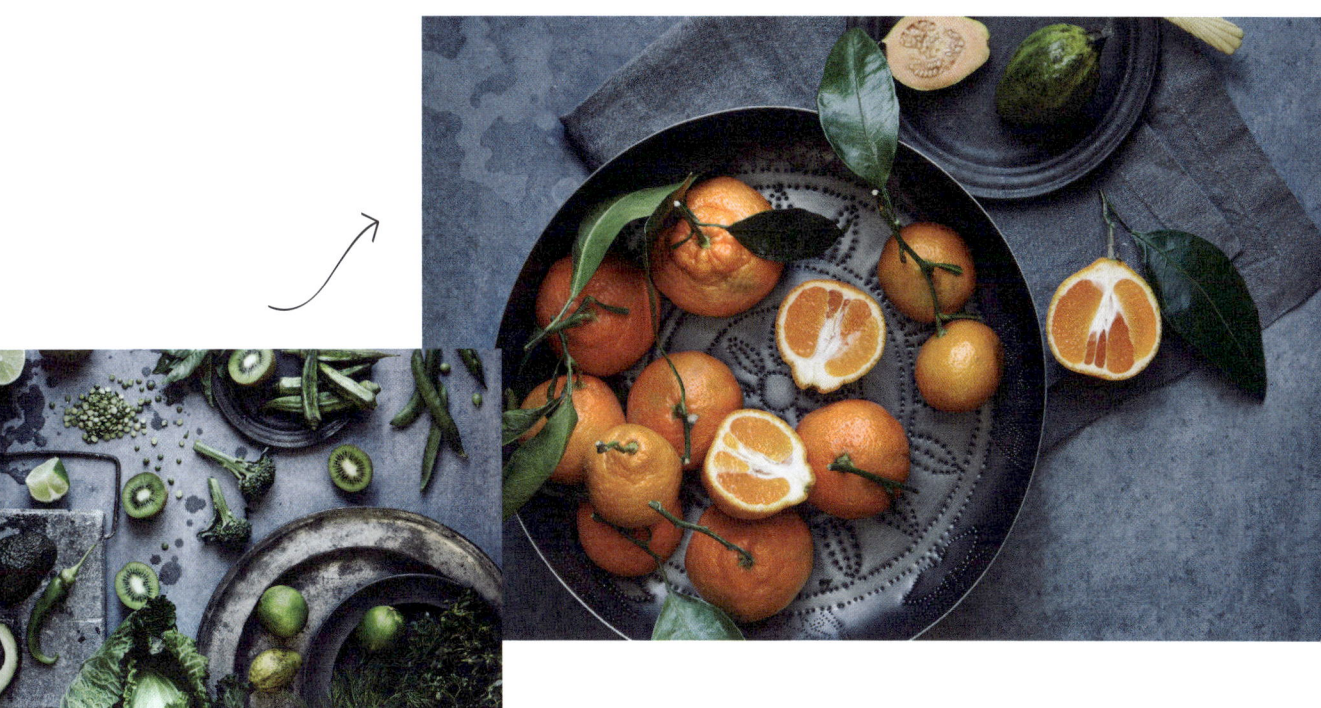

mich nicht gleichgültig entziehen möchte. Ich will bewusst konsumieren. Aber ich muss mir auch eingestehen, dass ich oft keine perfekten Entscheidungen treffen kann, weil ich ganz einfach, wie wir alle, weit von »perfekt« entfernt bin (zum Glück!). Für mich zu sorgen heißt nicht immer, das Beste in der Küche auszuwählen. Manchmal bedeutet es auch, die Widersprüche in meinem Handeln und Denken zu akzeptieren.

Seit meiner Schwangerschaft gibt es zum Beispiel immer wieder Phasen, in denen ich etwas Fisch esse. Und mittlerweile teile ich mir auf Familienfeiern auch mal ein Stück von Omas Buttercremetorte. Das ist mein derzeitiger Weg, ein Weg der Mitte, der sich in jedem Moment, mit jeder neuen Lebensphase wieder ändern kann. Ich bewundere alle, die konsequenter sind und konsequenter leben, und umarme alle unter uns, die sich genau wie ich Tag für Tag aufs Neue bemühen, Familie, Gesundheit, Umweltbewusstsein und Lebensfreude zusammenzubringen.

Vergiss nicht: Genussvoll essen hat viel mit einem guten Körpergefühl zu tun. Gerade damit haben aber viele Frauen große Probleme, denn den eigenen Körper zu akzeptieren heißt, mit der eigenen Figur zufrieden zu sein. Ein normales, unverkrampftes Verhältnis zum Essen und damit zu deinem Körper gewinnst du, wenn du dich auf neue Geschmackswelten einlässt, aber auch, indem du dich mit dem befasst, was du täglich zu dir nimmst – ohne dabei ins Bewerten, pausenlose Kalorienzählen und Verurteilen abzugleiten. Essen kann, wenn wir ihm den gebührenden Platz in unserem Leben einräumen, richtig Spaß machen. Dann gibt es auch kein Frustessen oder Langeweilefuttern mehr. Wie du zu einem entspannteren Körpergefühl kommen kannst, auch bei Stress und Zeitmangel für dich selbst, zeigen wir dir auf den nächsten Seiten. Das Ganze ohne Mühe, Askese und Verbote, sondern genussreich und wohltuend. Denn nichts ist schöner als eine Frau, die mit allen Sinnen genießen kann und sich in ihrem Körper wohlfühlt.

GRÜN UND LECKER –
Vitalstoffe bringen Vitalität

Oft essen wir zu viel vom Falschen. Weißes Mehl, zuckrige Verlockungen, Mikrowellenkost oder Imbissgerichte. Diese Speisen liefern viele leere Kalorien. Sie versorgen unseren Körper nicht oder nur in sehr geringem Maße mit lebenswichtigen Mikronährstoffen. Obwohl wir Letztere nur in winzigen Mengen benötigen, sind sie unentbehrliche Helfer für bestimmte Stoffwechselprozesse in den Körperzellen sowie für unser Wachstum und alle Regenerationsprozesse.

Grüne Ernährung, die uns strahlen lässt, ist dafür geradezu perfekt. Qualität statt Quantität ist die Devise, und damit liegt der Fokus auf Mikro- statt Makronährstoffen. Denn Mikronährstoffe werden aufgrund ihrer lebenswichtigen Rolle in vielen körperlichen Vorgängen und ihrer Bedeutung für unsere Gesundheit auch als »Vitalstoffe« bezeichnet. Ohne sie ist grüne Schönheit nicht denkbar. Da der Körper diese Vitalstoffe nicht selbst produzieren kann, müssen wir sie in ausreichendem Maß mit unserer Nahrung aufnehmen. Achte darauf, nur frische, reife Ware einzukaufen, entweder direkt von einem Gärtner oder Bauern deines Vertrauens, der auf Pflanzenschutzmittel verzichtet oder Bio-Obst und -Gemüse verkauft. Wer Platz und Spaß daran hat, kann auch selbst im Garten oder auf dem Dachgarten Gemüse anbauen (mehr hierzu ab Seite 150). So oder so: Reifes, saisonal geerntetes Obst und Gemüse – am besten aus der Region (kurze Transportwege!) – enthalten im Gegensatz zu unreifen Früchten von weither die größte Menge von Pflanzenschutzstoffen, die die Körperzellen und damit auch das Immunsystem schützen.

Selbst ist der Gärtner

Ein Top-Trend, der auch Ernährungsbewusste zunehmend ergreift, ist das sogenannte Home-Gardening oder auch altmodisch Gärtnern genannt. Nun hat nicht jeder einen Garten vor dem Haus, den er in ein Gemüse-, Obst- und Kräuterparadies verwandeln kann. Aber Platz ist für einen grünen Daumen auch in der kleinsten Hütte. Auf einem Balkon lässt sich bereits allerlei anstellen, das nicht nur gut aussieht, sondern auch die Küche mit selbst gezogenen Frischwaren bestückt. Alles, was du hierzu brauchst, sind Blumenkisten, die du auf allen Ebenen nutzen kannst. An Gittern und Seitenwänden ist Raum für Rankpflanzen. An der Decke kannst du Ampeln befestigen, und in alte Dosen passt Basilikum.

KRÄUTER, DIE GELINGEN

Welche Kräuter du anbauen willst, hängt letztlich von deinen Geschmacksvorlieben ab. Hier stelle ich dir ein paar Klassiker vor, die du vielseitig in deiner Küche einsetzen kannst.

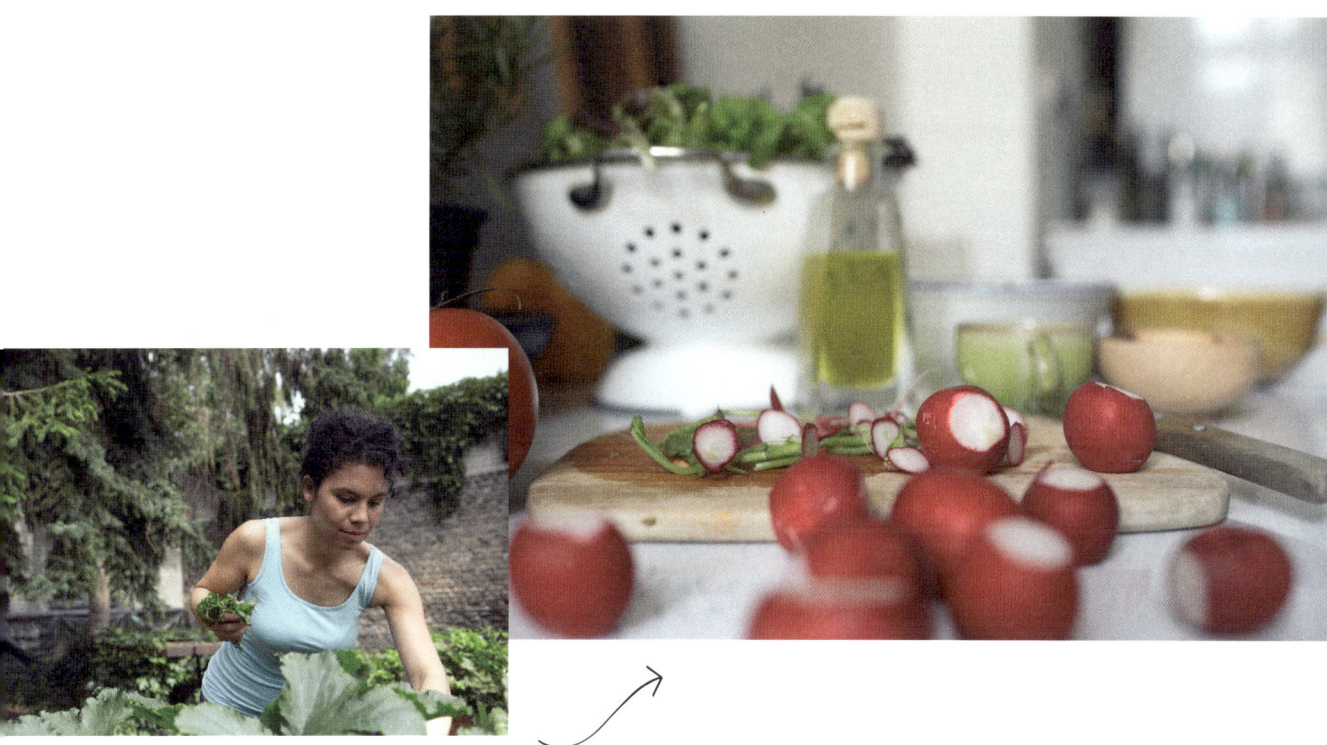

Petersilie

Kaum ein anderes Kraut ist so vielseitig wie Petersilie. Ob in der Suppe, im Gemüse oder als grüner Farbtupfer. Leider kann man von der Petersilie nicht behaupten, dass sie anspruchslos ist. Vor allem gegenüber zu viel Wasser reagiert sie sehr empfindlich.

Standort: Sonnig bis leicht schattig
Aussaat: Ende März bis September
Abstand und Saattiefe: 6 cm Abstand in der Reihe, 20 cm Abstand zwischen den Reihen, 0,3 bis 0,5 cm Saattiefe
Keimdauer: 14 bis 21 Tage
Ernte: 8 bis 10 Wochen nach Aussaat
Mögliche Nachbarn: Bohnen und Erbsen, Möhren, Salat, Spinat und Tomaten

Basilikum

Das einjährige Königskraut, wie Basilikum auch heißt, braucht ausreichend Sonnenlicht. Beim Abschneiden immer die ersten zwei bis vier Blätter am oberen Ende eines Triebes mit einer Schere abschneiden. So bleibt die Pflanze schön buschig. Vor dem Austrocknen schützen, aber Staunässe vermeiden. Die Blätter vor der Blüte ernten, da sie dann am aromatischsten sind.

Standort: Volle Sonne
Aussaat: Ganzjährig an einem warmen und hellen Platz
Saattiefe: Lichtkeimer, also nicht mit Erde bedecken
Keimdauer: 14 bis 20 Tage
Ernte: Ganzjährig
Sorten: Basilikumsorten gibt es in unterschiedlichen Färbungen und Geschmacksrichtungen. Neben grünem Basilikum gibt es auch rote oder purpurfarbene Sorten wie »Dark Opal« oder »Purple Delight«, nicht zu vergessen Zitronenbasilikum, Thai-Basilikum und und und …
Mögliche Nachbarn: Tomaten, Thymian

Thymian

Thymian ist wie alle mediterranen Kräuter ein Sonnenanbeter. Beim Anbau darauf achten, dass es nicht zu Staunässe kommt. Beim Ernten immer die Zweigspitzen abschneiden, damit sich die Pflanze weiter verzweigt.

Standort: Volle Sonne
Aussaat: April bis Juni
Saattiefe: Nur schwach mit Erde bedecken
Keimdauer: 7 bis 21 Tage
Ernte: Ganzjährig
Mögliche Nachbarn: Tomaten

Schnittlauch

Schnittlauch bietet geschmacklich eine frische Alternative zu Zwiebeln. Anbau und Pflege sind einfach. Ein halbschattiger Platz und lockerer, humusreicher Boden machen die Schnittlauchpflanze glücklich. Aber: Staunässe sollte vermieden werden.

Standort: Sonne bis Halbschatten
Aussaat: März bis August
Keimdauer: 10 bis 18 Tage
Ernte: März bis Oktober
Mögliche Nachbarn: Oregano, Petersilie, Rosmarin, Dill, Möhren

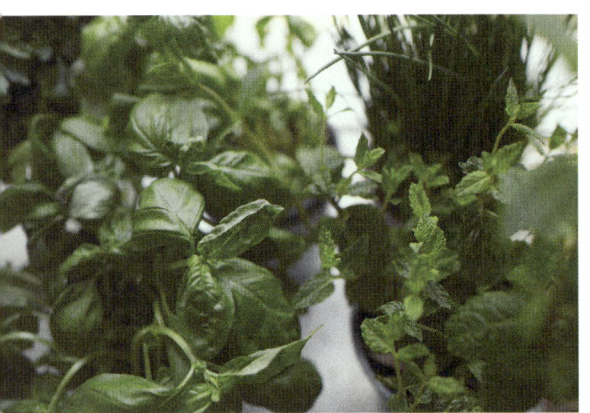

Oregano

Wie anderen Küchenkräutern auch werden Oregano zahlreiche gesundheitsfördernde Eigenschaften nachgesagt.

Standort: Sonne bis Halbschatten
Aussaat: Ab Mitte Februar auf der Fensterbank
Saattiefe: Lichtkeimer, also nicht mit Erde bedecken, Oregano im Frühjahr in frische Erde umtopfen, da er langfristig mit sich selbst unverträglich ist.
Keimdauer: 2 bis 3 Wochen
Ernte: August bis September
Mögliche Nachbarn: Möhren, Lauch, Tomate, Schnittlauch

Rosmarin

Bei der Verarbeitung dieses mediterranen Würzkrauts ist es – wie bei allen Kräutern – sehr wichtig, frische Zweige zu verwenden. Durch Trocknung und Lagerung geht ein Großteil des typisch harzigen, leicht bitteren Aromas verloren.

Standort: Volle Sonne bei sandigem Boden
Aussaat: Ab Mitte März; Rosmarin selbst aus Samen zu ziehen ist allerdings sehr mühselig, da er nur langsam keimt und frostempfindlich ist. Einfacher ist es, sich Pflanzen aus Gärtnereien, vom Wochenmarkt oder aus dem Gartencenter zu besorgen.
Ernte: Ganzjährig (Abernten der Spitzen fördert Verzweigung)
Mögliche Nachbarn: Salbei, Thymian, Schnittlauch

Salbei

Der verholzende Salbeistrauch kann bis zu einer Höhe von 60 cm heranwachsen.

Standort: Sonnig, mit trockenem, durchlässigem Boden, der mit Kompost und Kalk angereichert ist.
Aussaat: Ab Mitte März. Einfacher ist jedoch für den Anbau, sich Jungpflanzen vom Gärtner zu besorgen. So erspart man sich die Vorkultur.

Tipp

Schön & aromatisch: Kräuter, Salat, Erdbeeren und Tomaten sind die dankbarsten
Balkongewächse. Bohnen, die sich am
Gitter entlangranken, blühen schön, ebenso
wie essbare Blüten wie Kapuzinerkresse.
Mangold, Spinat, Endiviensalat, Kresse,
Petersilie oder Zitronenmelisse gedeihen
auch an schattigen Plätzen, ebenso Wald-
erdbeeren. Tomaten und Paprika haben
am liebsten volle Sonne.

Ernte: Kurz vor der Blüte, da die Blätter jetzt am
aromatischsten sind. Sie können getrocknet oder
frisch verwendet werden. Salbei hat ein herb-wür-
ziges Aroma, das leicht bitter schmecken kann.

GEMÜSE AUF DEM BALKON

Damit du rasch die Früchte deiner Arbeit ernten
kannst, eignen sich einfache und schnell wachsende
Gemüsearten besonders.

Radieschen

Sie sind eine der am längsten anbaubaren Gemüsearten und gedeihen von April bis September.
Außerdem wachsen sie sehr schnell und können
bereits nach drei bis vier Wochen geerntet werden.
Am besten säst du sie alle zwei bis drei Wochen
neu aus, damit du länger ernten kannst. Da Radieschen selbst in guter Qualität zu einem relativ
geringen Preis zu finden sind, empfiehlt sich der
Anbau seltener Sorten.
Standort: Sonnig bis leicht schattig

Aussaat: Ende März bis September
Abstand und Saattiefe: 6 cm Abstand in der
Reihe, 20 cm Abstand zwischen den Reihen,
1 cm Saattiefe
Keimdauer: 6 bis 14 Tage
Ernte: April bis November
Sorten: Eiszapfen, Riesenbutter, Rudi
Mögliche Nachbarn: Bohnen, Erbsen, Möhren,
Salat, Spinat und Tomaten

Salat

Die ideale Einstiegspflanze in den Gemüseanbau.
Bei entsprechender Aussaat kannst du jeden Abend
frischen Salat pflücken.
Standort: Sonnig bis halbschattig
Aussaat: März bis August
Abstand und Saattiefe: Auf 2 bis 3 cm verein-
zeln, Reihenabstand 30 cm, Saattiefe ca. 1 cm
Keimdauer: 6 bis 10 Tage
Ernte: Mai bis Oktober
Sorten: Lollo Rosso, Feldsalat, Schnittsalat,
Rucola (Blüten entfernen, damit sich keine
Samen bilden)
Mögliche Nachbarn: Bohnen, Bohnenkraut,
Erbsen, Gurke, Kohl, Radieschen, Tomate, Zwiebeln

Zuckererbsen

Schmecken köstlich süß, sind beliebt bei Groß und
Klein und hübsch anzusehen.
Standort: Sonnig, lockere humose Erde, brauchen
eine Rankhilfe
Aussaat: April bis Juli
Abstand und Saattiefe: Grüppchen von 3 bis
4 Pflanzen um je eine Rankhilfe im Abstand von
3 bis 5 cm, Saattiefe: ca. 3 cm
Keimdauer: 8 bis 10 Tage
Ernte: Juni bis August
Sorten: Zuckearfen, Hendriks (Frühe Heinrich)
Mögliche Nachbarn: Dill, Kohl, Möhren, Ra-
dieschen, Salat (ungeeignete Nachbarn: Bohnen,
Kartoffeln, Porree und Tomaten)

Möhren

Wenn man nicht gerade auf dem Wochenmarkt einkaufen geht, findet man in der Gemüseauslage immer nur die gleich aussehenden orangefarbenen Möhren. Auf dem Balkon kannst du auch einmal alte Sorten, gelbe oder lila Möhren, ausprobieren.

Standort: Volle Sonne
Aussaat: Frühe Sorten bereits ab Ende Februar bis Juni, späte Sorten: März bis Juni, abhängig von jeweiliger Sorte
Abstand: 3 bis 5 cm
Saattiefe: 3 cm
Keimdauer: 20 Tage
Ernte: Juli bis November
Sorten: Ochsenherzen (frühe Sorte), Rothild, Nantaise 2, »Purple Haze«
Mögliche Nachbarn: Dill, Erbsen, Salat, Tomate, Zwiebeln (schützen vor der Möhrenfliege!)

Bohnen

Es gibt Buschbohnen, Stangen- oder Kletterbohnen, Prunkbohnen oder Puffbohnen. Die Pflanzen von Buschbohnen werden ca. 30 bis 40 Zentimeter hoch und sind für Kübel sehr gut geeignet. Kletterbohnen brauchen eine große Rankhilfe in Form von Stangen oder gespannten Seilen.

Standort: Sonnige Lage
Aussaat: Ende April (Fensterbank) bzw. Mitte Mai (Balkonkasten) bis Ende Juni
Abstand und Saattiefe: Buschbohnen: alle 5 cm vier Samen in ein 2 cm tiefes Loch geben, Stangenbohnen: 8 bis 12 Samen pro Stange/Kletterseil in 3 cm Tiefe
Keimdauer: 5 bis 10 Tage
Ernte: Juli bis Oktober
Sorten Buschbohnen: Maxi, Saxa
Sorten Stangenbohnen: Margret, Blauhilde
Mögliche Nachbarn: Bohnenkraut, Gurke, Kohl, Radieschen, Salat, Tomate

EXTRASCHÖN: ESSBARE BLÜTEN

Ob Gänseblümchen, Veilchen, Kapuzinerkresse oder Tagetes – essbare Blüten tun dem Auge wohl und sind eine bezaubernde Dekoration auf jedem Teller. Farbenfrohe essbare Blüten machen sich gut in Salaten und an Vorspeisen oder lassen sich sogar schmackhaft füllen. Ergänze deine Balkonkultur um:

Borretsch ⟿ kandiert, in Eiswürfeln für sommerliche Getränke
Dahlie ⟿ Salat
Dilldolde ⟿ eingelegte Gurken
Gänseblümchen ⟿ Kräuterquark, Suppe
Gartennelke ⟿ kandiert
Hibiskus ⟿ kandiert, Tee
Holunderblüte ⟿ für Gelees, Holunderwein, in Ausbackteig
Kamille ⟿ Tee
Kapuzinerkresse ⟿ Salat
Knoblauchblüte ⟿ Salat
Kürbisblüte ⟿ zum Füllen, in Ausbackteig
Lavendel ⟿ Gelees, Süßigkeiten, kandiert
Malve ⟿ kandiert, Tee
Rosenblüten ⟿ Gelees, zum Aromatisieren von Essig, Likör, Sirup, kandiert
Schnittlauchblüte ⟿ Salat
Stiefmütterchen ⟿ kandiert
Studentenblume (Tagetes) ⟿ Salat
Thymian ⟿ Kräuterbutter, aromatisiert Essig und Honig
Veilchen ⟿ kandiert
Zucchini-Blüten ⟿ zum Füllen und Frittieren

Mineralien

Mineralien sind anorganische Substanzen, die du zwar nur in geringen bis winzigen Mengen benötigst, die aber unentbehrlich für eine ganze Reihe von biochemischen Reaktionen in deinem Körper sind. Die Erregbarkeit von Muskeln und Nerven, die Blutbildung und der Sauerstofftransport, der Aufbau von Knochen und Zähnen und die Steuerung des Wasserhaushalts hängen von einer ausreichenden Mineralstoffversorgung ab. Der Körper kann Mineralstoffe nicht selbst herstellen und scheidet sie zudem über Schweiß, Urin und Blut aus. Deshalb müssen Mineralstoffe dem Körper ständig neu zugeführt werden.

Sie sind notwendig, damit unser Körper zum Beispiel Knochensubstanz aufbauen kann (Kalzium plus Vitamin D) und damit das Herz in seinem Ryhthmus schlagen kann (Magnesium). Etwaige Mangelerkrankungen äußern sich in vielfältigen Symptomen wie Erschöpfung, Konzentrationsschwäche sowie Haut- oder Haarproblemen. Mineralien sind reichlich in grünem Blattgemüse vorhanden. Zu einem Mangel an Mineralstoffen kann es durch die in den letzten Jahrzehnten veränderten Anbaubedingungen in der Landwirtschaft kommen. Viele Pflanzen haben einen geringeren Anteil an Mineralstoffen, beispielsweise Zink und Selen. Auch die einseitige Ernährung mit viel tierischem Eiweiß kann durch Übersäuerung zu Mineralstoffmangel führen, ebenso wie starkes Schwitzen oder Durchfallerkrankungen.

Vitamine

Gesund zu sein, ohne Vitamine zu sich zu nehmen, ist undenkbar. Die lebensnotwendigen Nahrungsbestandteile, die der Körper selbst gar nicht oder nur unzureichend bilden kann, müssen wir mit der Nahrung zuführen. Im Organismus liefern Vitamine zwar keine Energie, haben im Stoffwechsel aber zahlreiche auslösende oder »anschiebende« Funktionen und sorgen so dafür, dass im Körper Stoffwechselprozesse, Wachstum, Erneuerung, Reparatur- und Heilungsprozesse ablaufen können. Dabei wirken die Vitalstoffe in einem komplexen Miteinander und bei geringsten Konzentrationen. Grundsätzlich kann jeder seinen Vitaminbedarf durch eine abwechslungsreiche Ernährungsweise aus frischen Zutaten decken.

Tipp: Die Vitamine in Obst und Gemüse reagieren häufig empfindlich auf Hitze oder Sauerstoff und verderben schneller (oxidativer Zellstress). Daher sollten diese Naturprodukte am besten frisch zubereitet und verzehrt werden, sodass möglichst viele Vitamine erhalten bleiben.

✳ Wissen ✳

Antioxidantien sind die Allzweckwaffe gegen vorzeitige Alterungsprozesse und Helfer im Immunsystem. Sie schützen den Körper vor freien Radikalen, die den sogenannten oxidativen Stress verursachen. Das sind instabile, energiereiche Moleküle, die die Körperzellen angreifen und über die Jahre das Erbgut und andere Körperstrukturen schädigen. Als Schutz vor diesen Angriffen können Antioxidantien die Schäden verhindern oder zumindest mindern. Allerdings sollte sich die Anzahl der freien Radikalen und der Radikalenfänger (Antioxidantien) die Waage halten. Die besten Antioxidantien sind übrigens sekundäre Pflanzenstoffe, Vitamine und Mineralstoffe.

Sekundäre Pflanzenstoffe

Die wertvollsten »Gesundheitssubstanzen« finden sich in frischem, möglichst saisonal geerntetem Gemüse und Obst. Sekundäre Pflanzenstoffe haben zwar keinerlei Energiewert, dafür entfalten sie im Körper Schutzwirkungen. Die Phytonährstoffe aus Früchten, Gemüse und (Wild-)Kräutern wirken krebshemmend, antimikrobiell, antioxidativ, blut-druck- und cholesterinsenkend, verdauungsför-dernd, stärken das Immunsystem und regulieren den Blutzuckerspiegel. Damit macht sich der Körper beim Verzehr die natürlichen Abwehrstoffe zunutze, die Pflanzen entwickeln, um sich gegen Schädlinge oder Fraßfeinde zu wehren. Sie beste-hen aus Farb-, Duft- oder Lockstoffen oder aus Hormonen. Mehr als 10.000 pflanzliche Substan-zen wie Flavonoide, Carotinoide und Phytosterine sind für die Farbe und den Geruch von Pflanzen verantwortlich. Sekundäre Pflanzenstoffe befinden sich übrigens vor allem in der Schale und den äußeren Blättern von Pflanzen. Also am besten ungeschältes (Bio-) Obst und Gemüse genießen!

Ballaststoffe

Entgegen ihrer eher abwertenden Bezeichnung wirken pflanzliche Faserstoffe sehr positiv auf unse-ren Körper. Da diese Nahrungsanteile nicht verdaut werden, sorgen sie für eine gesunde Ver-dauung und Darmflora. Außerdem bewirken sie ein anhaltendes Sättigungsgefühl und reduzieren den Blutzuckerspiegel. Ballaststoffe wie Guar, Pektine, Carrageen und Agar-Agar stecken vor allem in Obst und Gemüse, aber auch in Getreide, wie etwa Weizen. Andere, wie Lignin, Zellulose und Hemizellulose, sind vor allem in den Rand-schichten von Getreidekörnern, also in Vollkornge-treide und Vollkornprodukten, enthalten. Auf der sicheren Seite bleibst du mit glutenfreien, älteren

Getreidesorten wie Amaranth, Hirse und Quinoa sowie den sogenannten Urgetreidesorten wie Einkorn, Emmer und Dinkel. Einkorn enthält im Vergleich zu Weizen und Dinkel außerdem doppelt so viel wertvolles pflanzliches Eiweiß. Auch Hafer, Gerste und Roggen sind in Sachen Eiweißgehalt dem Weizen vorzuziehen.

Enzyme

Wahre Lebensretter: Als Katalysatoren beschleuni-gen sie biochemische Reaktionen und Prozesse im Körper oder machen diese erst möglich. Alle Zellen des Körpers enthalten Enzyme. Ohne sie können weder Vitamine noch Mineralstoffe ver-wertet werden. Kurz gesagt: Ohne Enzyme läuft im Stoffwechsel nichts. Durch die Aufnahme von Nahrungsenzymen unterstützen wir die körper-eigenen Verdauungsenzyme bei ihrer Arbeit. Da sie sehr hitzeempfindlich sind, ist Rohkost der beste Lieferant.

Die wichtigsten Pflanzenstoffe

Bioaktive oder sekundäre Pflanzenstoffe werden nach ihrer Struktur in zehn verschiedene Gruppen eingeteilt. Die bedeutendsten unter ihnen sind:

1 CAROTINOIDE Bei ihnen handelt es sich um Farbstoffe in rot- oder gelbfarbigem Gemüse oder Obst. Das bekannteste unter ihnen ist das Beta-Carotin, ein besonders wirksamer Radikalenfänger. Es steckt in Möhren, roten Paprika, Kürbissen, Aprikosen und Tomaten. Aber auch grüne Gemüsesorten wie Grünkohl, Wirsing, Spinat und Feldsalat, bei denen das grüne Chlorophyll die orange-rote Farbe überdeckt, sind gute Beta-Carotin-Quellen.

3 SULFIDE sind Salze des Schwefelwasserstoffs und verantwortlich für den scharfen Geschmack von Knoblauch, Zwiebeln, Lauch und Schnittlauch. Sie regen den Stoffwechsel an.

4 GLUCOSINOLATE wirken entgiftend und stecken in hoher Konzentration in allen Kohlarten, in Kresse, Radieschen und im Rettich.

2 FLAVONOIDE sind eine Gruppe wasserlöslicher Pflanzenfarbstoffe und stecken in fast allen Obst- und Gemüsearten. Typisch für flavonoidreiche Pflanzen ist daher ihre kräftig-rote Farbe, wie bei Rote Bete, Rotkohl, Auberginen, Kirschen und Trauben. Zu den bekanntesten Vertretern gehört Resveratrol. Vermutlich bildet es einen weit größeren antioxidativen Schutz als beispielsweise Vitamin C oder E.

5 SULPHORAPHAN stärkt das Immunsystem und schützt die Zellen. Es findet sich in Pflanzen aus der Familie der Kreuzblütler wie Kohl, Senf, Kresse, Meerrettich oder Raps sowie im Rapsöl.

BEAUTY-VITALSTOFFE –
Vitamine und Mineralien, die schöner machen

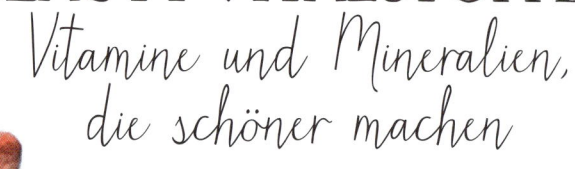

VITALSTOFF	ROLLE IM STOFFWECHSEL	MANGELERSCHEINUNGEN
VITAMINE		
Vitamin A	Dieses Vitamin bzw. seine Vorstufe Beta-Carotin benötigen wir für unsere Sehkraft. Vitamin A ist ein ausgezeichneter Radikalenfänger und Jungbrunnen für die Haut	Schwindel, Übelkeit, Bewegungsstörungen, Haarausfall, spröde Fingernägel, vielfältige Hautstörungen, Schläfrigkeit, Nachtblindheit
Vitamin B1	Thiamin spielt im Zucker- und Fettstoffwechsel eine wesentliche Rolle	Muskelschwäche
Vitamin B3	Niacin ist wichtig für die Gehirnfunktionen, die Energiegewinnung in den Zellen und ist ein natürlicher Sonnenschutz; reguliert die Kollagen- und Feuchtigkeitsbildung der Haut	Nervosität, trockene Haut
Vitamin B5	Pantothensäure sorgt dafür, dass unsere Zellen mit Nährstoffen versorgt werden und sich regenerieren können, auch wird die Haut besser mit Feuchtigkeit versorgt	Trockene, spröde Haut und Haare
Vitamin B7	Biotin ist verantwortlich für eine gesunde Haut, Haare, Nägel, Blutbildung und das Nervensystem	Haarausfall, Hautbeschwerden
Vitamin B9	Folsäure ist wichtig für Wachstumsprozesse und Zellteilung, das Anti-Aging-Vitamin schlechthin	Erschöpfung, Müdigkeit, Herzrhythmusstörungen, Atemnot, Blutarmut, Appetitmangel

Die meisten körperlichen Prozesse benötigen ein Zusammenspiel verschiedenster Vitalstoffe. Gerade deshalb ist es wichtig, möglichst viele naturbelassene Lebensmittel zu konsumieren, anstatt zu Vitaminpillen und -drinks zu greifen. Nichts übertrumpft die ursprüngliche Form der von Mutter Natur geschaffenen Früchte, Samen, Nüsse, dem Gemüse und mehr. Deshalb stelle ich dir hier nicht nur die wichtigsten Beauty-Vitalstoffe vor, sondern auch gute natürliche Quellen, wo du sie finden kannst. Und mit den Rezepten im Beauty-Programm kannst du ganz individuell deine eigene Beauty-Kur in der Küche starten. Bon apétit!

GUTE VITALSTOFFQUELLEN

ZU BEACHTEN

Gelb-orange-rotes und grünes Obst (Pfirsich, Aprikose, Melone, Papaya, Mango), rote Paprikaschoten (Peperoni), Grünkohl, Möhren, Feldsalat, Rosenkohl und andere Kohlsorten, Brokkoli, Spinat, Kürbis, Chicorée, Sojabohnen und -sprossen, Mangold, Sellerie

Sehr hitze- und lichtempfindlich, also möglichst frisches und rohes Obst und Gemüse verwenden

Erbsen, Schwarzwurzeln, Rosenkohl, Sonnenblumenkerne, Rote Bete, Kürbis, Lauch, Kartoffeln, Topinambur, Birnen

Erdnüsse, getrocknete Steinpilze, Rettich(-sprossen), Grünkohl, Topinambur, Trockenobst, Datteln

Alle Kohlsorten, Vollkorngetreide

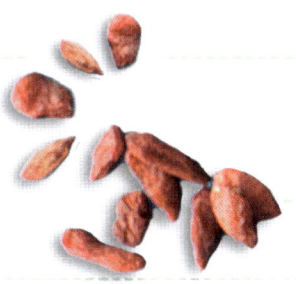

Haferflocken, Nüsse, Hefe, Spinat, Blumenkohl, Soja

Bierhefe, Nüsse, Endivie, Fenchel, Spinat, Erbsen, Gurken, Tomaten, Erdbeeren, Orangen, Mandarinen, Kirschen, Trauben, Walnüsse, Grün-, Rosen- und Blumenkohl, Brokkoli, Chinakohl, Feldsalat, Spinat, Zwiebeln, Chicorée, Pastinaken, Birnen

VITALSTOFF	ROLLE IM STOFFWECHSEL	MANGELERSCHEINUNGEN
Vitamin B6	Für den Aminosäuren-Stoffwechsel, das Nervensystem und die Blut- sowie Hormonbildung	Schwäche, Konzentrationsarmut, Blässe, Müdigkeit
Vitamin B12	Wichtig für alle Wachstumsvorgänge im Körper, die Regulation der Energiespeicherung, die Bildung des roten Blutfarbstoffs, das Zellwachstum und die Zellteilung	Blutarmut
Vitamin C	Sorgt für ein straffes Bindegewebe, regt das Haarwachstum an und reguliert die Pigmentbildung; beschleunigt den Fettabbau	Depressionen, Schlafstörungen, bei chronischem Mangel: Skorbut, Parodontitis
Vitamin B2 (Riboflavin)	Besitzt eine wichtige Funktion im Energiestoffwechsel und der Verwertung von Eiweiß, Fetten und Kohlehydraten	Hautentzündungen, Anämie (Blutarmut), Konzentrationsstörungen
Vitamin D	Kann vom Körper nur bei ausreichend Sonnenlicht gebildet werden; wichtig für Immunsystem, Muskulatur, Nerven sowie Zähne und Knochen, fördert die Kalziumaufnahme und wirkt Osteoporose sowie Krebs entgegen	Brüchige Knochen, schwaches Immunsystem, beschleunigte Alterungsprozesse
Vitamin E	Überbegriff für Tocopherole (synthetisch herstellbar, günstig) und Tocotrienole (natürlich, teurer). Dem Gamma-Tocotrienol wird eine wesentlich stärkere antioxidative und vitalisierende Wirkung zugeschrieben.	Herz-Kreislauf-Probleme, beschleunigte Alterungsprozesse

MINERALSTOFFE UND SPURENELEMENTE

Chrom	Besitzt eine zentrale Rolle im Zuckerstoffwechsel; normalisiert den Blutzuckerspiegel und erhöhte Blutfettwerte; wichtig für die Funktion der Schilddrüse	Gereiztheit, Konzentrationsschwierigkeiten, Muskelschwäche
Eisen	Ist am Transport von Sauerstoff im Blut beteiligt und ein wichtiger Baustoff des roten Blutfarbstoffs Hämoglobin	Spröde Haare und Nägel, trockene Haut, rissige Mundwinkel, Müdigkeit, verminderte Leistungsfähigkeit und Konzentrationsschwäche, Blässe, Schwindel und Kopfschmerzen

GUTE VITALSTOFFQUELLEN

ZU BEACHTEN

GUTE VITALSTOFFQUELLEN	ZU BEACHTEN
Sojabohnen, Hafer, Hirse, Walnüsse, Linsen, Grün- und Rosenkohl, Rote Bete, Zwiebeln, Sellerie, Pastinaken, Kürbis, Äpfel	
Alfalfasprossen, Afa-Algen, Gerstengrassaft, frische Algen, Tempeh	
Orangen, Acerola, Zitrone, Grapefruit, Beeren, Kiwi, Paprikaschoten, Kohl, Sanddorn, Brokkoli, Fenchel, Grünkohl, Hagebutten, schwarze Johannisbeeren	Sehr hitze- und lichtempfindlich, also möglichst frisches und rohes Obst und Gemüse verwenden
Spinat, Grünkohl und Brokkoli, Vollkorn, Leinsamen, Sprossen, Rosenkohl, Rote Bete, Kürbis, Birnen	Äußerst lichtempfindlich, Lebensmittel mit hohem B2-Gehalt sollten möglichst dunkel gelagert werden
Spaziergänge bei Sonnenschein mit entblößten Armen tragen dazu bei, dass der Körper durch die UV-Strahlung Vitamin D bilden kann. Achte immer auf deinen Hauttyp. Aufnahme auch durch Einnahme von Vitamin-D-Kapseln möglich	
Palmöl, Reiskleie, Gerste, Weizen, Roggen und Hafer, weniger in: pflanzlichen Ölen und Fetten (Oliven-, Raps- oder Sojaöl), Nüssen und Mandeln, Spinat, Kohl, Kürbis oder Pastinaken	
Paranüsse, Datteln, Birnen, Tomaten	Vitamin C erhöht die Absorptionsrate von Chrom
Fenchel, weiße Bohnen, Hirse, Linsen, Mangold, Pfifferlinge, Schwarzwurzel, Spinat, Sojabohnen; wichtig: zu den Mahlzeiten Vitamin-C-haltige Gemüse oder Obst verzehren, fördert die Eisenaufnahme	

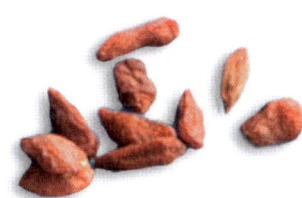

VITALSTOFF	ROLLE IM STOFFWECHSEL	MANGELERSCHEINUNGEN
Jod	Wird für die Herstellung der Schilddrüsenhormone benötigt. Diese sind an allen Stoffwechselvorgängen im Körper beteiligt und steigern daher den Energieumsatz.	Herz-Kreislaufprobleme, schwacher Stoffwechsel, Muskelschwäche
Kalzium	Fördert die Entwässerung; wirkt positiv auf die Aktivität von Verdauungsenzymen; wichtig für die Bildung von Knochen- und Zahnsubstanz sowie für die Erregbarkeit von Muskeln und Nerven. 99 Prozent des Bestandes von Kalzium stecken in unseren Knochen.	Übererregbarkeit der Muskeln und Nerven, verringerte Knochendichte
Magnesium	Mineralischer Schlankmacher: unabdingbar im Fettabbau (Lipolyse); beteiligt in verschiedenen Stoffwechselfunktionen und der Energiegewinnung; zuständig für die Sauerstoffversorgung aller Zellen; Bestandteil von Knochen und Zähnen; auch bedeutsam für die Muskel- und Nervenreizbarkeit	Muskelkrämpfe, Taubheitsgefühle in Armen und Beinen, Herzbeschwerden
Selen	beteiligt am Stoffwechsel der Schilddrüsenhormone und der Bildung des Schlankmachers Tyrosin; wirkt entgiftend, da es die Aktivität der Immunzellen anregt. Aufgrund der hochindustrialisierten Landwirtschaft herrscht in Europa ein weitreichender Selenmangel, weshalb ohne den häufigen Verzehr selenhaltiger Nahrungsmittel oft eine Substitution in Tablettenform erforderlich ist.	Schuppige Haut, Veränderung an den Nägeln, Anämie
Zink	In den Bau oder die Aktivität von 300 Enzymen im Körper involviert; an mehreren Stoffwechselprozessen beteiligt; kann regulierend auf das Appetitzentrum im Gehirn wirken; stärkt die Zellmembranen, ist Bestandteil wichtiger Enzyme und Eiweiße, die die Genaktivität steuern, und wichtig im Zucker-, Fett- und Eiweißstoffwechsel; auch das Immunsystem und der Hormonkreislauf sind auf Zink angewiesen.	Haarausfall und Schwächung des Immunsystems; eine geringe Zinkzufuhr erhöht zudem die Wahrscheinlichkeit von Hypoglykämie (Unterzuckerung) und damit eine vermehrte Insulinausschüttung, das sorgt für Heißhungerattacken und macht schneller dick

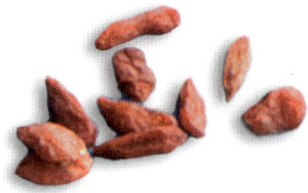

GUTE VITALSTOFFQUELLEN	ZU BEACHTEN
Jodiertes Salz, Fisch, Algen	
Mandeln, Sesam, Chiasamen, grünes Blattgemüse, insbesondere Brunnenkresse, Löwenzahn und Grünkohl, Brokkoli, härteres Trinkwasser	Oxalsäure in Rhabarber, Mangold oder Spinat verringert die Kalziumaufnahme
Mohn, Kürbiskerne, Sonnenblumenkerne, Sesam, grünes Blattgemüse, Bananen, Papaya, Kiwi, Gerste, Grünkern, Hirse, Kakao, Leinsamen, Sojabohnen	Aufgrund entmineralisierter Böden ist Magnesiummangel weit verbreitet, durch Kochen und Wässern reduziert sich der Magnesiumgehalt von Lebensmitteln zusätzlich
Nüsse, Getreide, Spargel, besonders reich in Kokosmehl vorhanden	Überdüngte Böden enthalten wenig Selen, was sich auch auf den Selengehalt von Gemüse auswirkt
Kürbiskerne, Mandeln, Sonnenblumenkerne, Getreide, Garnelen, Gerste, Gouda, Edamer, Hummer, grünes Blattgemüse, Kohl	Die Absorption von Zink wird durch Zitronensäure und Eiweiß verbessert, andere Stoffe verringern die Absorptionsrate jedoch (zum Beispiel Tannine in Tee und Kaffee, hohe Eisen- oder Kalziumzufuhr)

CHLOROPHYLL –
Grünes Pflanzenblut

Wenn ich nicht ganz im Gleichgewicht bin, weil der Alltag mit mehr Stress kommt, als mir guttut, dann trinke ich besonders viel Grünes. Hast du schon einmal einen richtig grünen Saft oder Smoothie getrunken? Da spürt man nämlich, wie viel Lebenskraft in grünem Blattgemüse steckt, es wirkt wie eine schnelle Regenerationskur aus dem Glas, die den Körper durch und durch belebt. Zugleich vitalisiert sie nicht nur, sondern erdet auch ungemein. Morgens und abends einen grünen Smoothie mit Wildkräutern, zwischendurch immer mal wieder ein Glas grüner Saft sowie ein Shot Chlorellawasser (1 TL Chlorella in einem Schnapsglas Wasser) – und schon kehre ich nach ein paar Tagen wieder zu meiner Mitte zurück. Für mich ist das die schnellste und auch liebevollste Möglichkeit, in solchen Zeiten durch Ernährung wieder zu mir zu finden.

Einer der Gründe für diese Wirkung von grünem Blattgemüse ist das Pigment Chlorophyll, das für die Grünfärbung der Pflanzen verantwortlich ist. Es ermöglicht den Fotosyntheseprozess, bei dem Sonnenenergie in nährende Energie für die Pflanze verwandelt wird. Dieser Prozess ist die Basis für das Leben auf der Erde. Ich bezeichne Chlorophyll auch gerne als »Pflanzenblut«, denn es unterscheidet sich auf der Molekularebene nur minimal vom Hämoglobin in unserem Blut.

Wie Chlorophyll auf unseren Körper wirkt

Das Grün der Pflanzen hat nahezu unerschöpflich viele positive Eigenschaften. Als grünes Pflanzenblut besitzt es einen positiven Effekt auf unser Blut und die Bildung von roten Blutkörperchen. So unterstützt es beispielsweise den Transport von Sauerstoff im Blut und damit auch die Zellregeneration. Denn je besser die Zellen mit Sauerstoff versorgt werden, desto besser nehmen sie auch Nährstoffe auf – ein grundlegender Baustein für mehr Gesundheit, Schönheit und Wohlbefinden.

Daneben ist Chlorophyll auch ein natürlicher Basenbilder und hilft uns, mit Stress umzugehen. Zugleich reduzieren wir hiermit auch Fettpölsterchen, in denen Säuren vom Körper gespeichert werden. Und obendrein unterstützt es eine gesunde Darmflora. Im sauerstoffreichen Milieu, das durch grüne Pflanzenkost gefördert wird, können schädliche Bakterien nicht überleben, dafür gedeihen aerobe Bakterien optimal. Die Folge sind eine bessere Verdauung und Nährstoffaufnahme.

Ein weiterer Punkt, warum Chlorophyll Teil jedes ganzheitlichen Schönheitsprogramms sein sollte: Es entgiftet effektiv und ganz nebenbei. Durch diese innere Reinigung von Schadstoffen und sogar Schwermetallen können wir auch äußerlich erst so richtig strahlen.

Lebenskraft trinken

Chlorophyll ist also wahre Lebenskraft, die wir durch unsere Nahrung aufnehmen können. Am leichtesten verarbeitet unser Körper all diese Pflanzenenergie, wenn wir sie ihm in flüssiger Form, als Smoothie oder Saft, zuführen. Aber auch Salate oder gedünstetes Gemüse gehören zu dieser gesunden Ernährungsweise, gerade auch, wenn du bewusst kaust und diese Vorstufe der Verdauung einsetzt.

Wenn »Grünes« bisher eine eher untergeordnete Rolle in deiner Ernährung gespielt hat, beginnst du damit am besten in kleinen Dosen. Kreiere für dich einen fruchtigen Smoothie und füge anfangs nur einige Blätter Spinat oder Feldsalat hinzu. Erhöhe dann die Menge über mehrere Wochen hinweg, bis sich deine Geschmacksnerven an einen tiefgrünen Smoothie gewöhnt haben. Ganz ähnlich solltest du mit gemischten Salaten und Säften verfahren.

Grüne Säfte zum kleinen Preis

Hier ein Tipp für fortgeschrittene Grünlinge: Ich entsafte sehr gerne Wildkräuter wie Giersch, Brennnesseln und Löwenzahn. Da grüne Säfte sehr konzentriert sind, also eine große Menge an Grünzeug verarbeitet wird, bietet sich dieses vermeintliche Unkraut ideal an (siehe Seite 51). Eine Alternative hierzu ist das »Abfallgrün« aus dem Supermarkt oder Bioladen. Kohlrabi- und Blumenkohlblätter sowie Möhrengrün kommt in vielen Geschäften auf den Kompost oder sogar in den Müll – dabei eignet es sich ganz wunderbar für grüne Säfte. Im Schnitt schmeißen wir in Deutschland pro Kopf 82 Kilogramm Lebensmittel im Jahr weg, fast die Hälfte davon sind Obst und Gemüse. Jeder Stängel, den wir verwerten, erfreut dementsprechend die Umwelt.

MÖHRENGLÜCK

300 g Karottengrün
1 Apfel
1 kleines Stück Ingwer (ca. 1 cm)

1. Grün waschen und grob schneiden. Apfel waschen und vierteln. Ingwer waschen oder schälen und halbieren.
2. Alle Zutaten im Entsafter verarbeiten. Alternativ mit etwa 100 ml Wasser in den Mixer geben, alles auf hoher Stufe pürieren und anschließend den Saft durch ein Seihtuch pressen und direkt trinken.

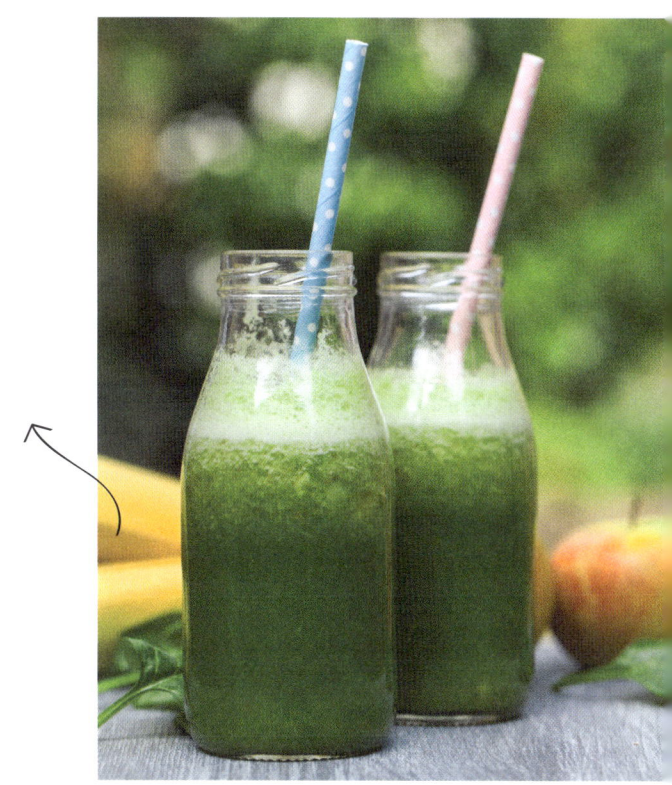

GRÜNE SUPERFOODS –
Von Algen und Alltagsgrün

Roher Kakao, Maca, Acai – Superfoods dringen in unsere Küchen und Mixer vor. Ihr Name spielt darauf an, dass sie außergewöhnlich nährstoffreich sind und sich stark auf unsere Gesundheit auswirken. Superfoods müssen jedoch nicht aus der Ferne kommen, schwer zu finden, kompliziert in der Verwendung oder einfach nur teuer sein.

Alltagsgrün

Grünes Gemüse, Salate, Sprossen und Kräuter sind für mich die heimlichen Superfoods in unserer Küche. Sie erden und erhellen zugleich, stärken unser Immunsystem, entschleunigen den Alterungsprozess, versorgen unseren Körper mit einer Fülle an Vitalstoffen – und sind obendrein zu jeder Jahreszeit in verschiedenster Form erhältlich, bio, regional und saisonal.
Noch nicht überzeugt? Diese fünf Alltagspflanzen zeigen, wie viel Energie und Beauty-Kraft in altbekannten grünen Lebensmitteln stecken. Schöpfe aus der Vielfalt der Pflanzenwelt, um deinem Körper eine ebensolche Vielfalt an Nährstoffen zu schenken.

Brokkoli: Das Anti-Krebs-Lebensmittel schlechthin. Außerdem eine gute Quelle für Kalzium und Mangan sowie den Beauty-Vitalstoff Vitamin C.

Der Stiel ist übrigens auch essbar, am besten jedoch geschält. In ihm steckt besonders viel Selen und Chlorophyll.
Feldsalat: Eisenreichster Salat. Kräftig grüne Freilandware besitzt besonders viele Nährstoffe und Chlorophyll. Er eignet sich gut für milde grüne Smoothies.
Kresse lässt sich kinderleicht zu Hause ziehen, wirkt antibakteriell und beugt gerade in der kalten Jahreszeit Infektionen vor.
Mangold enthält wie Spargel die Aminosäure Asparagin und wirkt deshalb entwässernd und entgiftend. Bei der Verwendung von Mangold stets Zitronensaft hinzufügen, da es die Bildung von krebserregenden Nitrosaminen verhindert.
Petersilie ist weit mehr als nur ein Gewürzkraut: Sie ist eine der besten Quellen für Kalium, Eisen und Vitamin C der Pflanzenwelt. Außerdem wirkt sie entzündungshemmend und keimtötend.

Algen und Getreidegräser

Algen liefern uns die Kraft des Meeres inklusive einer großen Portion Chlorophyll. Unter Wasser fungieren Algen als Universalreiniger und besitzen dementsprechend auch eine stark entgiftende Wirkung auf unseren Körper. Chlorella, Spirulina, AFA-Algen und Co. bestehen außerdem zu mindestens 60 Prozent aus vollwertigem Protein

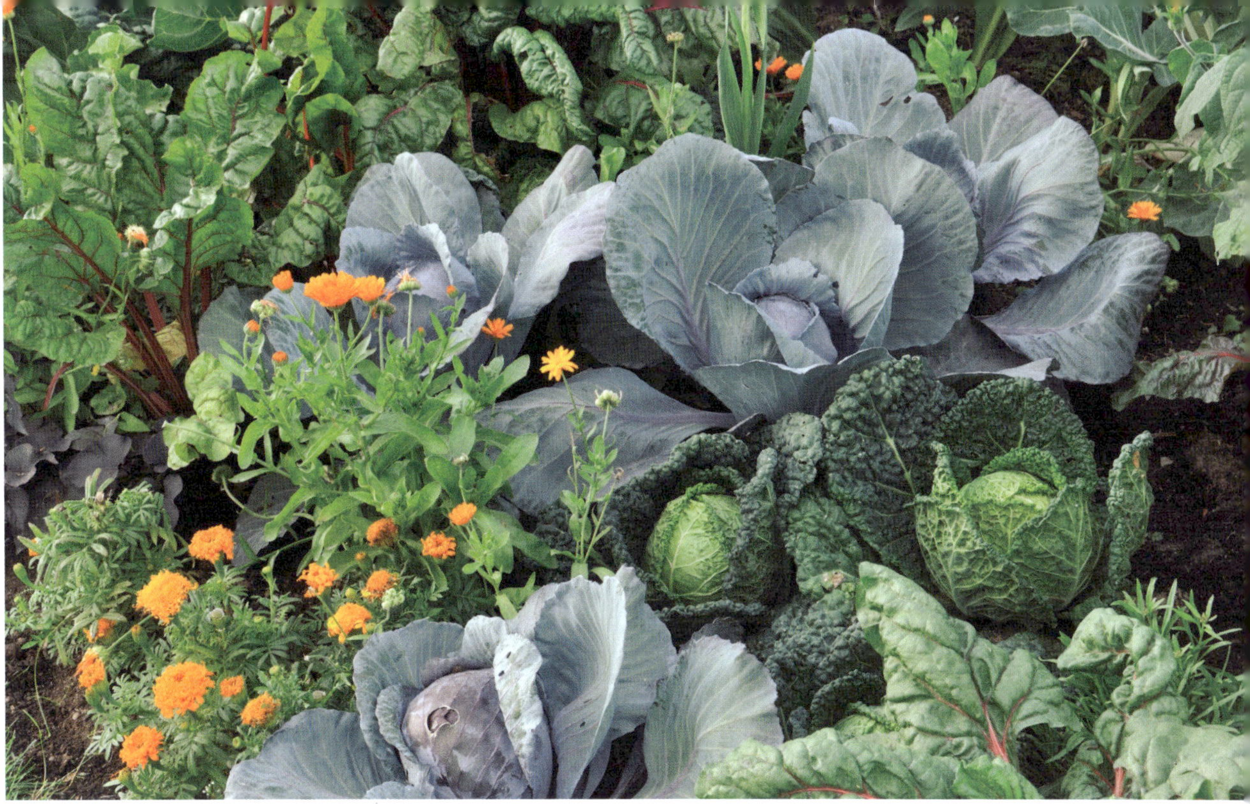

und versorgen uns mit allen essenziellen Aminosäuren.

Algen werden meist in Pulverform angeboten.
Bereits ein Teelöffel täglich trägt zur Regeneration
auf der Zellebene und der Entgiftung von schädlichen Umwelteinflüssen bei. Ich trinke mittlerweile
jeden Tag einen Esslöffel Chlorella in einem
kleinen Glas Wasser. Der Eigengeschmack ist sehr
gewöhnungsbedürftig und kommt in Smoothies oft
zu stark durch.

Getreidegräser sind die Algen des Landes. Sie
befinden sich in einem Zwischenstadium zwischen
Keimling und Ähre, hier erreicht ihr Chlorophyll-
und Enzymanteil sein Maximum. Forscher haben
zudem mehr als 100 Vitamine, Antioxidantien,
Enzyme und sekundäre Pflanzenstoffe im Weizen-
gras identifiziert, die unseren Körper nähren und
zum Strahlen bringen. Und im Gerstengras schützt
der Inhaltsstoff Superoxid-Dismutase (SOD) vor
Zellveränderungen. Weizen- und Gerstengras

werden genau wie Algen oft als Pulver angeboten
und bestehen zu gut 20 Prozent aus vollwertigem
Protein. Da ihr Geschmack viel milder ist, kannst
du einen oder zwei Teelöffel gut zu einem frischen
Smoothie oder Saft hinzufügen.

Wenn du für frischen Weizengrassaft selbst Gras
ernten möchtest, achte darauf, das Gras zu schneiden, bevor es seinen ersten Wachstumsknoten
bildet. Dann verfügt es über die höchste Nährstoffdichte und ist noch nicht zu faserreich. Das geschnittene Gras in einem hohen Gefäß mit dem
Pürierstab zerkleinern (oder in einen Mixer geben)
und mit etwas Wasser mixen. Am Schluss durch ein
feines Sieb abseihen.

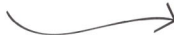

WILDKRÄUTER –
Unkraut essen, statt bekämpfen

Dünger und Pflanzenschutzmittel kennen sie nicht. Um sich an ihrem Standort behaupten zu können, setzen sie sich allein gegen den Rest der Welt durch und stehen dabei mit einer Unmenge an anderen Pflanzen in Konkurrenz – Wildkräuter sind wahre Überlebenskünstler.

All diese Eigenschaften spiegeln sich in ihrem Nährwert wider: So enthalten Brennnesseln zum Beispiel 50-mal so viel Eisen, 30-mal so viel Vitamin C und 20-mal so viel Provitamin A wie Kopfsalat. Und während Spinat mit 120 mg Kalzium das Feld der Kulturpflanzen anführt, weisen sie mit 630 mg mehr als das Fünffache auf. Das erfreut nicht nur unser Immunsystem, sondern

wirkt sich auch auf unser Aussehen aus, wie du auf Seite 53 ausführlicher nachlesen kannst. Obendrein ermöglichen uns Wildkräuter eine regionale und wahrhaft saisonale Ernährung, die nichts kostet. Gemeinsam mit Fallobst stellen sie die wohl ökologischste Möglichkeit dar, im Einklang mit der Natur und unserer direkten Umwelt zu leben und essen.

Vom Unkraut zum Gourmet-Food

Derzeit erleben Wildkräuter eine Renaissance in den Küchen und Restaurants. Kochen mit der wilden Kraft der Natur ist schwer im Trend. Das liegt unter anderem an ihrem supergesunden Bitterstoffgehalt, der ihnen ein unverwechselbares Aroma beschert. Löwenzahn, Bärlauch und Co. sind deshalb auch vermehrt frisch im Bioladen erhältlich. Dort gibt es die Kräuter auch in Pulverform, bestens geeignet, um sie schnell und zu jeder Jahreszeit Smoothies und Fruchtsäften hinzufügen zu können. Noch mehr Spaß macht es jedoch, sie selbst zu pflücken. Der Einstieg ist leichter, als du vielleicht denkst: Giersch aus dem eigenen Garten (oder dem von Nachbarn), Löwenzahn von der Spielplatzwiese. Anstatt sich also über vermeintliches Unkraut zu ärgern, einfach pflücken und sich selbst daraus einen wunderbaren Beauty-Salat zubereiten.

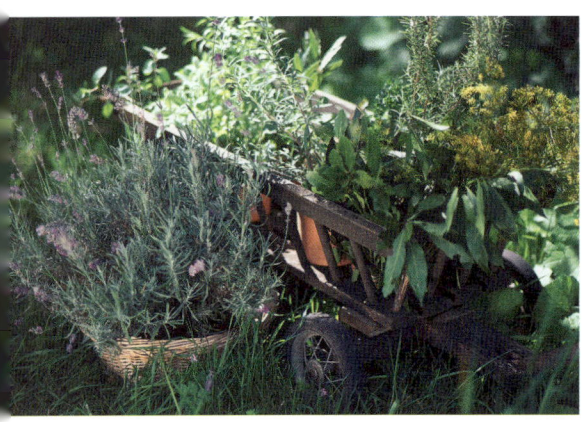

Tipps zum Wildkräutersammeln

1 Die besten Fundstellen befinden sich fernab ausgetretener Pfade. Halte dich auf der Suche nach wilden Lebensmitteln sowohl fern von schadstoffreichen Gegenden wie viel befahrenen Straßen und pestizidreichen Feldern als auch von Gebieten, die bei Hundehaltern beliebt sind. S-Bahn-Dämme, Waldränder, bunte Wiesen und wilde Hecken halten viele kulinarische Schätze verborgen.

2 Pflücke nur Wildkräuter, die du auch wirklich identifizieren kannst. Brennnesseln, Löwenzahn, Brombeerblätter, Gänseblümchen, Spitzwegerich und Klee sind für die meisten Einsteiger eine sichere Sache. Vorsicht ist jedoch bei allem geboten, was du nicht kennst, denn auch giftige Pflanzen wachsen in der freien Natur.

3 Es gibt zahlreiche Bücher, mit denen du allmählich auch neue Wildkräuter entdecken kannst. Noch mehr Freude macht es, an einer Wildkräuterführung teilzunehmen, bei der du gemeinsam mit Gleichgesinnten die Fülle an leckeren Pflanzen in der Natur entdeckst. Die Kräuterweisheiten und -geheimnisse der Experten sind dabei inklusive.

4 Utensilien brauchst du nur wenige: Ein Messer oder eine Schere, Handschuhe zum Schutz bei Brennnesseln, einen Korb oder eine Tasche – und schon kann es losgehen. Lass aber nach Möglichkeit immer etwas von der Mutterpflanze stehen, damit sich die Pflanze regenerieren kann.

5 Wildkräuter halten sich nicht länger als einen oder zwei Tage frisch. Deshalb lieber regelmäßig kleine Mengen sammeln als in einer Pflückmanie die halbe Wiese mitnehmen.

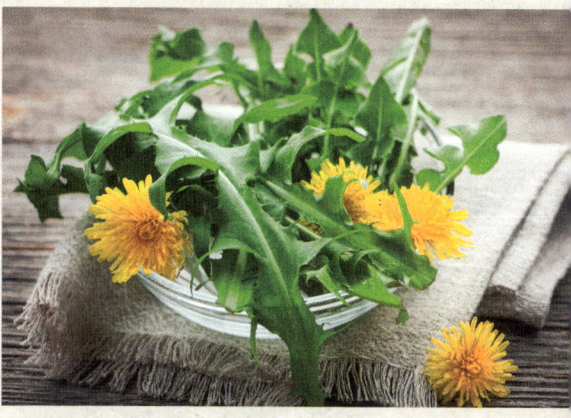

Wilde Kraft zu jeder Jahreszeit

Die hartgesottenen grünen Zeitgenossen trotzen häufig auch dem Frost. Brennnessel, Löwenzahn oder Sauerklee findest du selbst bei Minusgraden unter einer dicken Schneeschicht verborgen. Wer allerdings das Sammeln bei wärmeren Temperaturen bevorzugt, kann Kräuter trocknen und im Winter für Tees oder zum Würzen verwenden. Wenn ich im Frühling und Sommer so richtig in Sammellaune bin, nutze ich außerdem diese zwei Tricks: Für Suppen und zum Dünsten wasche und hacke ich Wildkräuter und friere sie anschließend zur späteren Verwendung ein. Für Smoothies entsafte ich größere Mengen Grünzeug und fülle den Saft in Eiswürfelbehälter. Die grünen Eiswürfel lassen sich leicht in Smoothie-Rezepte integrieren und liefern einen besonderen Vitalstoff-Boost.

Tipp

Je jünger die Blätter sind, desto besser schmecken sie. Ältere Blätter sind genau wie die Stiele bitter und eignen sich deshalb eher für Smoothies und Säfte als für Salate. Ab Juni können auch die weißlich blühenden Dolden geerntet werden. Sie sind ein Blickfang für jedes Rohkost-Gericht.

Alltägliche Wildkräuter im Porträt

Superfoods, die direkt vor deiner Haustür wachsen, sich in deinem Garten tummeln oder dir auf Spaziergängen begegnen. Zu schön um wahr zu sein? Nein, denn genau das sind Wildkräuter, die uns überall umgeben und doch viel zu oft ignoriert oder bekämpft werden. Hier sind die perfekten wilden Begleiter für deine grüne Beauty-Küche:

GIERSCH

Beste Sammelzeit: April – Oktober
Der Albtraum vieler Gärtner ist ein Geschenk für unsere Gesundheit. Im Mittelalter fehlte er als Heil- und Gemüsepflanze deshalb in keinem Klostergarten. Unbändig wuchernd ist das Doldengewächs in ganz Europa überall anzutreffen, in städtischen Vorgärten genauso wie in bergigen Schluchten. Anstatt es zu bekämpfen, sollten wir es also am besten essen. Denn Giersch ist reich an Mineralien wie Kalium, Magnesium und Zink sowie an Vitamin C und Provitamin A. Außerdem wirkt er entzündungshemmend und entsäuernd.

LÖWENZAHN

Beste Sammelzeit: März – September
Auch der Löwenzahn wird von vielen als Unkraut gehasst – und zieht zeitgleich in immer mehr Küchen ein. Mit seinen leuchtend gelben Blüten begleitet er uns auf Spaziergängen bis in den Sommer hinein. Und hinter der fröhlichen Fassade versteckt sich ein Schatz an Nährstoffen: Seine Blätter besitzen mehr Eisen als Spinat, mehr Kalzium als Kuhmilch und mehr Provitamin A als Karotten. Er wirkt entschlackend auf unseren Körper und reinigt Leber und Galle.
Auch seine Gerb- und Bitterstoffe sind eine Bereicherung für unsere Ernährung. Bitterstoffe wirken sich positiv auf die Verdauung aus und regulieren unseren Appetit auf Süßes. Und mit milderen Sorten oder etwas Obst gemischt ergibt Löwenzahn einen wunderbaren Salat.

BRENNNESSELN

Beste Sammelzeit: März – Oktober
Wie die meisten Wildkräuter sind auch Brennnesseln wahre Heilpflanzen. Sie besitzen besonders viel Chlorophyll und Vitalstoffe. So enthalten sie zum Beispiel doppelt so viel Eisen, sechsmal soviel Vitamin C und fünfmal soviel Kalzium wie der bereits nährstoffreiche Spinat. Man kann sie übrigens auch genau wie Spinat verwenden, ein Rezept hierzu findest du auf Seite 177.
Wer Brennnesseln roh genießen möchte, kann diese vorab gründlich mit warmem Wasser waschen. Dabei genau wie beim Pflücken jedoch immer Handschuhe tragen. Schon der bayerische König Ludwig I. pflegte übrigens im Frühjahr täglich ein kleines Glas Brennnesselsaft zu trinken. Die reinigende und belebende Wirkung kommt uns heute genauso zugute – eine Vitalstoffkur für unsere Zellen!

BÄRLAUCH

Beste Sammelzeit: März – Mai
Er duftet intensiv nach Knoblauch und kann ab März geerntet werden. Das Kraut (Achtung: nicht verwechseln mit den giftigen Maiglöckchen!) ist reich an Kalium, Mangan und Eisen, außerdem an Vitamin C, Saponinen, Flavonoiden und Schleimstoffen. Eine zentrale Rolle spielt der im Allicin enthaltene Schwefel, auf dem auch die stark entgiftende Wirkung beruht. Bärlauch wirkt blutreinigend, harntreibend, antibakteriell, antimykotisch und entzündungshemmend.

SCHAFGARBE

Beste Sammelzeit: Februar – September
Sie hilft gegen alle Frauenleiden und bei Blutungen und wirkt unterstützend bei Entschlackungskuren. Bei Fastenkrisen, Migräne, Magenkrämpfen, Hunger oder Darmproblemen wirkt sie roh oder als Tee rasch und nachhaltig. Ein paar frische Blätter oder eine Blüte bei einem Spaziergang gekaut, vertreibt meist schon die Beschwerden. Unter anderem durch die enthaltene Salicylsäure wirkt sie häufig rasch gegen Kopfweh. Bitterstoffe stärken Leber und Nieren. Täglich oder während einer Kur einige Blättchen im Morgensmoothie genossen, fördert die Schafgarbe den Stoffwechsel und wirkt ausgleichend. Schafgarbe enthält außerdem ätherische Öle, Pflanzensäuren, Flavonoide und viele wichtige Mineralstoffe, besonders Kalium. Sie blüht von Juni bis September, ihre Blätter sind jedoch im Frühjahr besonders schmackhaft und zart, sodass sie sich dann gut für Salate eignen. Zum Sammeln aufgrund der harten Stiele am besten eine Schere verwenden.

BIRKE

Beste Sammelzeit: März – Juni
Wildkräutersammeln mal anders: Im Frühjahr, vor dem Blattaustrieb, kann man den süßlichen Saft der Weißbirke abzapfen und für eine Entschlackungskur nutzen. Man bohrt dazu den Stamm in ein bis zwei Metern Höhe in einem 45-Grad-Winkel an und befestigt dort einen Auslauf (z. B. Strohhalm) sowie ein Auffanggefäß für etwa einen Liter. Die Inhaltsstoffe, wie Flavonoide, Salicylsäure, Vitamin C, Kalzium und Eisen sowie Gerb- und Bitterstoffe, Saponine, ätherische Öle und Harz treiben die Wasserausscheidung im Körper an, ohne die Nieren zu reizen. Mit einem halben Liter Birkensaft am Tag bist du optimal mit Antioxidantien versorgt, und dein Körper blüht auf. Birkensaft hält sich jedoch nur ein paar Tage im Kühlschrank und sollte am besten frisch getrunken werden. Sobald die grünen Blättchen am Baum zu sehen sind, wird der Saft brackig. Jetzt kann man die jungen Blätter im Smoothie oder getrocknet als Tee verwenden.

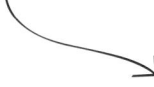

SIMPLY RAW –
Rohkost als purer Genuss

Diese Ernährungsform ist nicht nur die natürlichste, sondern zudem ein natürlicher Schönmacher. Die Ernährung mit rohen Früchten und Pflanzen ist so alt wie die Menschheit selbst. Auch wenn sie heute wie ein junger Trend erscheint, war sie jahrtausendelang die verbreitete Norm. Rohkost spart zudem Verpackungsmüll und senkt den Energieverbrauch, der sonst für das Kochen und Backen eingesetzt werden würde.

Die neue Rohkost: undogmatisch und voller Lebensfreude

Die heutige Rohkost bringt Lebensfreude und Kreativität. Fakt ist: Es ist ein Gewinn, zu unserem Ursprung zurückzukehren und Rohkost einen großen Stellenwert in unserer Ernährung einzuräumen. Schon in der Antike entdeckte der Philosoph und Mathematiker Pythagoras, wie günstig sich Rohkost auf unseren Organismus auswirkt: Um 500 v. Chr. berichtete er von der besonders heilenden Kraft einer Diät aus rohen Früchten, roher Ziegenmilch und Honig und entwickelte daraus eine strikte Ernährungslehre.

So streng muss es jedoch nicht zugehen, egal was Rohkost-Dogmatiker behaupten. Ich plädiere dafür, mindestens die Hälfte der Lebensmittel roh zu genießen. Das ist leicht umsetzbar, auf Dauer machbar und bewahrt die Freude an grüner, schön machender Ernährung. Auf dieser Basis lernen wir auch, die Bedürfnisse unseres Körpers wieder stärker wahrzunehmen, und können Rohkost ganz individuell in unsere Ernährung einbauen. Im Sommer lande ich automatisch eher bei 80 Prozent Rohem und esse viele frische Früchte. Im Winter verwöhne ich mich mit einem Rohkost-Frühstück sowie Rohkost-Snacks und Salaten zu wärmenden Speisen. Undogmatisch, den Jahreszeiten und meinen Bedürfnissen entsprechend – so macht mir Rohkost seit Jahren Freude.

Einfach mehr Rohes

Hauruck-Methoden und Extremdiäten waren gestern. Ersetzen und Ergänzen sind die beste Strategie, um die eigene Ernährung allmählich auf mehr grüne Schönmacher und Gesunderhalter umzustellen.

Beginne am besten beim Frühstück und arbeite dich über mehrere Wochen langsam durch den Tag:

* Ergänze in der ersten Woche dein Frühstück zum Beispiel um einen grünen Smoothie.

* Ersetze in der zweiten Woche zuckrige Snacks durch frisches Obst und ein paar Nüsse.

* Lass dir mittags einen großen Salat schmecken.

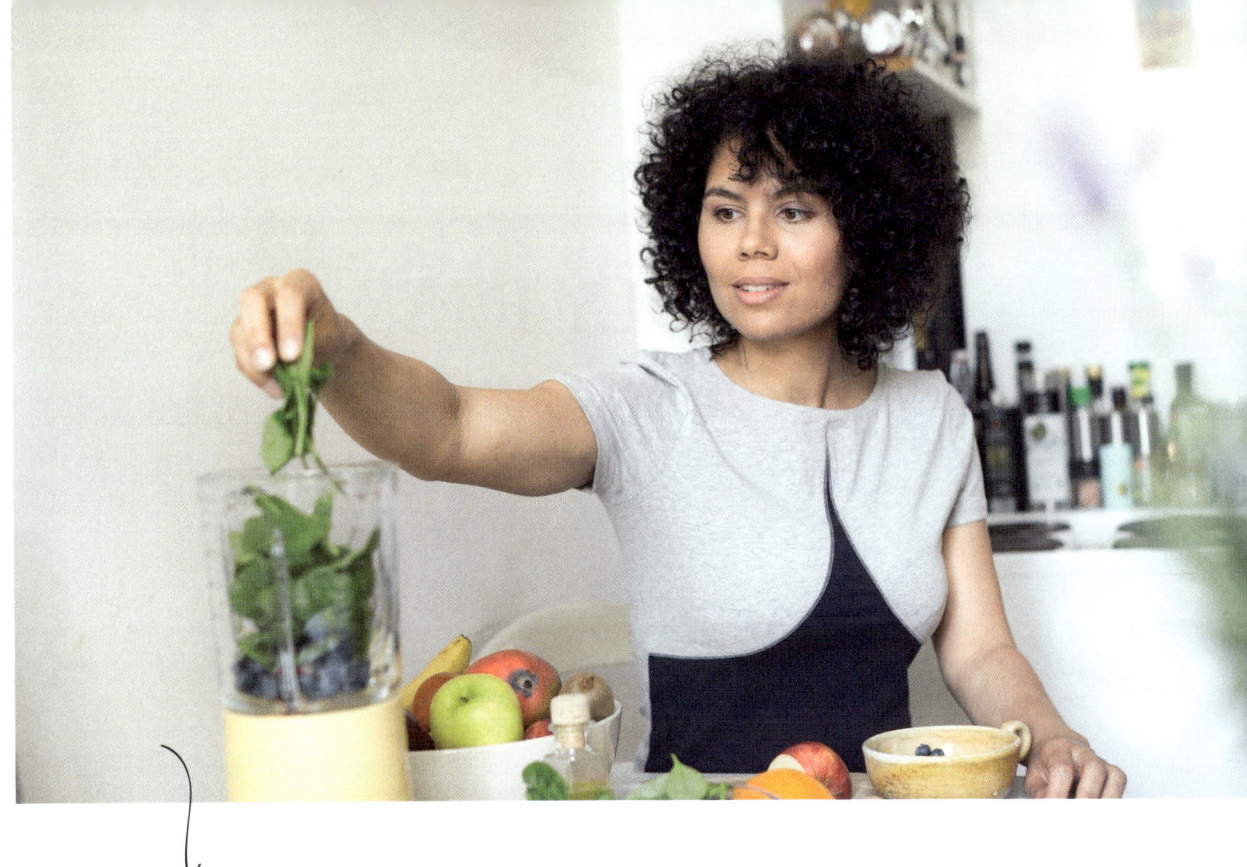

✳ Und vor dem Abendbrot kannst du eine rohe Suppe oder anschließend ein rohköstliches Dessert genießen.

Mehr Inspiration findest du ab Seite 58 sowie in den Literaturhinweisen im Anhang dieses Buchs. Bei dieser allmählichen Transformation deiner Essgewohnheiten kannst du in Ruhe herausfinden, welche Rohköstlichkeiten zu dir und deinem Lifestyle passen. Außerdem entdeckst du auf diese Weise auch ganz nebenbei gesunde und ebenbürtige Alternativen zu ungesunden Lieblingsspeisen. Wichtig hierbei: Rohkost sollte dir stets Freude bringen und für dich mit Spaß in der Küche verbunden sein. Du kannst sie deshalb so einfach oder raffiniert gestalten, wie du möchtest. Ich liebe an Rohkost, dass sie schnell und gesund zugleich ist, und esse deshalb viele Salate, Smoothies, klein geschnittenes Obst und Gemüse. Andere lieben die Dekadenz von roher Schokolade, gedörrtem Leinsamenbrot und leckerem raffiniertem Roh-

kostkuchen. Gestalte den Rohkostanteil also ganz nach deinen eigenen Vorlieben – denn gut ist, was uns guttut.

Tipp

An das neue Sättigungsgefühl musst du dich vielleicht anfangs gewöhnen. Mit Rohkost fällt das Völlegefühl nach dem Essen weg, auch wenn die Portionen oft um einiges größer sind als bei gekochter Nahrung. Falls du so häufiger Hunger bekommst, nimm dir für unterwegs stets etwas Obst und einen Rohkostriegel oder ein paar Nüsse mit. Heißhungerattacken haben auf diese Weise keine Chance.

SMOOTHIES –
Vitalkraft aus dem Glas

D ie gesunden, farbenfrohen Vitaldrinks sind auf dem Vormarsch. Zum Glück, denn mit ihnen zieht Fast Food der besten Art in unser Leben ein: schnell und einfach zubereitet, leicht verdaulich und randvoll mit Nährstoffen, die schöner, gesünder und glücklicher machen. Abhängig von den Zutaten, wirken Smoothies vielfältig auf uns: Sie unterstützen beim Abnehmen, stärken das Immunsystem und liefern schier unbändige Energie. Am besten ist es, die Smoothies selbst zuzubereiten und auf vitalisierende Inhaltsstoffe zu setzen – hochwertige Lebensmittel für ein wertschätzendes Leben.

Eine Bereicherung für unsere Ernährung

* »Fünf am Tag« empfiehlt die Deutsche Gesellschaft für Ernährung (DGE) und meint damit fünf Portionen an Obst und Gemüse. In der Praxis schaffen es nur wenige von uns, diesen Rat umzusetzen. Smoothies eilen uns, hier zur Rettung, denn durch das Pürieren lassen sich mühelos große Mengen an frischen Lebensmitteln konsumieren.
* Der Mixvorgang nimmt unserem Körper viel Arbeit beim Verdauen ab. Hierbei werden die Zellwände von Obst und Gemüse komplett aufgebrochen. Wir nehmen nicht nur mehr Nährstoffe zu uns als bei anderen Gerichten, sondern sie

können auch optimal vom Körper verwertet werden. Das kommt unserem Immunsystem, unserer Haut sowie unserem Energielevel und Wohlbefinden zugute.
* Durch das Mixen bleiben auch die Ballaststoffe von Obst und Gemüse erhalten. Anders als Säfte sättigen Smoothies deshalb auch und eignen sich gut als Frühstück, leichter Lunch oder Snack für zwischendurch.
* Smoothies passen zu jedem Lebensstil. Egal, ob du viel Zeit zu Hause verbringst oder immer auf Achse bist – die Vitaldrinks lassen sich blitzschnell zubereiten und sind leicht zu transportieren oder zu kühlen. Auf Reisen habe ich stets einen kleinen Mixer dabei, den ich auch in Hotels anschließe. Und im Sommer lohnt sich die Anschaffung einer Kühltasche für deine Smoothie-Flasche, so ist auch mitten in der Stadt, umgeben von Imbissbuden und Bäckereien, ein nährender Schluck möglich.

Equipment: Auf Qualität setzen

Der Einstieg in die Smoothie-Welt ist genauso leicht wie ihre Zubereitung: Die meisten haben noch irgendwo einen alten Standmixer herumstehen, und wenn nicht, tut es für die ersten Drinks auch erst mal ein Pürierstab.
Wer sich genauso wie ich nach den ersten Experimenten (zum Beispiel mit den Rezepten auf

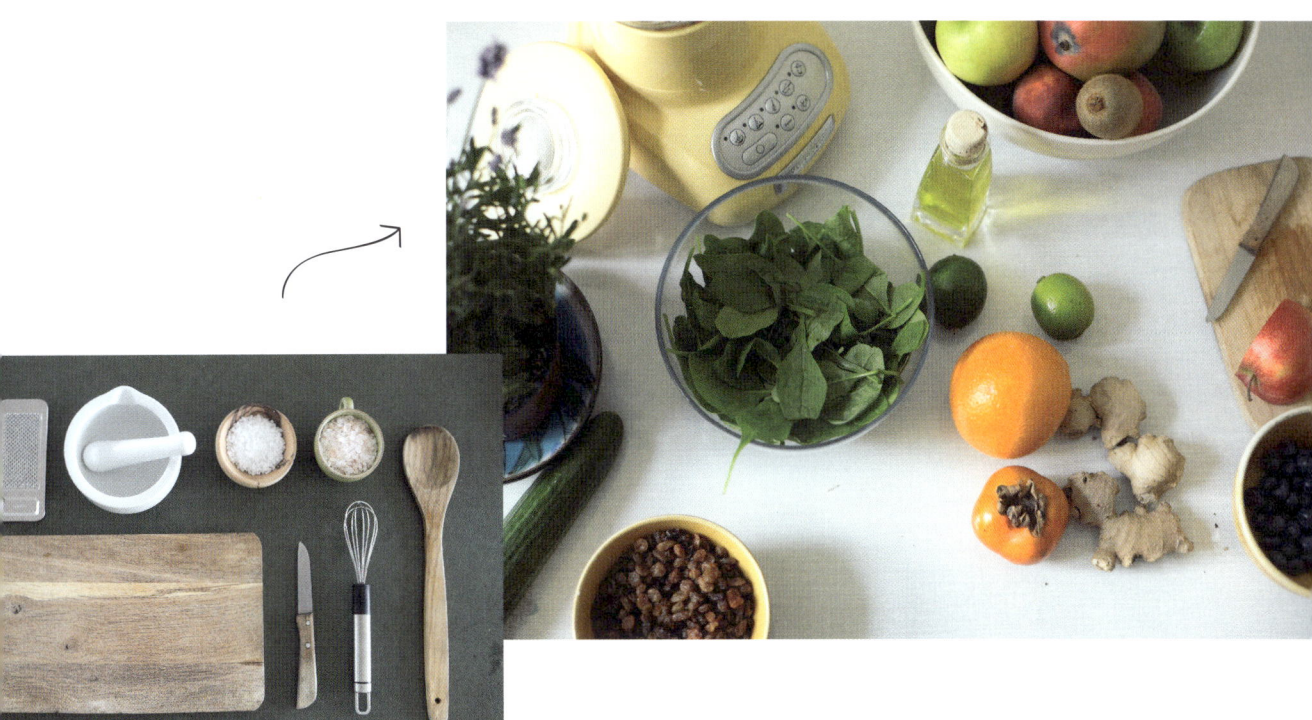

Seite 58) in diese Vitalbomben verliebt, sollte über die Anschaffung eines höherwertigen Mixers nachdenken. Sie sind gut verarbeitet und mit einem Stopfer zum Herunterdrücken der Zutaten beim Mixen sowie einem starken Motor ausgestattet. Etwa 800 Watt an Leistung und 20.000 Umdrehungen pro Minute sollte das Gerät mindestens bieten. Mittlerweile gibt es auch relativ günstige Power-Mixer mit gut 40.000 Umdrehungen. Meinen Standmixer habe ich nun seit fast zehn Jahren, er ist Tausende von Kilometern mit mir gereist und begleitet mich auch heute noch jeden Tag. Eine Investition, die sich wirklich bezahlt macht. Neben dem Mixer benötigst du nur Equipment, das du bestimmt schon besitzt: scharfe Messer sowie ein gutes Schneidebrett, am besten aus Holz oder Bambus. Schneide darauf auch bitte nur Obst und Gemüse, um Bakterienbildung zu vermeiden. Für »Smoothies to go« lohnt sich außerdem die Anschaffung oder Wiederverwertung einer Flasche aus Glas oder BPA-freiem Material.

Tipps zum Mixen

Die Smoothie-Zubereitung hat manchmal etwas von einer Teezeremonie – jeder entwickelt dabei sein ganz eigenes Ritual. Ich gebe am liebsten zuerst weichere Früchte, schön klein geschnitten, in den Mixer, da diese schnell zerkleinert werden und härtere Zutaten im Prozess dann leichter püriert werden. Grünes Blattgemüse schichte ich über alle anderen Zutaten als grüne Krone in den Behälter. Zum Schluss kommt die jeweilige Flüssigkeit, da sie leicht durchsickert und alles miteinander verbindet. Wenn zu deinem Mixer ein Stopfer gehört, benutze ihn ruhig bei der Zubereitung, so geht es einfach schneller.

HÄUFIGE MIXPROBLEME

Zu harte Zutaten: Wenn Möhren oder Rote Bete zu hart für deinen Mixer sind, raspele sie vor der Verwendung klein. Trockenfrüchte am besten eine Stunde vorher einweichen, Nüsse und Samen vorab mahlen, wenn sie sonst nicht richtig verarbeitet werden können.

Es hakt: Meist wurde entweder zu wenig Flüssigkeit verwendet, der Behälter zu sehr befüllt oder aber die Fruchtstücke und Blätter sind zu groß für das Schneidewerk.

Überhitzter Motor: Dies kann bei einfachen, weniger leistungsstarken Mixern vorkommen. Zwischendurch einfach Pausen einlegen und die Zutaten ein paar Mal umrühren, um Luftlöcher zu vermeiden.

(Grüne) Smoothies selbst herstellen – das Basisrezept

Im Beauty-Programm erwarten dich drei ganze Tage voller Smoothies und Säfte (siehe Seite 174), und auf den nächsten Seiten findest du mehrere Smoothie-Rezepte, die dich auf deiner grünen Schönheitsmission unterstützen. Du kannst deiner eigenen Kreativität jedoch ebenso freien Lauf lassen. Die Basis für zwei Portionen Smoothies sind in der Regel:

etwa 250 g Früchte
etwa 150 g oder 2 Handvoll grünes Blattgemüse
etwa 250 ml Flüssigkeit

Auf dieser Grundlage kannst du Dutzende Varianten erfinden und mixen. Etwa Nüsse und Samen hinzufügen, um mehr oder weniger Grün ergänzen, den Smoothie durch die gewählte Menge an Wasser dünn- oder dickflüssiger kreieren. Ich löffele meine Smoothies zum Beispiel am liebsten und verwende meist wenig Wasser.

Meine liebsten Beauty-Smoothies

Eine Freundin fragte mich mal, ob mir das ganze »Gemixe« nicht irgendwann langweilig werden würde. Als Antwort darauf mixe ich ihr seitdem jedes Mal, wenn sie mich besucht, einen anderen Smoothie – und das nun seit bald drei Jahren.

Dass mit Smoothies wahrlich keine Langeweile aufkommt, beweisen dir auch diese Rezepte hier. Sie sind der Grund dafür, dass ich jede Woche ganz ungeplant und ungezwungen Smoothie-Tage einlege, bei denen der Mixer morgens, mittags und abends arbeitet. Gerade in hektischen Zeiten gibt es einfach nichts, das genauso schnell zubereitet ist, und mich mit einer Fülle an Schönmachern versorgt.

Info

Die Rezepte ergeben zwei große Gläser Smoothie.

BLUE POWER

Dieser Smoothie ist ein pflanzliches Kraftpaket und ein ganz natürlicher Eiweißdrink (mehr zu Hanf und Chia findest du auf Seite 64). Gerade in intensiven Zeiten liebe ich ihn, etwa wenn ich viel Sport treibe (oder während der Stillzeit). Die Heidelbeeren liefern außerdem viele Antioxidantien, der Löwenzahn versorgt den Körper mit Bitterstoffen und Mineralien (siehe auch Seite 52).

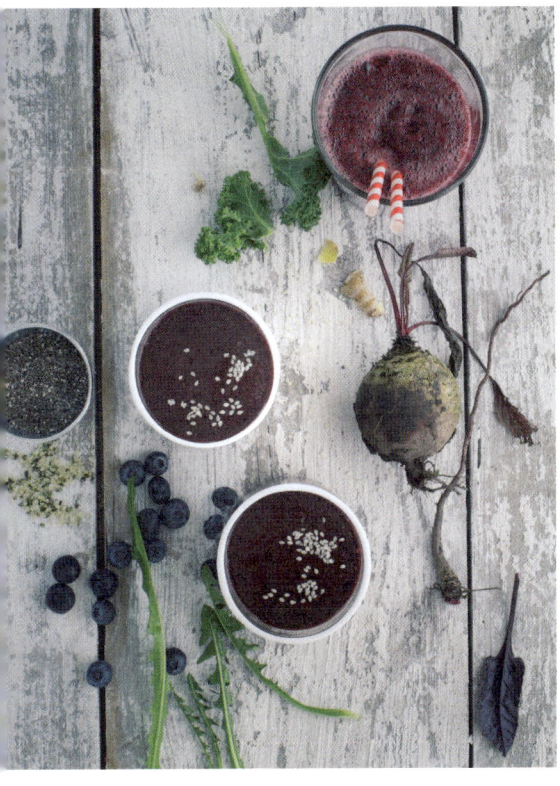

IMMUNBOOSTER

Eines meiner liebsten Rezepte im Herbst. Dank Ingwer, Orange und Roter Bete schützt es vor Erkältungen und stärkt unser Immunsystem.

2 Birnen
1 Orange
1 kleines Stück Ingwer (ca. 1 cm)
2 Handvoll Grünkohl
½ Rote Bete (ca. 100 g)
200 ml Wasser

Zubereitungszeit: etwa 10 Minuten

1. Birnen waschen und vierteln. Orange schälen und ebenfalls vierteln. Ingwer waschen oder schälen und halbieren. Grünkohlblätter waschen und klein schneiden. Rote Bete waschen und klein schneiden.
2. Alle Zutaten im Mixer schichten und pürieren.

APRIKOSENTRAUM

250 g Aprikosen
1 Birne
2 Handvoll Feldsalat
250 ml Wasser

Zubereitungszeit: etwa 10 Minuten

1. Aprikosen waschen und entsteinen. Birne waschen und klein schneiden. Feldsalat ebenfalls waschen.
2. Alle Zutaten in den Mixer geben und pürieren.

200 g Heidelbeeren (frisch oder TK)
1 Banane
1 Handvoll Löwenzahn
2 EL Chiasamen
1 EL Hanfmehl oder geschälte Hanfsamen
1 EL Sesam
200 ml Wasser

Zubereitungszeit: etwa 5 Minuten

1. Frische Blaubeeren waschen (TK vorher auftauen). Banane schälen und vierteln. Löwenzahn waschen und klein schneiden.
2. Alle Zutaten im Mixer schichten und pürieren.

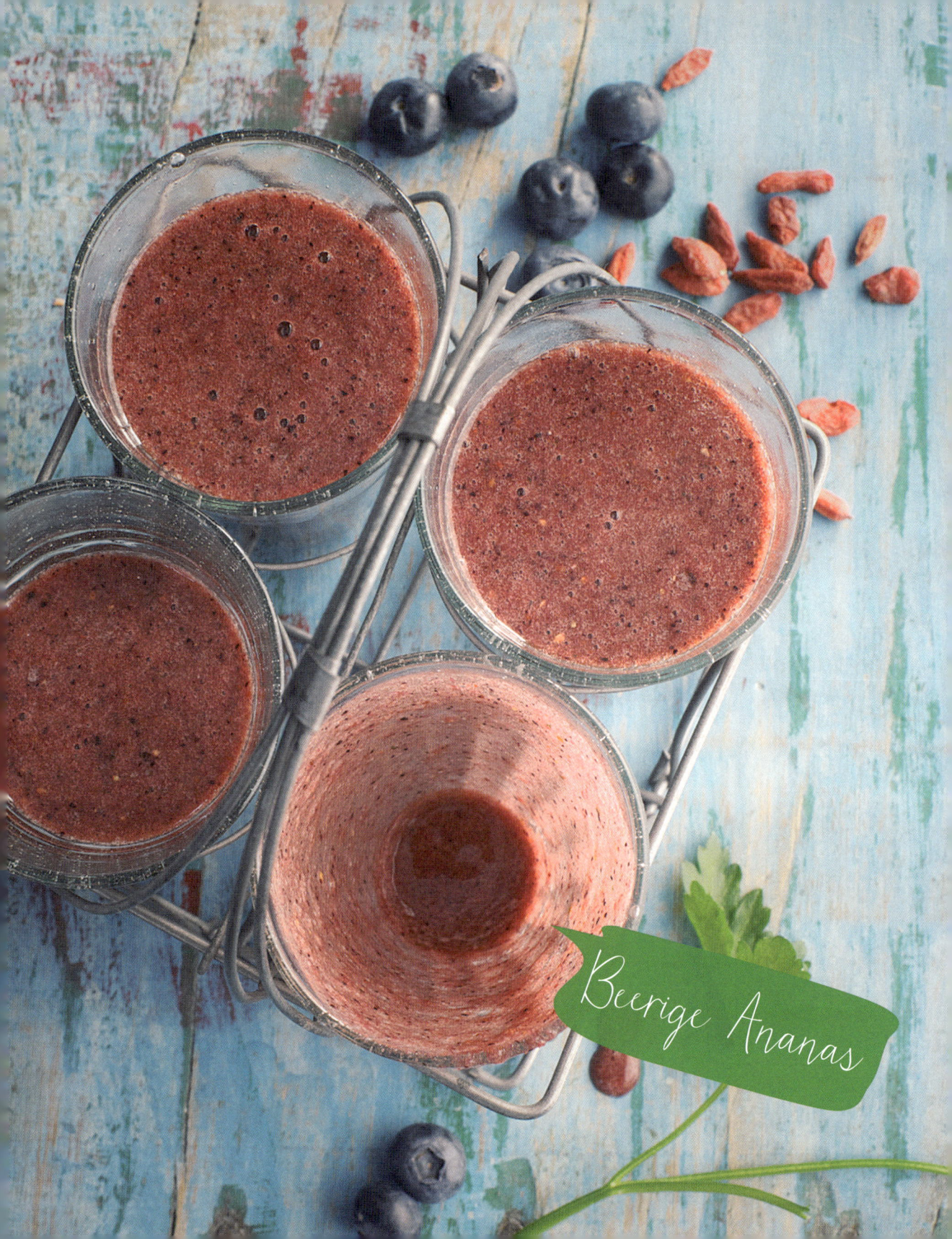

Beerige Ananas

HEISSER APFEL

2 Äpfel
1 kleines Stück Ingwer (etwa 1 cm lang)
2 Handvoll Spinat
1 TL Weizengraspulver (optional)
250 ml Wasser

Zubereitungszeit: etwa 5 Minuten

1. Äpfel waschen und entkernen. Ingwer sowie Spinat waschen und klein schneiden.
2. Alle Zutaten im Mixer schichten und pürieren.

BEERIGE ANANAS

Wenige Lebensmittel übertreffen Beeren, was ihren Antioxidantienanteil betrifft. Durch ihr Kalium und Mangan entwässern sie außerdem ganz nebenher. Und im Sommer sind sie auch saisonal gut erhältlich.
Ananas am besten mitsamt Strunk in den Mixer. Hier befindet sich nämlich das Enzym Bromelain, das den Körper in der Verarbeitung von Eiweiß unterstützt und ihm damit unnötigen Verdauungsstress abnimmt – der sich auch in Form von frühzeitigen Falten bemerkbar macht.

100 g Blaubeeren (TK oder frisch)
100 g Erdbeeren (TK oder frisch), falls bio,
mit Grün verwenden
⅓ Ananas (ca. 200 g Fruchtfleisch)
2 Stängel Petersilie
3 EL Goji-Beeren
1 EL Weizengraspulver (optional)
200 ml Wasser

Zubereitungszeit: etwa 10 Minuten

1. Frische Beeren waschen. Ananas schälen und klein schneiden. Petersilie waschen und grob zerhacken.
2. Im Mixer alle Zutaten pürieren.

GREEN GRAPES

200 g helle Weintrauben
½ Apfel
2 Stangen Sellerie
1 Handvoll Giersch
250 ml Wasser

Zubereitungszeit: etwa 10 Minuten

1. Weintrauben von der Rebe lösen und waschen. Apfelhälfte waschen, entkernen und klein schneiden. Sellerie sowie Giersch ebenfalls waschen und klein schneiden.
2. Alle Zutaten in den Mixer geben und pürieren.

ZITRUSKUSS

2 Orangen
1 Limette
1 Banane
3 Stängel Minze
1 Handvoll Blattsalat
150 ml Wasser

Zubereitungszeit: etwa 10 Minuten

1. Orangen schälen und zerteilen. Limette schälen und halbieren. Banane ebenfalls schälen und klein schneiden. Minze sowie Blattsalat waschen und klein schneiden.
2. Alle Zutaten im Mixer pürieren.

GODDESS-SMOOTHIE

Dieser Beauty-Drink besitzt nur vier Zutaten, aber Unmengen an Antioxidantien und Geschmack.

2 Granatäpfel
1 Banane
2 TL Sesam
200 ml Wasser

Zubereitungszeit: etwa 10 Minuten

1. Granatäpfel vierteln und die Kerne herauslösen. Am besten gelingt dies in einer Schüssel mit Wasser, da das weiße Fruchtfleisch nach oben steigt und die Kerne sinken. Banane schälen und klein schneiden.
2. Alle Zutaten in den Mixer geben und pürieren.

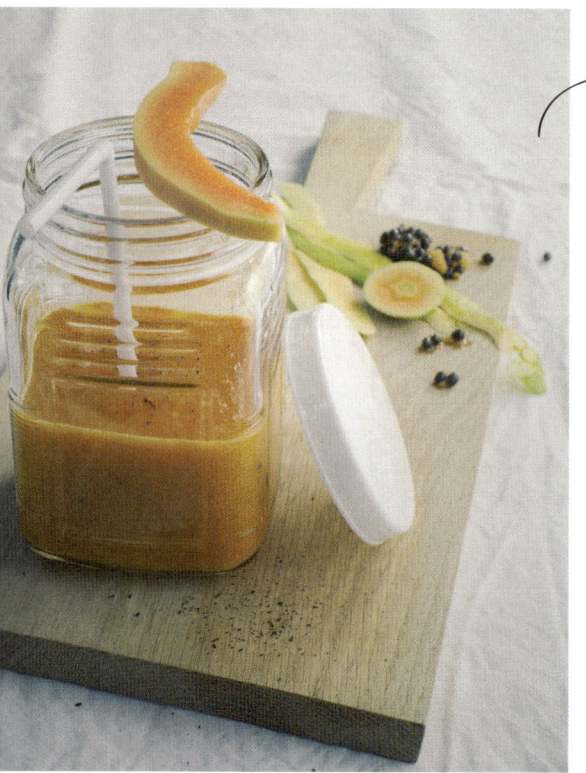

ORANGE BEAUTY

Enzymreich und voller Magnesium und Vitamin A, ist die Papaya eine großartige Beauty-Frucht.

250 g Papaya
1 mittelgroße Karotte
1 Vanilleschote
3 entsteinte Datteln
1 TL Kokosöl
200 ml Wasser

Zubereitungszeit: etwa 10 Minuten

1. Papaya entkernen und schälen. Karotte waschen und klein schneiden. Vanilleschote zerbrechen.
2. Alle Zutaten in den Mixer geben und pürieren.

✳ Wissen ✳

Papaya besitzt eine außergewöhnliche Enzymkraft, die wir uns für Gesundheit und Schönheit zu eigen machen können. So liefert sie uns die Enzyme Papain, Chymopain, Lysozym und Lipase. Als Fett- und Eiweißspalter sorgen diese dafür, dass der Körper Makronährstoffe optimal verwertet. Dadurch wird unser System nicht unnötig belastet, die Verdauung wird verbessert. Das setzt auf lange Sicht neue Energien frei, macht leichter und schöner.

GUTE FETTE
gehören auf den Teller

Wer denkt bei Schönheit schon an fettiges Essen? Ich habe leider auch viel zu lang an die Low-Fat-Botschaften unserer Zeit geglaubt. Fett macht nicht automatisch fett, doch diesen Ernährungsmythos musste ich erst einmal wieder verlernen.

Unser Körper benötigt Fette für den Stoffwechsel, für die Bildung von Hormonen und den Transport fettlöslicher Vitamine wie A und E. Einige Fettsäuren wie Omega-3- und Omega-6-Fettsäuren sind sogar essenziell, sprich lebensnotwendig, und können nur über die Nahrung aufgenommen werden.

Vermeidenswerte Fette

Fett ist nicht gleich Fett. Gesättigte Fettsäuren, wie sie vor allem in tierischen Produkten und industriell hergestellten Lebensmitteln zu finden sind, werden schnell vom Körper auf den Hüften deponiert und erhöhen auch den LDL-Cholesterinspiegel, also das »böse« Cholesterin im Blut. Einzige Ausnahme: Kokosöl, das mit mittelkettigen Fettsäuren glänzt, den Cholesterinspiegel senkt und innerlich wie äußerlich wahre Wunder wirkt. Vermeiden sollten wir auf jeden Fall Transfette. Sie befinden sich in vielen Fertigprodukten, da sie bei der industriellen Verarbeitung von Pflanzenölen entstehen. Aber auch beim Braten und Frittieren können sich Transfette bilden. Der Körper kann

mit ihnen nur schlecht umgehen und parkt sie deshalb automatisch als Fettdepots.

Schönmacher-Fette

Komplett anders verhält es sich mit ungesättigten Fettsäuren. Sie senken den LDL-Cholesterinspiegel, versorgen Nervenzellen und Gehirn mit reichlich Energie. Fehlt es uns an ihnen, kann es zu Hautproblemen, Haarausfall, Konzentrationsschwäche und Depressionen kommen, denn nur mit ihnen ist unser körperliches System im Gleichgewicht. Und: Fisch wird als gute Omega-3-Quelle geschätzt, diese wichtigen Fettsäuren kommen jedoch auch in pflanzlichen Lebensmitteln wie Hanf-, Lein- und Chiasamen vor.

FETTE STARS

1. **Kokosöl:** Ein wahres Schönheitsfett, denn es besitzt einen hohen thermogenetischen Effekt und beschleunigt somit den Stoffwechsel und damit letztendlich auch die Fettverbrennung. Außerdem verringert es den Appetit und Heißhunger auf Süßes nach den Mahlzeiten. Auch ein positiver Effekt auf die Schilddrüsenfunktion wurde bereits festgestellt. Und ihre mittelkettigen Fettsäuren stehen dem Körper direkt als Energie zur Verfügung, anstatt als Energiespeicher auf den Hüften zu landen. Dieser

Prozess verbraucht so viel Energie, dass Kokosöl wissenschaftlich nachgewiesen wohl das einzige Fett ist, das zu Gewichtsabnahme führt und dabei noch bevorzugt das gefährliche Bauchfett dezimiert. Dafür steigert es das »gute« HDL-Cholesterin, nicht aber das »schlechte« LDL. Bei Kokosprodukten unbedingt auf Bioqualität achten und auf fairen Handel, damit nicht noch mehr Regenwälder abgeholzt werden.

2. **Hanf:** Die älteste Kulturpflanze der Welt ist ein echtes Powerpaket. Hanfsamen bestehen zu 20-30 Prozent aus Protein und beinhalten alle acht essenziellen Aminosäuren, die wir mit der Nahrung aufnehmen müssen. Außerdem besitzt Hanf ein perfektes Verhältnis von Omega-3- zu Omega-6-Fettsäuren, sodass der Körper es ideal verwerten kann.

3. **Chia:** Diese kleinen schwarzen Samen aus Südamerika sind ebenso wie Hanf ein großartiger pflanzlicher Lieferant von essenziellen ungesättigten Fettsäuren. Außerdem besitzen sie die fünffache Menge an Kalzium im Vergleich zu Kuhmilch. Mit ihnen lassen sich leicht leckere Beauty-Puddings herstellen, denn sie binden das Zehnfache ihres eigenen Volumens an Flüssigkeit.

GRÜNER POWER-SMOOTHIE

2 Birnen
1 kleines Stück Ingwer (ca. 1 cm lang)
2 Handvoll Blattspinat
2 EL Hanfmehl oder geschälte Hanfsamen
200 ml Mandelmilch

Zubereitungszeit: etwa 5 Minuten

1. Birnen waschen und klein schneiden. Ingwer waschen, schälen und halbieren. Spinat waschen und ebenfalls klein schneiden.

2. Alle Zutaten in den Mixer geben und pürieren.

KAKI-CHIA-SMOOTHIE

2 Kakis
1 Banane
1 Vanilleschote
2 EL Chiasamen
1 TL Weizengraspulver (optional)
250 ml Wasser

Zubereitungszeit: etwa 5 Minuten

Kakis waschen und vierteln. Kerne, falls vorhanden, entfernen. Banane schälen und klein schneiden. Vanilleschote brechen. Alle Zutaten in den Mixer geben und pürieren.

CHIA-»SCHOKOPUDDING«

½ Avocado
1 Banane
1 EL Carobpulver
3 entsteinte Datteln
3 EL Chiasamen
1 Prise Zimt
250 ml Wasser

Zubereitungszeit: etwa 5 Minuten
Ruhezeit: etwa 30 Minuten

1. Avocadokern entfernen und Fruchtfleisch aus der Schale löffeln. Banane schälen und klein schneiden.

2. Alle Zutaten in den Mixer geben und pürieren.

3. In eine Schüssel umfüllen und etwa eine halbe Stunde stehen lassen, damit sich der Pudding festigt.

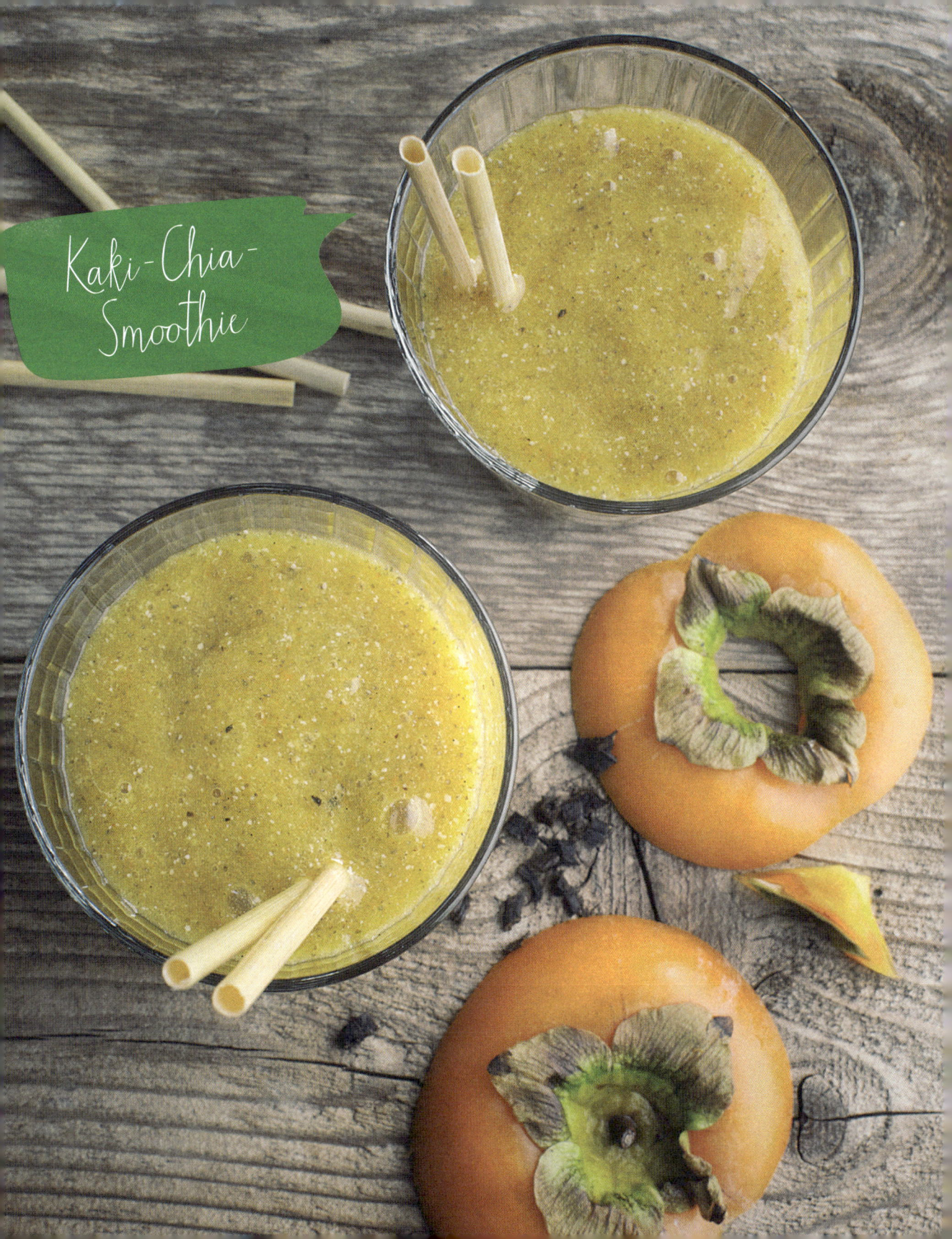

Kaki-Chia-
Smoothie

ÜBER WASSER UND ZUCKER –
Lebenselixir statt Schönheitskiller

Wenn wir über grüne Schönheit sprechen, reicht es nicht, nur auf den Teller zu schauen – auch ein Blick in unser Glas ist notwendig. Denn Lebenselixier und Lebensgrundlage zugleich ist: das Wasser. Neugeborene bestehen zu 80 Prozent daraus. Der Gehalt nimmt im Laufe der Zeit zwar ab, Wasser bleibt aber unser Leben lang einer der wichtigsten Grundbausteine unseres Körpers.

Für trockene Zeiten können wir leider keinen Wasservorrat anlegen, so wie vom Körper etwa überschüssige Energiezufuhr in Form von Fettreserven (auch liebevoll Hüftröllchen genannt) gespeichert wird. Zugleich spielt es in vielen körperlichen Prozessen eine wichtige Rolle. Mithilfe von Wasser werden Schadstoffe ausgeschwemmt und ein reibungsloser Stoffwechsel sowie die adäquate Versorgung der Zellen mit Nährstoffen sichergestellt. Im Namen von Schönheit und Gesundheit gilt also die Devise: Hoch das Glas!

Schluck um Schluck mehr Wasser

Den besten Durstlöscher liefert die Natur – pures Wasser. Zum Glück ist das Leitungswasser hierzulande von hoher Qualität. Dennoch möchte ich meinen Wasserfilter mit Aktivkohle nicht mehr missen, denn er befreit das Wasser auch von den letzten Verunreinigungen. So kann ich auf Mineralwasser aus der Flasche verzichten, was die Umwelt erfreut und mir das Schleppen schwerer Kisten erspart.

Beauty-Drinks selbst gemacht

(Gefiltertes) Wasser ist auch die Grundlage für eine Reihe weiterer Schönheitselixiere:
Zitronenwasser: Morgens den Saft einer Zitrone in einen halben Liter Wasser pressen und möglichst direkt auf nüchternen Magen trinken. Das bringt den Stoffwechsel in Schwung, regt die Verdauung an und lässt dich gut hydriert in den Tag starten. Für wen? Für alle, die im Alltag entgiften möchten.

Tipp

Oft missdeuten wir Durst als Hunger. Wenn du das nächste Mal nach einem Snack greifen willst, trinke doch erst mal ein Glas Wasser und spüre in dir nach, wie dein Körper reagiert. Mindestens zwei Liter sollten es übrigens über den Tag verteilt sein, je nach Wetter, Gewicht und Aktivitätslevel ruhig auch mehr.

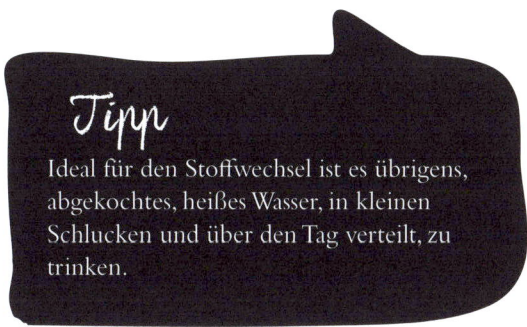

Fruchtiges Wasser: Glas um Glas Wasser zu trinken kann auf die Dauer auch langweilen. Manchmal brauchen wir etwas Abwechslung, damit wir die Freude am grünen Lebensstil nicht verlieren. Schneide doch einfach mal ein paar

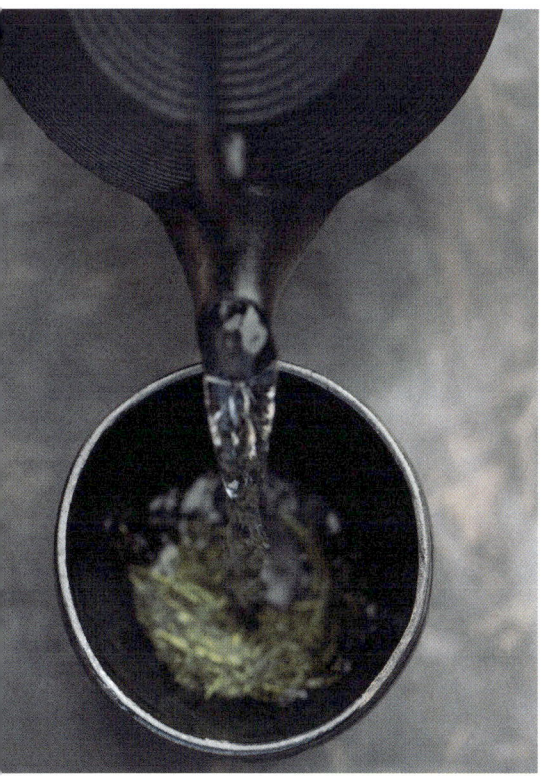

Früchte und Kräuter klein und lasse diese für zwei bis acht Stunden in Wasser ziehen. So erhältst du ganz einfach gesundes Wasser mit Geschmack.

✱ Zerdrücke 100 g Erdbeeren und schneide ¼ Gurke in schmale Scheiben. Füge beides zu einem Liter Wasser hinzu. Mindestens zwei Stunden im Kühlschrank ziehen lassen.

✱ Lasse im Kühlschrank eine Handvoll gehackte Minze und 200 g klein geschnittene Honigmelone über Nacht in einem Liter Wasser ziehen.

Für wen? Für alle, die von Limos, süßem Nektar und Fertigsäften wegwollen.

Grüner Tee: Der Schönheitsdrink schlechthin. Reich an Antioxidantien ist er auch mit Fett verbrennenden Eigenschaften gesegnet und regt den Stoffwechsel an. Als Matcha-Pulver lässt er sich auch gut für Smoothies verwenden.

Für wen? Für alle, die ihren Kaffeekonsum reduzieren möchten.

Schönheitskiller Zucker

Es ist mittlerweile durch zahlreiche Studien bewiesen, dass zu viel Zucker (nicht das Fett!) nicht nur schlechte Zähne verursacht und dick, sondern auch krank macht. Außerdem beschleunigt ständiger Zuckerkonsum Alterungsprozesse, und Zuckeresser sehen einfach nicht gut aus. Erhöhte Zuckerkonzentrationen im Blut führen zur Verklebung der kollagenen Fasern im Bindegewebe. So verliert die Haut an Elastizität, und es entstehen Falten und feine Risse. Außerdem werden Entzündungsprozesse im Körper in Gang gesetzt.

Natürlich lautet die Empfehlung: Zucker so weit wie möglich weglassen, doch das ist nicht immer so einfach, weil sich Zucker mitunter gut versteckt. Und zwar nicht nur in Süßigkeiten, Marmelade, süßen Getränken (auch Fruchtsäften) und Obst. In vielen hochverarbeiteten Fertiglebensmitteln stecken geradezu absurde Mengen an Zucker. Er dient wie größere Mengen von Salz meist dazu, faden oder geschmacksfreien Grundlagen überhaupt irgendeinen Geschmack zu verleihen. Übrigens: Auch Fruchtzucker ist in hohen Mengen ungesund und kann den Stoffwechsel aus dem Ruder laufen lassen. Beim Obst deshalb bevorzugt zu weniger süßen und sogenannten alten Sorten greifen, bei denen jeder Apfel anders aussehen darf. Fertiglebensmittel möglichst meiden und selbst aus frischen unbelasteten Zutaten kochen lernen. Dazu gibt es tolle Kochbücher.

Tipp

Xylit: Birkenzucker gibt es im Internet zu bestellen, hat nur 50 Prozent des Energiewerts von Haushaltszucker und schützt so gleichzeitig die Zähne vor Karies.
Stevia: Süßkraut hat null Kalorien, schützt den Stoffwechsel, weil es keine Insulinkaskaden wie normaler Zucker auslöst und lässt sich gut in kalten und warmen Speisen verarbeiten.

MOUSSE AU CHOCOLAT

Mmmmh, genieße dieses feine Stevia-Rezept für zwei Personen

1 Avocado
1 Banane
200 g Magerquark
2 EL ungesüßtes Kakaopulver
15 Tropfen Stevia
Mandelsplitter zum Garnieren

1. Die Avocado halbieren, den Stein herauslösen und das Fruchtfleisch aus der Schale löffeln. Die Banane schälen.
2. Alle Zutaten in ein hohes Gefäß geben und mit dem Pürierstab cremig pürieren. In Dessertschalen geben und mit Mandelsplittern garniert servieren.

CHIA-PFANNKUCHEN MIT MANGOMUS

Ein Lieblingsessen in zuckerfreier Variante

2 Eier
1 Banane
3 TL Chiasamen
2 EL Mangomus (alternativ auch Apfelmus)
15 Tropfen Stevia
je 1 Prise Zimt- und Backpulver
1 EL Kokosöl
Beeren (je nach Jahreszeit frisch oder TK)
Backpulver

Zubereitungszeit: etwa 10 Minuten

1. 1 Ei trennen und das Eiweiß in einer Schüssel mit dem Handrührgerät steif schlagen.
2. Das Eigelb, 1 Ei, Banane, Chia-Samen, Mangomus, Stevia, Backpulver und Zimt in ein hohes Gefäß geben und mit dem Stabmixer glatt pürieren. Das Eiweiß unterheben.
3. Das Kokosöl in einer Pfanne erhitzen. Hitze drosseln und den Teig dünn ausfließend verstreichen. Den Pfannkuchen von beiden Seiten goldbraun backen. Mit den Beeren garnieren und servieren.

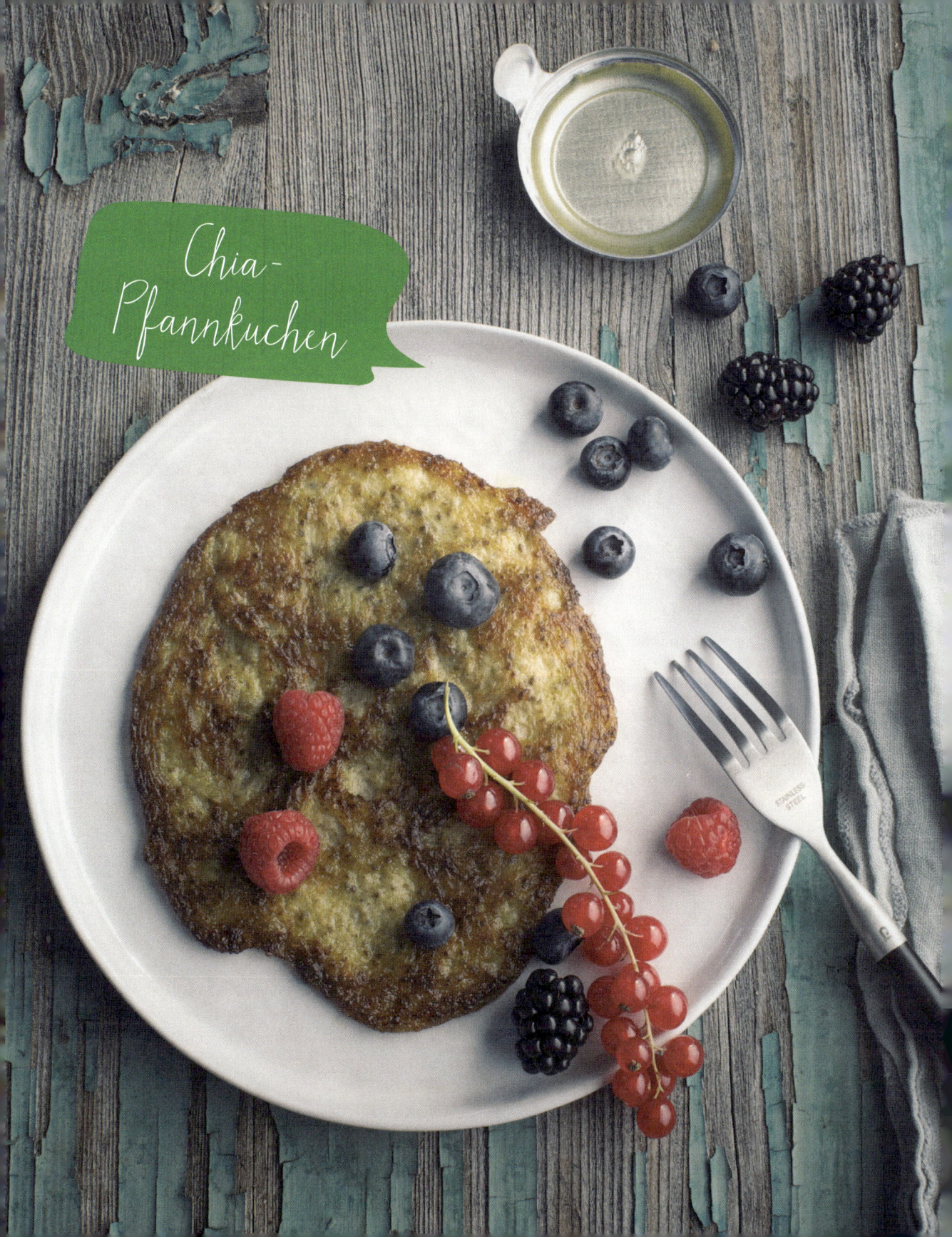

Chia-Pfannkuchen

NATÜRLICHES ANTI-AGING –
Die Leber stärken

In der Alternativmedizin gilt: Die Leber macht's! Je besser die Entgiftungszentrale deines Körpers arbeiten kann, desto fitter fühlst du dich und desto besser sehen wir aus. Das liegt daran, dass die Leber an allen hormonellen Kreisläufen im Körper beteiligt ist. Sie bestimmt mit, ob du Power hast, um den Tagesanforderungen standhalten zu können, oder dich müde und abgespannt fühlst, wie geregelt die Ausschüttung von Hormonen im Tagesrhythmus erfolgt und ob das sensible Verhältnis dieser unsichtbaren Regisseure des Stoffwechsels ausbalanciert ist.

Müdigkeit, Rückenschmerzen, hoher Cholesterinspiegel, Völlegefühl, erhöhte Infektanfälligkeit, Schlafprobleme und manchmal auch eine unreine Haut sind die Folgen einer gestressten Leber. Beuge besser vor und mache eine ganzheitliche Leberreinigung! Das geht ganz einfach.

Bitterstoffe aktivieren

Lebensmittel, die bitter schmecken, wirken anregend auf die Leberfunktionen. Versuche deshalb regelmäßig bittere Nahrungsmittel in deine Mahlzeiten einzubauen. Dazu gehören zahlreiche Gemüse, Salate und Kräuter oder auch Pflanzenöle wie Lein- oder Walnussöl, die ganz nebenbei auch noch reich an sehr gesunden Fettsäuren sind.

> ✳ **Bitterstoffe sind toll, ...** ✳
>
> weil sie beim Entsäuern helfen
> weil sie die körpereigene Abwehr stärken
> weil sie die Verdauung anregen
> weil sie Heißhunger auf Süßes vertreiben
> weil sie satt machen
> weil sie jung erhalten
> weil sie die Leber fit halten

Leider wurden in jüngerer Zeit aus zahlreichen Gemüsen und Salaten die meisten Bitterstoffe herausgezüchtet, weil sich ein süßer oder neutraler Geschmack einfach besser verkaufen lässt. So fehlen uns diese wertvollen Nahrungsbestandteile häufig, was der Gesundheit nicht unbedingt förderlich ist. Dabei haben Bitterstoffe richtig dosiert durchaus ihren geschmacklichen Reiz. Integriere deiner Leber zuliebe deshalb immer wieder bitter schmeckende Nahrungsmittel in deine Mahlzeiten. Auch ein kleiner Magenbitter, wie ihn deine Uroma schon nach dem Essen bestellte, ist erlaubt und fördert die Fettverdauung.

Gesunde Bitterstoffe finden sich in:
* Apfelschalen
* Artischocken
* Avocado

* Brokkoli
* Endiviensalat
* Enzian
* Grapefruit
* Grüne Bohnen
* Grüner Tee (!)
* Grünes Blattgemüse (Löwenzahn, Gartenmelde, Chicorée, Blattsalate)
* Gurken
* Kaffee
* Kohl
* Knoblauch (!)
* Kräutertees
* Kurkuma
* Limetten
* Mariendistel
* Möhrensaft
* Oliven
* Orangen
* Paprikaschoten
* Pfefferminze
* Radicchio
* Rettich-, Radieschen- und Brokkolisprossen
* Rosenkohl
* Rucola
* Salbei
* Spinat
* Walnuss
* Wermut
* Zitronen
* Zucchini

Kleine Kur für die Leber

* Reinige deinen Darm über einen Zeitraum von mindestens vier Wochen mit Hilfe von Flohsamenschalenpulver, Buttermilch (Probiotika) oder Sauerkrautsaft.
* Nimm im Anschluss an die Darmreinigung ein hochwertiges Mariendistel-Präparat über mindestens zwei Monate ein (Apotheke).
* Nimm parallel dazu Löwenzahnwurzelextrakt und Artischocken-Frischpflanzen-Presssaft (Reformhaus).
* Ernähre dich basenüberschüssig mit reichlich Gemüse, Kräutern und Blattsalaten sowie säuerlichem Obst.

Die Säure-Basen-Balance

Bei einem leicht basischen pH-Wert des Bluts von 7,4 funktionieren alle körperlichen Prozesse reibungslos. Er unterliegt zwar im Laufe des Tages leichten Schwankungen, doch durch eine stark säurebildende Ernährung, mit viel Zucker, Fleisch, Fertiggerichten, Koffein und/oder Alkohol sowie andere Faktoren wie etwa Stress kommt es zu einer langfristigen Übersäuerung. Damit gehen Infektanfälligkeit, Müdigkeit und Stimmungsschwankungen einher. Frisches Obst und Gemüse sowie vor allem viel grünes Blattgemüse wirken stark basisch, sodass wir mit Vitalkost wieder zu unserem eigenen Gleichgewicht finden.

* Probiere zwei- bis dreimal die Woche Radieschen-, Rettich- und Brokkolisprossen.
* Iss zwei bis drei Avocados pro Woche.
* Würze mit Knoblauch.
* Esse regelmäßig Walnüsse.
* Trinke jeden Tag einen grünen Smoothie und nach Belieben zwei bis drei Tassen grünen Tee.

DIE BESTEN
grünen Beauty-Foods

Die besten Zutaten, die deine Küche noch geschmackvoller machen und ganz nebenbei auch noch in eine Beauty-Werkstatt verwandeln.

Getreide: Kaum eine Nahrungsmittelgruppe ist vielseitiger und sorgt für eine Extraportion an B-Vitaminen. Vitamin E im Keimling, Zink und Selen bieten den Zellen besten Schutz vor Sauerstoffradikalen und damit vor zerstörerischem oxidativem Zellstress.

Eier: In Eigelb steckt reichlich Methionin. Die Aminosäure ist für die Produktion des »Stress-

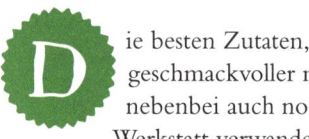

Tipp

Bei einem veganen Lebensstil: Lein-, Chia- und Hanfsamen enthalten ebenfalls viel Omega-3-Fettsäuren. Zugleich ist ihr Gehalt an Omega-6-Fettsäuren gering, welche die Verarbeitung von Omega 3 im Körper beeinträchtigen können, sehr viel niedriger als etwa bei Sesam und Walnüssen.

hormons« Adrenalin notwendig, das den Fettabbau anregt. Außerdem wird Methionin für viele Stoffwechselprozesse benötigt und trägt außerdem zur Bildung von Carnitin, Cholin, Kreatin, Melatonin und Nukleinsäuren bei.

Fisch aus dem Meer ist reich an dem Spurenelement Jod, dem Bestandteil der Schilddrüsenhormone, die die Wärmeproduktion und den Stoffwechsel anregen. Jod kommt in Fisch, aber auch Algen und anderen Meeresprodukten vor. Außerdem finden sich in Lachs, Makrele, Hering oder Thunfisch wertvolle Omega-3-Fettsäuren. Diese helfen, den LDL-Cholesterinspiegel und die Blutfettwerte zu senken, und beeinflussen auch das Hungergefühl positiv.

Haferkleie: Mit Haferkleie kannst du bei einer Einnahme von 40 bis 100 Gramm pro Tag (beispielsweise zum Frühstück) effektiv das schädliche LDL-Cholesterin senken. 25 Gramm Haferkleie entsprechen dabei zwei Esslöffeln. Zudem enthält Kleie reichlich Ballaststoffe, die zum einen sättigen, zum anderen verdauungsanregend wirken und reich an Vitamin B1, B2, Vitamin E, Magnesium, Eisen, Kalium und Zink sind.

Hülsenfrüchte: In der vegetarischen Küche stehen diese eiweißreichen, sättigenden Ballaststoffträger hoch im Kurs.

Ingwer: Die getrocknete Wurzel einer tropischen Staude duftet mild und schmeckt feurigscharf. Der Scharfmacher wirkt schmerzlindernd, entzündungshemmend und hilft gegen Übelkeit.

Tipp: Ein paar Scheiben frischen Ingwer mit kaltem Wasser übergießen und ziehen lassen. Eine feine Erfrischung mit stoffwechselanregender Wirkung.

Johannisbeeren: In 100 Gramm der säuerlich-frisch schmeckenden Sommerbeeren stecken 36 Milligramm Vitamin C – bei nur 42 Kalorien. Mit Hilfe von Vitamin C (Ascorbinsäure) wird das für die Fettverbrennung wichtige Hormon Noradrenalin hergestellt. Dieser Botenstoff, der vermehrt unter Stress hergestellt wird, hilft dabei, das Fett aus dem Speicherfett herauszulösen. Außerdem ist Vitamin C wichtig für die Kollagenherstellung und sorgt für ein straffes Körpergewebe.

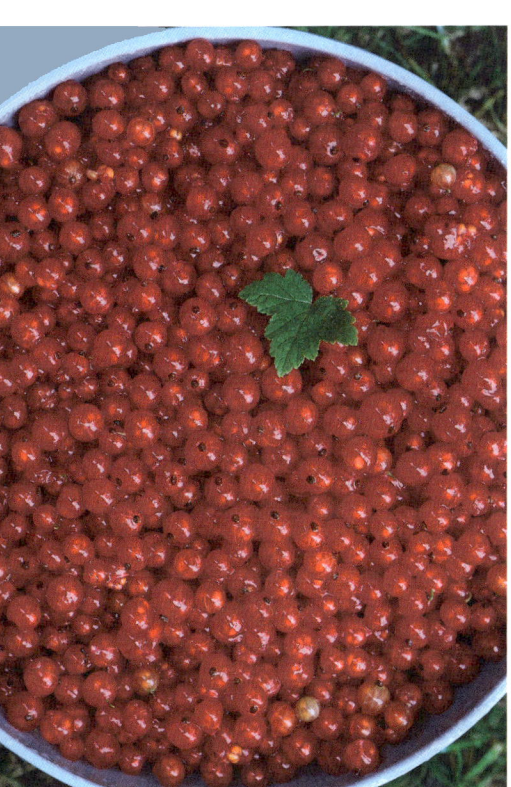

Zudem enthalten Johannisbeeren reichlich Magnesium, das als Fettkiller gilt.

Kurkuma schenkt dem Currypulver seine Farbe. Das intensiv gelbe Gewürz schmeckt dezent pfeffrig-fruchtig im Aroma mit leicht herber Note. In der indischen Küche setzt man es für Marinaden, Bohnen- und Linsengerichte ein. In der chinesischen und indischen Medizin gilt der »indische Safran« als Heilmittel mit entzündungshemmender Wirkung. Kurkuma ist ein hervorragendes Antioxidans mit über 600 Heilstoffen, vielen B- und anderen Vitaminen, Mineralstoffen und sekundären Pflanzenstoffen.

Leinöl: Das tiefgelbe, dickliche Öl mit dem nussigen, leicht bitteren Aroma ist reich an Omega-3-Fettsäuren und Linolsäure. Diese sorgt für eine gesunde und stabile Darmschleimhaut. Das ist eine Voraussetzung dafür, dass bei der Verdauung viel mehr Fett in Energie umgewandelt wird.

Nüsse: Mandeln, Kokosnüsse, Cashewkerne, Pekannüsse, Haselnüsse oder Walnüsse enthalten besonders viel Fett (selten unter 50 Prozent) und waren lange als Dickmacher verpönt. Tatsächlich enthalten sie reichlich Kohlenhydrate, aber auch sehr hochwertiges Eiweiß sowie viel Vitamin E, welches die Aufnahme von essenziellen Fettsäuren ermöglicht. Nüsse senken durch ihre mehrfach ungesättigten Fettsäuren den Cholesterinspiegel im Blut. Der hohe Gehalt an Mineralstoffen wie Phosphor, Kalium und Magnesium macht Nüsse noch hochwertiger. Denn zur Fettverbrennung benötigt der Körper insbesondere Magnesium, das als Bestandteil von verschiedenen Enzymen wirksam wird.

Zimt: Die braunen Röllchen stammen aus der Rinde des asiatischen Zimtlorbeerbaums. Das holzartige Zimtaroma stammt von einem ätherischen Öl, das vor allem aus Zimtaldehyd und dem Hauptaromastoff der Nelke, dem Eugenol, besteht. Zimt wirkt entzündungshemmend und positiv auf den Zuckerstoffwechsel.

DETOX-TIME
und Zeit zum Fasten

Detox stammt ursprünglich aus der Drogen- beziehungsweise Entgiftungstherapie. Seit einigen Jahren hat er auch Einzug in die Wellness- und Gesundheitsbranche gehalten und wird ganz selbstverständlich für Körperpflegeprodukte, entgiftende Getränke oder Mahlzeiten verwendet. Die klassische Detox-Maßnahme schlechthin ist das Fasten, dem man nachsagt, dass der Körper dabei entgiftet. Am besten fastest du nur unter Aufsicht deines Heilpraktikers oder Arztes, eines erfahrenen Fastenleiters oder in einer Fastenklinik. Gegen ein- oder zweimaliges Fasten pro Jahr ist bei einem gesunden Menschen in der Regel nichts einzuwenden.

Immer schön lebendig bleiben

Auch beim Thema Detox geht es vielmehr darum, worum sich alles in diesem Buch dreht: Gesund, grün und nachhaltig leben, um schön und lebendig zu bleiben. Und das erreichst du durch eine ausgewogene, vitalstoffreiche Ernährung, durch gezielte Entspannung und ein liebevolles, anregendes Miteinander mit anderen Menschen. Und: Sei eins mit der Natur, in und von der wir leben. So musst du gar nicht erst »entgiften«, da du deinem Körper gar keine Gifte mehr zuführst. Setzen wir Detox also in Anführungsstriche und leben am besten einfach grün.

Detox-Time = die Reset-Taste drücken

Dennoch gibt es Momente, wo sogenannte Detox-Maßnahmen überaus hilfreich sind. Das ist der Fall, wenn die Haut streikt, Rötungen zeigt, Pickel oder Pusteln, wenn die Nägel brüchig sind, das Haar spröde ist und stärker ausfällt als normal. Die Haut ist ein Spiegel unseres Inneren und unseres Stoffwechsels, denn als größtes Organ ist sie stark in alle Ausscheidungsprozesse involviert. Hautprobleme können dementsprechend ein Hinweis darauf sein, dass unser Körper im Ungleichgewicht ist und dass der Stoffwechsel nicht rundläuft. Anstatt sich nun ein Dutzend hilfreicher Produkte aus der Drogerie ins Bad zu holen, kannst du zu einer ganz einfachen natürlichen Maßnahme greifen, um die Reset-Taste für deinen Organismus zu drücken. Faste! Das kannst du auf ganz unterschiedliche Weise tun (siehe Seite 77). Du wirst sehen, dass nicht nur deine Haut von der Entgiftung profitiert: Es ist häufig auch ein wichtiger Schritt auf dem Weg zu dem persönlichen Wohlfühlgewicht. Wenn du nach dem Fasten deine Ernährung entsprechend den Bedürfnissen deines Biorhythmus umstellst, kannst du dein Wunschgewicht auch gut halten. Außerdem setzt ein Detox auch immer wieder neue Energien frei. Der Körper wird nicht nur leichter, er befreit sich auch von Giftstoffen und muss auch zukünftig weniger Energie in die

Schadensbegrenzung investieren, wovon alle körperlichen Prozesse profitieren.

Und selbst auf emotionaler Ebene ist Fasten mitunter ratsam, denn immer wieder im Leben müssen wir uns mit Veränderungen auseinandersetzen, die uns mitunter ganz schön überfordern können. Egal, ob es sich dabei um große oder kleine Neuorientierungen handelt, immer handelt es sich um den gleichen Seelenprozess, der mit dem Abschiednehmen einhergeht: Altes ziehen lassen, Überflüssiges loslassen, Trauer bewältigen und damit Platz für Neues schaffen.

Gründe für eine regelmäßige Entgiftung, zum Beispiel jeden Frühling oder Herbst, gibt es also viele. Welcher überzeugt dich? Und, viel wichtiger: Wann startest du durch?

Der »Detox«-Klassiker: Fasten

Weißt du, was die energieintensivste Funktion des Körpers ist? Es ist die Verdauung. Gerade nach schweren Mahlzeiten arbeitet der Körper auf Hochtouren, manchmal bis zu zwölf Stunden lang. Da freut er sich natürlich über eine komplette Auszeit, zum Beispiel durch eine kürzere oder längere Fastenzeit – und nutzt sie zugleich, um Giftstoffe und Rückstände im Darm abzubauen. Auch einer Übersäuerung wirkt er während dieser Pause entgegen und kehrt so allmählich zu seinem lebenswichtigen (und schönheitsfördernden) Gleichgewicht zurück. Übrigens: Schon fünfstündige Pausen zwischen den Mahlzeiten tun dem Körper gut. In der Zeit verarbeitet er die Kalorien der letzten Mahlzeit, und der Insulinspiegel, der nach jeder Mahlzeit parallel zum Blutzucker steigt, normalisiert sich wieder.

Fasten – also der bewusste zeitweise Verzicht auf Nahrung – ist nicht nur in der Naturheilszene in. Dabei ist das Nicht-Essen oder auch der Verzicht auf bestimmte Nahrungsmittel keine Neuentde-

ckung, sondern entspringt einer jahrtausendealten Kultur sowie naturgegebenen Prozessen, die für die Spezies Mensch über Generationen (über)lebensnotwendig waren. Dem Urvater aller Ärzte, Hippokrates von Kos, wird folgendes Zitat zugeschrieben: »Wer stark, gesund und jung bleiben will, sei mäßig, übe den Körper, atme reine Luft und heile sein Weh eher durch Fasten als durch Medikamente.«

Zahlreiche wissenschaftliche Studien untermauern, dass Fasten unzählige positive Auswirkungen auf Körper, Geist und Seele hat. Dabei haben sich im Lauf der Jahrhunderte viele Formen von »Essenspausen« und Entgiftungskuren herausgebildet. Denn es gibt neben den klassischen und teilweise auch nur medizinisch betreuten Formen des Fastens zahlreiche andere Methoden und Spielarten, die auf verschiedene Traditionen und neue Erkenntnisse zurückgreifen. Fasten für Gesunde ist keine Geheimkunst, man muss lediglich ein paar Zusammenhänge und Regeln kennen und sich für eine gewisse Zeit daran halten. Dann sind Entgiftungs-, Heilungs- und positive Umschaltprozesse möglich. Wem es gelingt, anschließend seine Ernährung dauerhaft umzustellen, kommt auch in den Genuss dauerhaft schwindender Pfunde und erreicht sein Wohlfühlgewicht.

Der Mensch hat seit seinem Auftreten auf der Bühne der Evolution freiwillig und unfreiwillig gefastet, genauso wie jedes andere Naturgeschöpf. In unserer DNA, der Erbinformation in jeder unserer Körperzellen, ist der Rhythmus aus Fasten- und Essenszeiten angelegt, der unseren Vorfahren ihr Überleben ermöglichte; Fasten gehört zu unserem biologischen Programm: also sich satt essen, wenn gerade Überfluss herrscht – in Fettzellen abspeichern, was aktuell nicht benötigt wird –, in Hungerphasen zehren von dem, was deponiert wurde. Das ist ein faszinierend intelligenter Mechanismus, der die Evolution und unser Überleben über Jahrtausende sicherte.

Fasten ist quasi der »Reset-Knopf« für den Stoff-wechsel und eine Kur für den ganzen Körper, in der jede Zelle erreicht wird. Das Immunsystem erholt sich, Heilungsprozesse werden eingeleitet, und der Stoffwechsel kann sich neu ausbalancieren. Aus medizinischer Sicht ist der wichtigste Nutzen die Umschaltung von der Verbrennung von Zucker (Glukose) auf die von Speicherfett. Es gibt mittlerweile zahlreiche wissenschaftliche Studien, die das über die Jahrtausende weitergegebene Erfahrungswissen über die positiven und manchmal sogar wundersamen Fastenwirkungen bestätigen. Zahlreiche Krankheitsbilder und sogar Krebs lassen sich durch den zeitweisen Verzicht auf Nahrung positiv beeinflussen oder heilen.

FASTEN KURZ ERKLÄRT

Während des sogenannten Heilfastens wird komplett auf feste Nahrung verzichtet. Dafür gibt es meist eine Vielfalt an frischen Säften zu entdecken, die einen neben Wasser, reiner Gemüsebrühe und Kräutertees durch den Tag begleitet. Fastenanfängern empfehle ich, eine ganze Fastenwoche einzuplanen. Kürzere Fastenzeiten benöti-

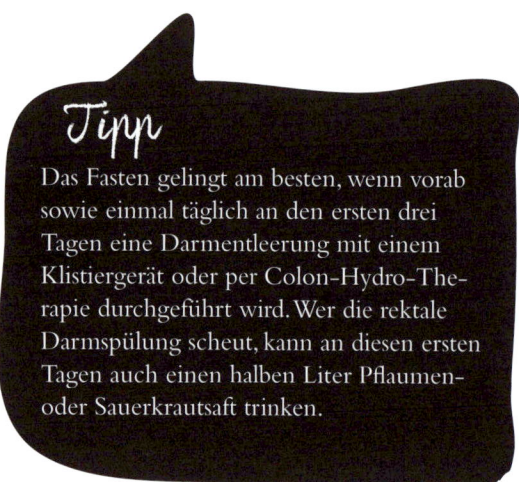

Tipp

Das Fasten gelingt am besten, wenn vorab sowie einmal täglich an den ersten drei Tagen eine Darmentleerung mit einem Klistiergerät oder per Colon-Hydro-Therapie durchgeführt wird. Wer die rektale Darmspülung scheut, kann an diesen ersten Tagen auch einen halben Liter Pflaumen- oder Sauerkrautsaft trinken.

FASTEN HEBT DIE STIMMUNG

Forscher haben festgestellt, dass beim Fasten nach ein paar Tagen das Glückshormon Serotonin freigesetzt wird und während des Nicht-Essens länger im Körper bleibt. Da der Botenstoff auch Sättigungsgefühle auslöst, kann man den Hunger-Blues der ersten Tage bei einer Heilfastenkur abschwächen, indem man morgens und nachmittags mit einem Spaziergang an der frischen Luft die Serotoninproduktion anregt. Denn das Wohlfühlhormon wird unter dem Einfluss von Sonnenlicht hergestellt. Sogar der Schlaf wird tiefer und erholsamer, weil Serotonin nachts in das Schlafhormon Melatonin umgewandelt wird.

gen mindestens genauso viel Durchhaltevermögen, man erlebt jedoch weitaus weniger die Vorteile und Wunder des Fastens. Denn gerade die ersten drei Tage sind hart. Wirklich hart. Sie verdeutlichen uns, welche zentrale Rolle Essen in unserem Leben oft hat, wie sehr es mit unserem sozialen Leben verknüpft ist und wie häufig wir emotionsbedingt zu Nahrung greifen. Hinzu kommt ein anfänglicher Hunger, der sich erst legt, wenn der Magen komplett entleert ist. Erst ab Tag vier lassen die Hungergefühle in der Regel nach, der Körper fokussiert sich auf die innere Reinigung, geistige Klarheit setzt ein. Ich faste regelmäßig, oft auch über mehrere Wochen. Aus Erfahrung kann ich sagen: Es lohnt sich immens, auch bei anfänglichen Schwierigkeiten dranzubleiben, der Körper findet nach nur wenigen Tagen seinen ganz eigenen Fastenrhythmus. Dennoch sollte Fasten stets mit einem Arzt oder Heilpraktiker abgesprochen werden, gerade auch bei gesundheitlichen Problemen und wenig Fastenerfahrung.

5x besser fasten

1 **DER RICHTIGE ZEIT-PUNKT** Faste, wenn die Zeit wirklich reif für dich ist. Du wirst Rückzugsmöglichkeiten und Ruhe brauchen, denn auch emotional entgiften Körper und Seele in dieser Zeit. Gut ist es, wenn du dir vom Alltag frei nehmen kannst, zumindest stunden- oder tageweise.

2 **FRISCH GEPRESSTE SÄFTE** Nur sie besitzen die Vitalkraft von rohem Obst und Gemüse. Wer den Saft außerdem vor dem Trinken filtert, vermeidet, die Faserstoffe im Fruchtfleisch zu sich zu nehmen. Sie regen sonst die Verdauung an und führen so zu erneutem Hunger.

3 **TRINKEN NACH BEDARF** Viel Wasser und so viel frische Säfte, wie dir guttun. Mittlerweile gibt es auch Juice Feasting (»Saftfeste«), bei denen etwa vier Liter frischer Saft am Tag getrunken werden, meist über mehrere Wochen hinweg. Wer bisher nur reinen Fruchtsaft trinkt, sollte sich ruhig an Gemüsesäfte und vor allem die Beigabe von grünem Blattgemüse herantrauen – das ist besonders förderlich für die Entgiftung.

4 **BEWEGUNG EINBAUEN** So wird der Stoffwechsel angeregt, die Sauerstoffversorgung, Durchblutung und Entgiftung verbessert. Anstelle eines strikten Fitnessregiments dennoch auf den Körper hören und Wanderungen, Yoga oder Schwimmen bevorzugen.

5 **BEWUSSTES FASTEN-BRECHEN** Nach dem Fasten beginnt die eigentliche Arbeit, was deine Ernährung betrifft. Plane eine Aufbauphase ein, die etwa halb so lange dauert wie deine Fastenzeit. An diesen Aufbautagen solltest du vor allem leicht verdauliche Rohkost, viel Püriertes und Smoothies konsumieren, damit die Rückkehr zu fester Nahrung möglichst sanft verläuft. Fasten ist ein Neuanfang – nutze diese besondere Chance für dich.

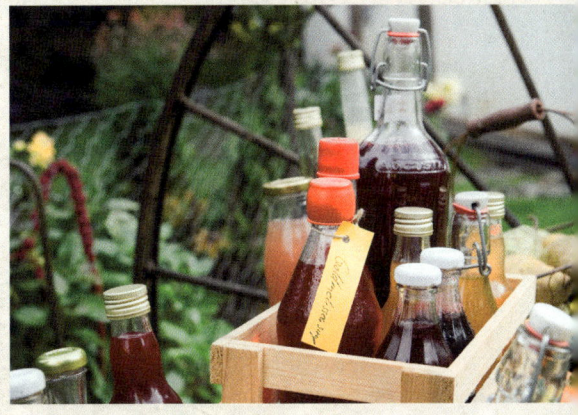

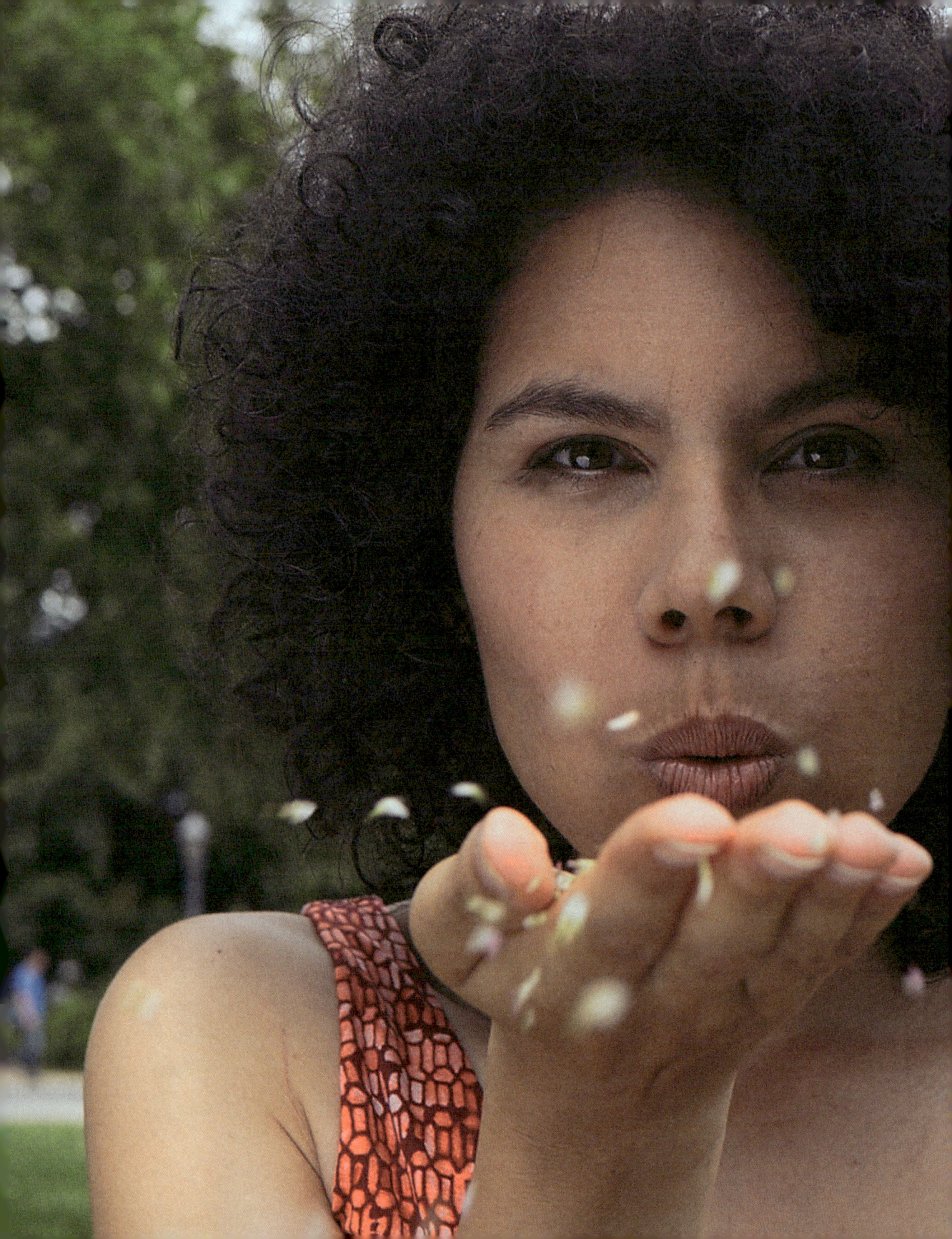

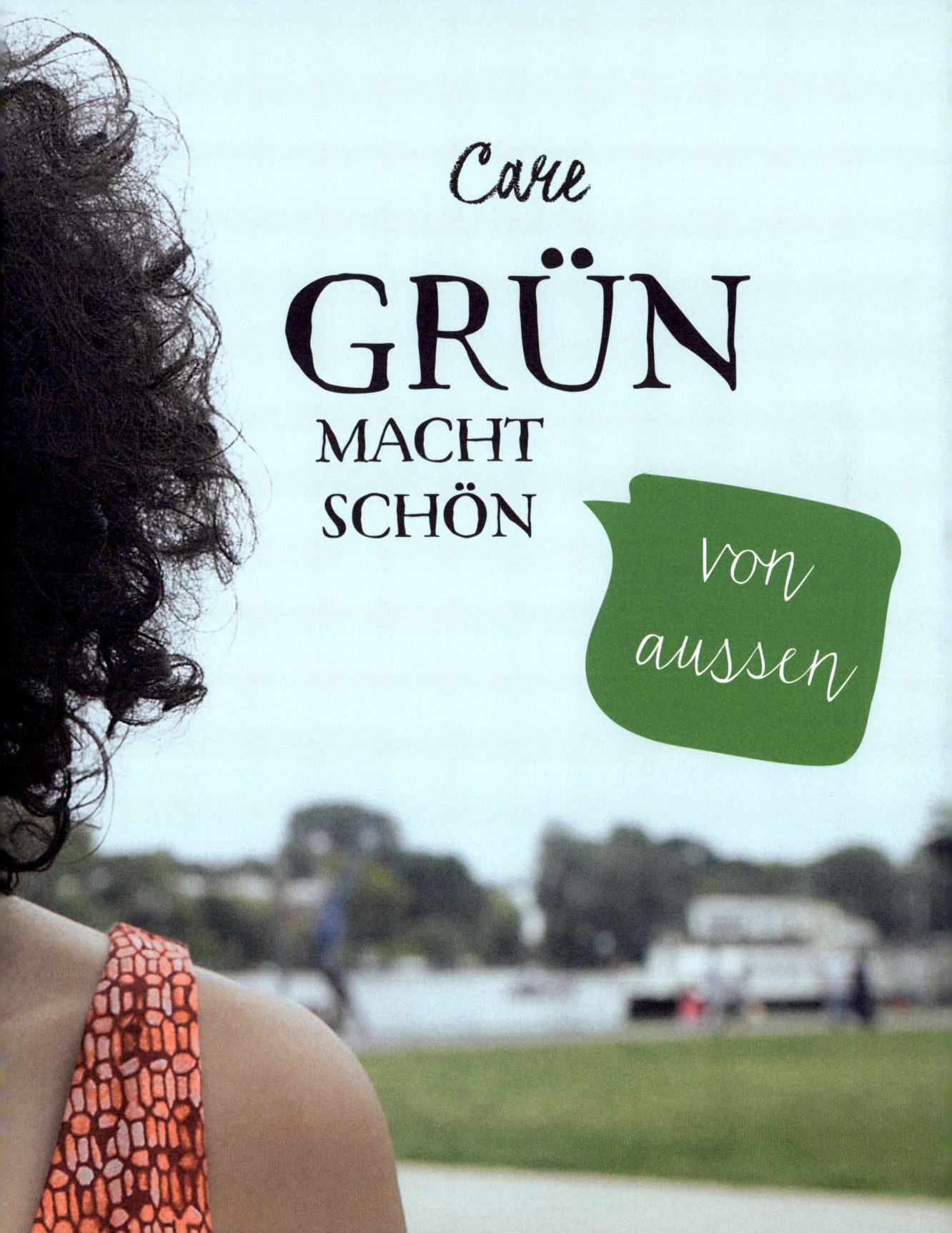

Care

GRÜN
MACHT
SCHÖN

von aussen

GREEN
is beautiful

G egen das Älterwerden ist kein Kraut gewachsen. Mit den richtigen Pflegeprodukten kannst du aber auch von außen viel dafür tun, dir ein gesundes, strahlendes Äußeres zu bewahren. Anti-Aging-Stoffe aus der Natur helfen dir dabei, die Haut mit allem zu versorgen, was sie braucht. Für viele ist es eine reine Glaubensfrage, ob natürliche Inhaltsstoffe dem Hautbild zuträglicher sind als synthetisch hergestellte. Zudem verträgt der eine Chemisches besser, der andere weniger. Aber es ist wie beim Essen und der Frage, ob man mit Bio immer auf der sicheren Seite ist: Kosmetika mit natürlichen Inhaltsstoffen vermitteln uns weit stärker das Gefühl, uns etwas Gutes zu tun, als die Pflege mit synthetischen Produkten. Und wer auf Nummer sicher gehen will, ist mit grüner Kosmetik auf jeden Fall gut beraten (einzige Ausnahme: Unverträglichkeiten gegen bestimmte natürliche Inhaltsstoffe, auch das gibt es – leider). Das heißt: Wir führen hier keinen Glaubenskrieg, uns geht es neben ökologischen Beweggründen und schlagenden Argumenten für grüne Pflege vor allem um den Wohlfühlfaktor, denn auch der ist unserer Erfahrung nach mit grüner Kosmetik weitaus höher. Außerdem hat grüne Kosmetik schon lange ihr piefiges Ökoimage abgelegt und gehört, wie auch die übrigen Facetten grünen Lebens, zum Trend der Individualisierung aller Lebensbereiche.

Älter werde ich sowieso

Sicher ist dieses Buch kein Plädoyer für die ewige Jugend. Aber Schönsein ist erlaubt, auch bis ins hohe Alter. Glaubt man aktuellen Forschungsergebnissen, werden wir immer älter, und dies bei immer besserer Gesundheit. Sprich, die Alterskrankheiten brechen immer später aus. Laut dem Max-Planck-Institut für demografische Forschung in Rostock erhöht sich die mittlere Lebenserwartung regelmäßig um drei Monate pro Jahr. Und es ist keine Verlangsamung dieses Trends in Sicht. Die Anzahl der sogenannten guten Jahre mit angenehmer Lebensqualität steigt also. Hilfreich sind dabei ein gesunder Lebensstil und eine ausgeglichene Psyche, denn Menschen, die positiv in die Zukunft blicken, bauen weniger schnell ab als ihre weniger zuversichtlichen Altersgenossen (siehe auch Seite 82). Auch gute Freunde sind lebenswichtig, denn wir sind eben soziale Wesen. (Gute) Freundschaften sind unerlässlich, wenn es uns gut gehen soll (siehe Liebe schenken), zahlreiche Studien belegen das.

Einen Sinn im Leben zu haben ist ebenfalls unerlässlich. Es ist wichtig zu wissen, warum wir morgens aufstehen und das tun, was wir tun. Wer aktiv bleibt, sich für andere engagiert, seinem Wunschberuf nachgeht oder Hobbys pflegt, tut weit mehr für seine Lebensqualität und sein Aussehen als ein Mensch, der seine Lebenszeit bloß verwaltet.

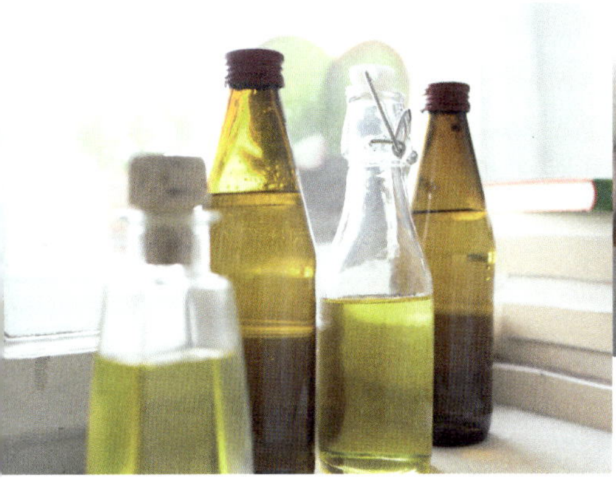

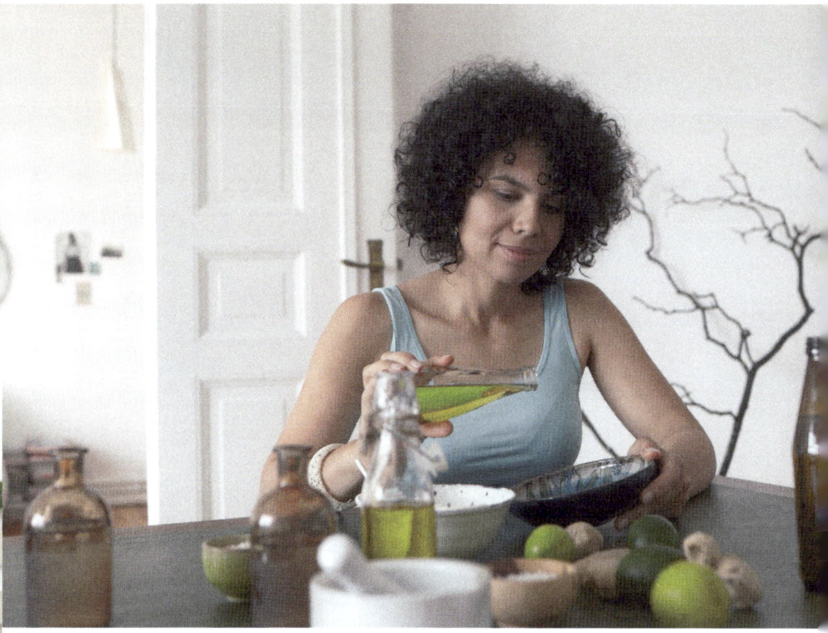

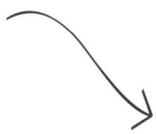

»Trotzdem« mag der eine oder andere jetzt einwenden. Allen Anti-Aging-Tipps zum Trotz geht es mit dem Älterwerden ja schon einigermaßen früh los: Etwa ab dem 30. Lebensjahr lässt unsere Haut langsam nach, wie man beim kritischen morgendlichen Blick in den Spiegel sehen kann. Etwa ab diesem Alter reduziert sich die Kollagenproduktion des Körpers, und dieser Stoff bildet in der Haut ein feines Netz aus dehnbaren Fasern und verleiht ihr Spannkraft und ein frisches Aussehen. Zusätzlich sinkt der Fett- und Feuchtigkeitsgehalt, sodass sich um die Augen, am Mund und auf der Stirn, also überall da, wo die Haut in Bewegung und stärker der Sonne, Schadstoffen und trockener Luft ausgesetzt ist, Fältchen und Falten bemerkbar machen können. Dieser naturgegebene Knitter-Prozess ist unaufhaltbar. Selbst Botox, das Nervengift Botulinumtoxin, oder Kollagen- und Plasmagel-Behandlungen, wie sie in der konventionellen Kosmetik angeboten werden, können die Haut nicht

dauerhaft straffen. Aber: Man kann – natürlich neben gutem Essen (Kapitel 2) und einem ausgeglichenen Leben (Kapitel 4) – mit den »richtigen« Kosmetika seine Haut glätten, pflegen und ein wenig aufpolstern. Und das Beste: Wenn wir unser Äußeres liebevoll und im Einklang mit der Natur pflegen, beugen wir vielen Alterserscheinungen auch effektiv vor und können den Alterungsprozess hiermit hinauszögern, anstatt ihn anzukurbeln. »Richtig« und »liebevoll« bedeuten hier: unbelastet von unerwünschten Zusatzstoffen und so, dass es zu dir und deinen individuellen Bedürfnissen passt. Doch zuerst werfen wir mal ein Blick in den eigenen Kosmetikschrank.

Die besten Schönheitsstrategien – für immer

Doch ernsthaft, was hilft uns wirklich, gesund und schön und glücklich älter zu werden? Ganz einfach, sagen die Altersforscher: nicht rauchen, eine stabile, lebendige Partnerschaft pflegen und sich mit Menschen umgeben, die einem guttun. Sehen wir uns an, was hilft, unser inneres (und äußeres) Strahlen zu erhalten:

Aktiv sein – wer ein bewegtes Leben führt, muss dazu nicht unbedingt Sport treiben, es reicht schon, so viel wie möglich aktiv zu sein und sich so oft es geht draußen an der frischen Luft (Sauerstoff!) zu betätigen. Das geht auch mit einem längeren Spaziergang pro Tag.

Gesund essen – das Thema hatten wir schon im letzten Kapitel ausführlich behandelt. Denn kaum etwas beeinflusst, neben dem Heilmittel Bewegung, unsere Gesundheit so stark wie unsere Ernährung. Auf der japanischen Inselgruppe Okinawa lebten lange vor dem Fast-Food-Trend die ältesten Menschen – 34 Hundertjährige pro 100.000 Einwohner. Forscher führten das auf die dortige Ernährungsweise zurück, denn die ist in Japan traditionell kalorienarm, enthält viel gelbes und grünes Gemüse, das reich an Antioxidantien ist, sowie Algen, Fisch und Meeresfrüchte.

Rauchfrei leben – ernsthaft, das müssen wir nicht mehr erklären, oder? Es ist übrigens nie zu spät, um damit aufzuhören. Nach 15 Jahren ohne Zigarette liegt das Risiko zu erkranken auf dem Niveau von Nichtrauchern. Und schon nach drei Wochen atmet die Haut wieder auf, und man riecht wieder richtig gut.

Normalgewichtig sein – oder eben abnehmen und überflüssige Fettpolster loswerden, damit verlangsamen oder stoppen wir vorschnelle Alterungsprozesse.

Genug schlafen – wer besser schläft, regeneriert nicht nur besser, sondern sieht auch wesentlich besser aus. Kein Wunder, im Schlaf finden alle Erholungs-, Wachstums- und Erneuerungsprozesse statt.

Liebe schenken – wer in einer stabilen, erfüllten Partnerschaft lebt, hat eine höhere Chance auf ein längeres Leben.

Positiv leben – gut, Menschen mit einer unentwegt positiven Lebenseinstellung können auch ordentlich nerven, vor allem, wenn diese Haltung aufgesetzt ist und nicht wirklich von innen kommt. Fakt ist aber, wer zuversichtlich nach vorne blickt, Freude an den kleinen Dingen im Leben findet und das Glas immer eher als halb gefüllt, denn als halb leer betrachtet, hat eine größere Chance, länger gesund und vital zu bleiben. Und das macht auch hübscher, sinnlicher und sexyer.

Relaxen – Stress und psychische Belastungen zehren an uns und beeinträchtigen nicht nur unsere Stimmung, sondern auch unser körperliches Wohlbefinden. Wer dafür sorgt, dass er dem unvermeidlichen Stress ausgleichend begegnet, zum Beispiel durch Atemübungen oder Meditation, sitzt am längeren Hebel, hat mehr Lebensqualität und ja, sieht besser aus. Tipps für kleine, feine Relaxeinheiten mit dem Du-siehst-ja-so-gut-erholt-aus-Effekt findest du ab Seite 164.

INHALTSSTOFFE,
die keiner braucht

Ah ja, sieben Pflegeprodukte und Kosmetikartikel benutzen wir durchschnittlich am Tag. Von Zahnpasta über Duschgel bis hin zu Deo, Creme, Mascara, Lippenstift und Haarspray – es kommt einiges zusammen, das wir uns auf die Haut reiben, sprühen, malen oder in sie einmassieren. Etwa 100 Inhaltsstoffe können da über den Tag verteilt zusammenkommen, und viele von ihnen (bei konventionellen Kosmetikprodukten) belasten leider unsere Gesundheit und unsere Schönheit genauso wie die Umwelt. Dazu gehören hormonell wirksame Substanzen, allergieauslösende Duftstoffe, krebserregende Bleichmittel – alles Gifte, mit denen kein normaler Mensch wirklich in Berührung kommen will. Hier sind die schlimmsten Inhaltsstoffe in den täglichen Wasch- und Pflegeprodukten. Wunderschöne grüne Alternativen zeigen wir dir im Anschluss.

Alkohol

Die Flüssigkeit entsteht durch Vergärung von Hefe und Kohlehydraten und wird häufig als Lösungsmittel verwendet. Alkohol kann möglicherweise das Körpergewebe anfälliger für Krebs machen. So stehen Mundspülungen mit einem Alkoholgehalt von 25 Prozent oder mehr im Verdacht, für Mund-, Zungen- und Rachenkrebs verantwortlich zu sein. Alkohol oder Isopropyl ist aber auch ein Denatu-

Aufgepasst

Die INCI – also die Liste der Inhaltsstoffe in Kosmetika, die nach der neuen Kosmetikverordnung ein Muss ist – sagt nichts darüber aus, ob auf gefährliche Inhaltsstoffe in Duschgels, Cremes, Seifen, Haarwaschmitteln, Deo-Sprays oder anderen Produkten, die bei dir im Bad stehen, verzichtet wurde! Mach deshalb selbst einen Check und wirf die Produkte mit den bedenklichsten Ingredienzien aus deinem Bad. Denk an dich und deine Lieben! Keiner von euch sollte Unverträglichkeiten oder unerklärliche Beschwerden entwickeln, nur weil er auf die cleveren Verkaufsstrategien der Kosmetikindustrie hereinfällt. Lerne auch, Produkte mit anderen Augen zu sehen: ob sie stark schäumen, besonders bunt sind oder ein langes Haltbarkeitsdatum haben. Und lass dich nicht durch ein wahnsinnig tolles Verpackungsdesign bestechen, das heißt noch lange nicht, dass sich dahinter natürliche und harmlose Inhaltsstoffe verbergen.

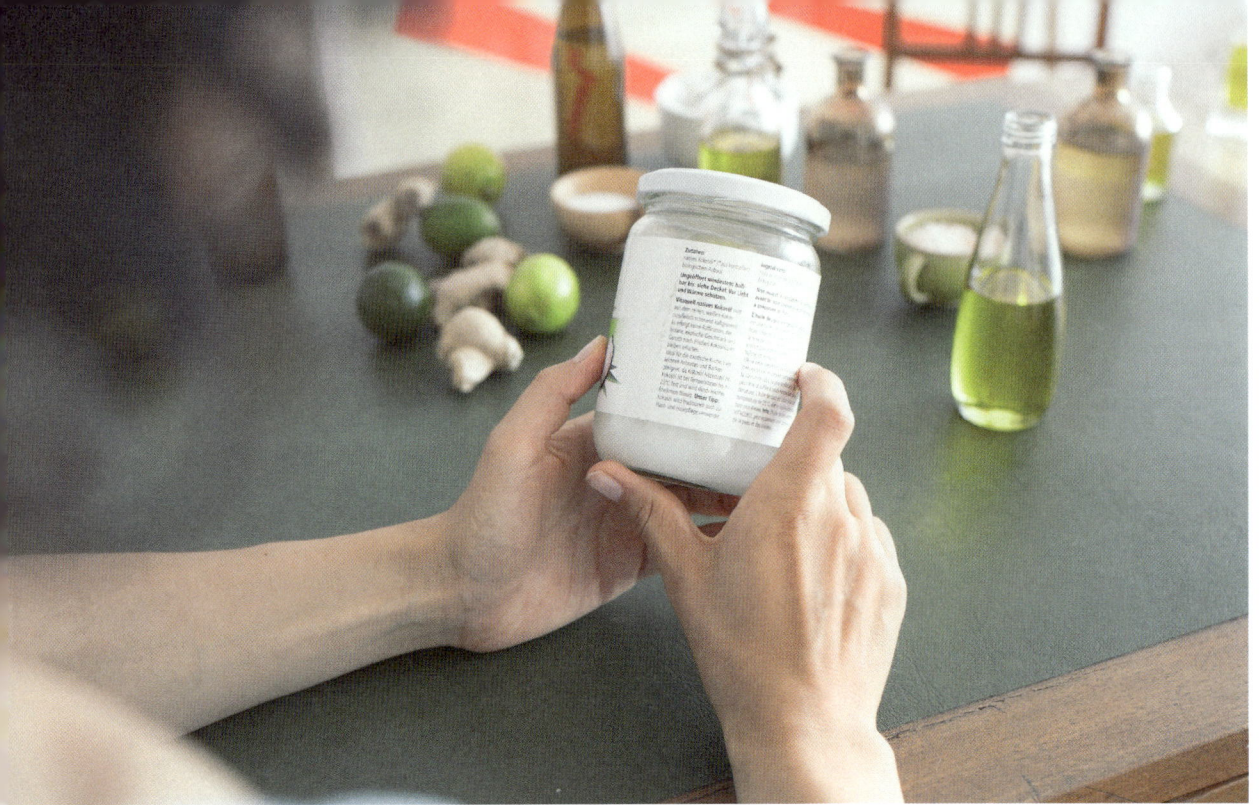

rierer und kann die Struktur anderer Chemikalien verändern. Er wird eingesetzt in Haartönungen, Bodylotionen, Handlotionen, Aftershaves und bei Duftstoffen. Alkohol kann Übelkeit, Erbrechen, Kopfschmerzen, Hitzewallungen und Depressionen hervorrufen, zudem trocknet er Haare und Haut aus, und man versucht erfolglos dagegen »anzucremen« (ein genialer Effekt für die Kosmetikindustrie).

Aluminium im Deo

Deos und Flugzeuge haben eins gemeinsam: In beiden befindet sich Aluminium. Klingt komisch, ist aber so. In Deodorants sollen Aluminium Chlorohydrate oder Aluminium Silicate die Schweißbildung hemmen. Dabei verschließt es jedoch die Poren und verhindert genau wie Mineralöle die Atmung der Haut. Neben seinen hautirritierenden Eigenschaften wirkt es zudem auch nervenschädigend. In Studien wird Aluminium in Pflegeprodukten sogar mit Alzheimer und Brustkrebs in Verbindung gebracht. Also: Finger weg und aluminiumfreie Deos nutzen, die Schweißgeruch ganz ohne Nebenwirkungen verhindern.

Tipp

Kokosöl (siehe auch Seite 111) kann man wunderbar als Deo-Alternative verwenden. Es hemmt die Vermehrung der geruchsbildenden Bakterien und hat einen angenehm süßen Duft.

Bentonit

Der poröse Ton wächst durch Feuchtigkeitsaufnahme auf ein Vielfaches seines Trockenvolumens an. Bentonit ist als natürliches Tonmineralgemisch Grundstoff vieler Kosmetika, da er durch seine starke Quellfähigkeit in Emulsionen wie ein Stabilisator wirkt. Die INCI-Bezeichnung ist Bentonite. Als Grundstoff vieler Kosmetika kann Bentonit die Poren verstopfen und die Hautatmung beeinträchtigen. Das fördert Entzündungen und beschleunigt die Hautalterung.

Bleichmittel

Sie stecken nicht nur in den Haarfarben für Blonde, sondern auch als verkaufsfördernde Zutat (weil reinweiß) in Zahnpasta oder Gesichtscremes. So vermitteln sie den Eindruck, die Zähne schön zu säubern, greifen aber auf Dauer stattdessen das Zahnbein (Dentin) an. In Cremes täuschen sie eine jüngere Haut vor, denn hellere Haut wirkt frischer und gibt die Faltentiefe mit einem reduzierten Schattenkontrast wider. Krebserregende Bleichmittel sind Sodium Perborate und viele Ammonium-Derivate, wie zum Beispiel Ammonium Lauryl Sulfate (auch ein Reinigungsstoff in Zahncremes), Benzyl Triethyl Ammonium Chloride, das es auch als Antistatikum in Shampoos gibt.

Kollagen

Das unlösliche Faserprotein kann aufgrund seiner Größe nicht in die Haut eindringen. Das gilt auch für andere Eiweiße wie Elastin oder Seidenproteine. Kurzzeitig fühlt sich die Haut nach dem Eincremen besser an, weil sie sich beim Trocknen zusammenzieht. So verschwinden kleinere Dellen. Der Effekt hält aber höchstens ein paar Stunden lang an. Das Kollagen in den meisten Hautpflegeprodukten stammt aus Tierhäuten und gemahlenen Hühnerfüßen. Die Substanz legt sich wie ein Film über die Haut und beeinträchtigt die Hautatmung.

Diethanolamine (DEA)

Der farblose oder kristallartige Alkohol steckt in Emulgatoren und Reinigungsmitteln. DEA wirkt als Weichmacher in Körperlotionen oder als Feuchthaltemittel in Hautpflegeprodukten. Werden DEAs mit Nitraten verarbeitet, reagieren diese miteinander und können zu krebserregenden Nitrosaminen werden. Zudem reizen die DEAs auch die Haut. Die ähnlichen und noch häufig verwendeten Ethanolamine, wie Triethanolamine (TEA) und Monoethanolamine (MEA), sollte man ebenso meiden.

Duftstoffe

Natürlich sollten Kosmetika gut duften, und eben deshalb finden sich darin oft polyzyklische Moschusverbindungen. Das sind synthetische Duftstoffe, die auf der Verpackung unter dem Begriff »Parfum« oder »Fragance« stehen. Sie können Allergien auslösen und haben sich in Tierversuchen zum Teil als krebserregend, erbgutverändernd und leberschädigend gezeigt. Polyzyklische Moschusverbindungen lagern sich im Fettgewebe an und sind in der Muttermilch nachweisbar. Sie stehen im Verdacht, nervenschädigend zu wirken. Die meisten Duftstoffe sind also teilweise giftig, zerfallen im Kontakt mit Schweiß und dringen in den Körper ein.

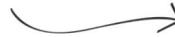

Farbstoffe

Sie stecken in Gesichtskosmetika, Lippenstiften oder Haartönungen und in fast jedem Produkt, das nicht durchsichtig ist oder farbig. Erkennbar sind die meist hochgiftigen Präparate an den Endungen »anilin« oder »anilid«, wie zum Beispiel bei Aceta- nilid. Manche beinhalten die Silben »-amine« und »-diamine«, wie in Toluene-2,5-Diamine oder Laurylamine Dipropylenediamine. Einige Farb- stoffe haben eine so komplexe Molekularstruktur, dass die Industrie sie einfach nur mit Initialen, zum Beispiel HC, wie in HC orange, oder Begrif- fen wie Acid, Pigment oder Solvent nennt. Bei- spiele sind Acid Red 73, Pigment Green 7 und solvent black 3.

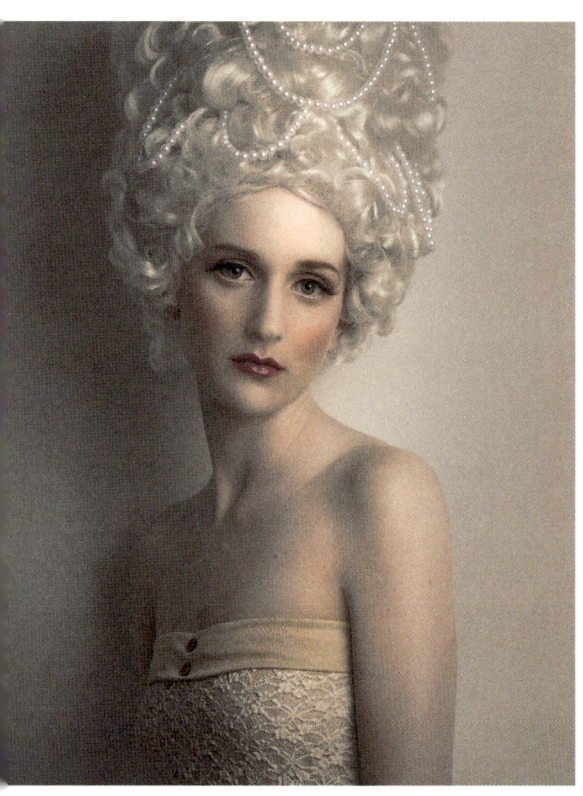

Formaldehyd/-abspalter

Grundsätzlich ist Formaldehyd in der Kosmetik verboten, wird aber wegen seiner geringen Kosten und fungiziden also pilzabtötender Wirkung in chemischen Zusammensetzungen weiterverwendet, die es dann spätestens bei Hautkontakt wieder freisetzen. Sie verstecken sich hinter Namen wie Quarternium-15, DMDM Hydantoin, Sodium Hydroxymethyl Glycinate, 2-bromo-2-nitropropa- ne-1,3-diol (bromopol) Diazolidinyl Urea, Imida- zolidinyl Urea, Polyoxymethylene Urea. Substanzen wie Bronidox, Bronopol, Diazolidinyl-Harnstoff, 2-Bromo-2-Nitropropane-1,3-Diol, 5-Bromo-5- Nitro1,3-Dioxane oder Substanzen mit den Buchstaben MDM, DM, DMDM, DMHF oder DEMD davor, wie DMDM Hydantoin, sind ebenfalls Formaldehyd-Freisetzer; ebenso wie Dimethyl Oxazolidine. Formaldehyd/-abspalter (Letzteres sind chemische Verbindungen, die mikrobizid-wirksames Formaldehyd freisetzen, jedoch weniger flüchtig und geruchsintensiv als dieses) sind Reizstoffe und Krebserreger. Formaldehyd steckt vor allem in herkömmlichen Nagelpflegesystemen sowie in dekorativen Kos- metika (Mascaras!), erschreckend vielen Shampoos, Haarpflegeprodukten und Cremes. Schon in geringen Mengen reizt der krebsverdächtige Stoff Schleimhäute und kann Allergien auslösen.

Propylenglykol

Die sirupartige Flüssigkeit wird aus Mineralöl gewonnen und dient in Kosmetika als Feuchthalte- mittel und Weichmacher, wirkt aber auch wie ein Konservierungsmittel.
In Shampoos, Hautcremes, Waschlotionen und Körperlotionen gaukelt es uns vor, ein hochwerti- ges Produkt zu sein. Eine Creme mit Propylengly- kol macht die Haut schön weich und zieht dazu

noch schnell ein. Leider hat das Ganze auch eine Kehrseite: Propylenglykol kann auf der Haut allergische Reaktionen hervorrufen. Gefährlich wird es aber vor allem, wenn es in den Körper eindringt und in den Nieren und der Leber Schäden anrichtet.

Hormonell wirksame Substanzen

Als Konservierungsmittel (Parabene), UV-Filter (etwa Ethylhexyl Methoxycinnamate oder Benzophenone) oder Weichmacher (Phtalate) sind sie in fast einem Drittel aller konventionellen Kosmetikartikel zu finden. In einzelnen Produkten befindet sich oft nur eine geringe Menge an Substanzen, die über die Haut aufgenommen werden und so auf unseren Hormonhaushalt einwirken. Doch jedes fünfte Produkt enthält gleich mehrere dieser schädlichen Substanzen. So entsteht im Körper oft ein gruseliger Giftmix durch die hormonell wirksamen Substanzen verschiedener Pflege- und Alltagsprodukte wie Parabenen aus Cremes und Weichmachern aus Plastikflaschen. Bei Untersuchungen von menschlichem Blut werden diese Chemikalien häufig nachgewiesen – und das oft in Konzentrationen, bei denen in Tierversuchen gesundheitliche Schäden aufgetreten sind.

Nicht nur die Menge an hormonell wirksamen Substanzen in Kosmetika, sondern auch die damit verbundenen Gesundheitsrisiken sind in den letzten Jahren angestiegen: verringerte Spermienqualität und -anzahl bei Männern, verfrühte Pubertät bei Mädchen, hormonbedingte Krebsarten wie Brust-, Hoden- und Prostatakrebs. Immer mehr Produkte werben damit, dass sie parabenfrei sind. So lässt sich dieser weit verbreitete Inhaltsstoff leichter vermeiden. Naturkosmetik ist außerdem stets frei von hormonell wirksamen Stoffen.

Tipp

Mit der kostenlosen App ToxFox vom BUND können Produkte direkt beim Einkaufen auf hormonell wirksame Inhaltsstoffe überprüft werden.

Erdöl auf der Haut

Die Nachfrage nach Erdöl ist weltweit nach wie vor erschreckend hoch und trägt damit wesentlich zur globalen Erderwärmung bei. Aber hast du gewusst, dass es nicht nur in den Tanks unserer Autos steckt, sondern auch in unseren Pflegeprodukten? Hier heißt es Petrolatum, Mineral Oil, Vaseline, Ceresin oder etwa Paraffinum Liquidum und soll trockene Haut vermeiden. Auf den ersten Blick wirkt es, denn es entsteht ein nicht wasserlöslicher Film auf der Haut, sodass sie sich zart und weich anfühlt.

Wer sich genauer mit Mineralöl und seiner Beschaffenheit auseinandersetzt, entdeckt jedoch schnell, dass dieser Schein trügt. Mineralöl dichtet nämlich die Hautoberfläche ab. So verschließt es die Poren, behindert die natürliche Atmung der Haut und die Versorgung mit Nährstoffen. Verstopfte Poren, Mitesser aufgrund von Bakterienbildung, Feuchtigkeitsverlust und damit auch vermehrte Faltenbildung können die Folgen sein.

Um Mineralöle zu vermeiden, greife einfach auf Produkte zurück, die pflanzliche Öle verwenden. Priorität sollten hierbei Lippenbalsam und Lippenstift haben, da wir sie unbewusst über den Mund aufnehmen. Bienenwachs oder Sheabutter sind tolle natürliche Alternativen zur Lippenpflege. Zur Körperpflege eignen sich außerdem auch

Kakaobutter, Oliven- und Mandelöl sowie viele weitere grüne Schönmacher aus der Natur.

Emulgatoren: Günstig auf Kosten unserer Haut

Ohne Emulgatoren sind Cremes und Lotionen nicht denkbar, denn sie ermöglichen die Mischung der wässrigen und fettigen Bestandteile. Konventionelle Anbieter setzen hierfür jedoch häufig Polyethylenglykol und dessen Abkömmlinge – Copolyol, Polyglykol, Polysorbate, also Stoffe, die »PEG« im Namen haben – ein. Es bindet hauteigene Fette, sodass diese zusammen mit dem Emulgator beim nächsten Waschen ausgespült werden. So trocknet die Haut immer stärker aus – worauf oft mit häufigerem Eincremen reagiert wird und ein Teufelskreis entsteht.

Abkömmlinge (Derivate) von Polyethylenglykolen sind Ceteareth-33, Ceteth, Cetholth, also Stoffe, die die Buchstaben »eth« in Verbindung mit einer Zahl enthalten. Naturkosmetik verwendet meist pflanzliches Lecithin oder Glycerin-Fettsäure-Verbindungen, die aus Kokosfett gewonnen werden (wie Glyceryl Stearate und Glyceryl Laurate).

Sie können die Haut durchlässiger machen, Schadstoffe in den Körper einschleusen und werden aus giftigen Erdölderivaten wie Ethylenoxid und anderen Stoffen gewonnen. Alle Kosmetikzusätze, die PEG und PPG enthalten, bilden mittlerweile eine große und unüberschaubare Gruppe, zu der neben Emulgatoren auch Lösungsmittel, Feuchthaltemittel, Tenside und Weichmacher gehören. Sie sind Grundlage für viele Cremes, Salben oder Gels.

Silikone für Haut und Haar

Plastik für die Schönheit – Silikone stecken in vielen konventionellen Cremes, Shampoos und Haarspülungen. Denn der aus Erdöl gewonnene Kunststoff versiegelt gut, egal ob er im Bad zum Abdichten von Fugen oder auf unserer Haut verwendet wird. Haut und Haare fühlen sich anfangs ähnlich wie bei Mineralölen angenehm weich an, doch Silikon ist nicht nur Plastik, sondern legt sich ebenso über die Haut. So schränkt es ihre natürliche Regeneration auf lange Sicht ein. Kosmetikkonzerne halten dennoch weiter an diesen Inhaltsstoffen fest, denn der Kurzzeiterfolg von Silikonen und Mineralölen sowie ihre leichte Verarbeitung und ihr günstiger Preis im Vergleich zu pflanzlichen Ölen zählen hier mehr als unsere langfristige Gesundheit und Schönheit.

Silikone erkennst du übrigens an den Endungen -cone oder -xane, am häufigsten sind Cyclomethicone, Dimethicone, Methicone und Polysiloxane. Viele silikonfreie Produkte werben damit auf der Packung, Naturkosmetik ist außerdem immer frei von erdölbasierten Stoffen.

Und auch bei unserer Hautpflege gilt: Was uns nicht guttut, schadet meist auch der Umwelt. Silikone und Mineralöle sind nicht biologisch abbaubar, und da ihre wasserlöslichen Reste schwer zu filtern sind, enden sie in Flüssen, Seen und im Grundwasser. Ein Grund mehr, sich für Alternativen zu entscheiden, die liebevoll mit unserer Schönheit und unserer Umwelt umgehen.

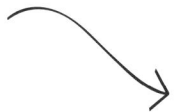

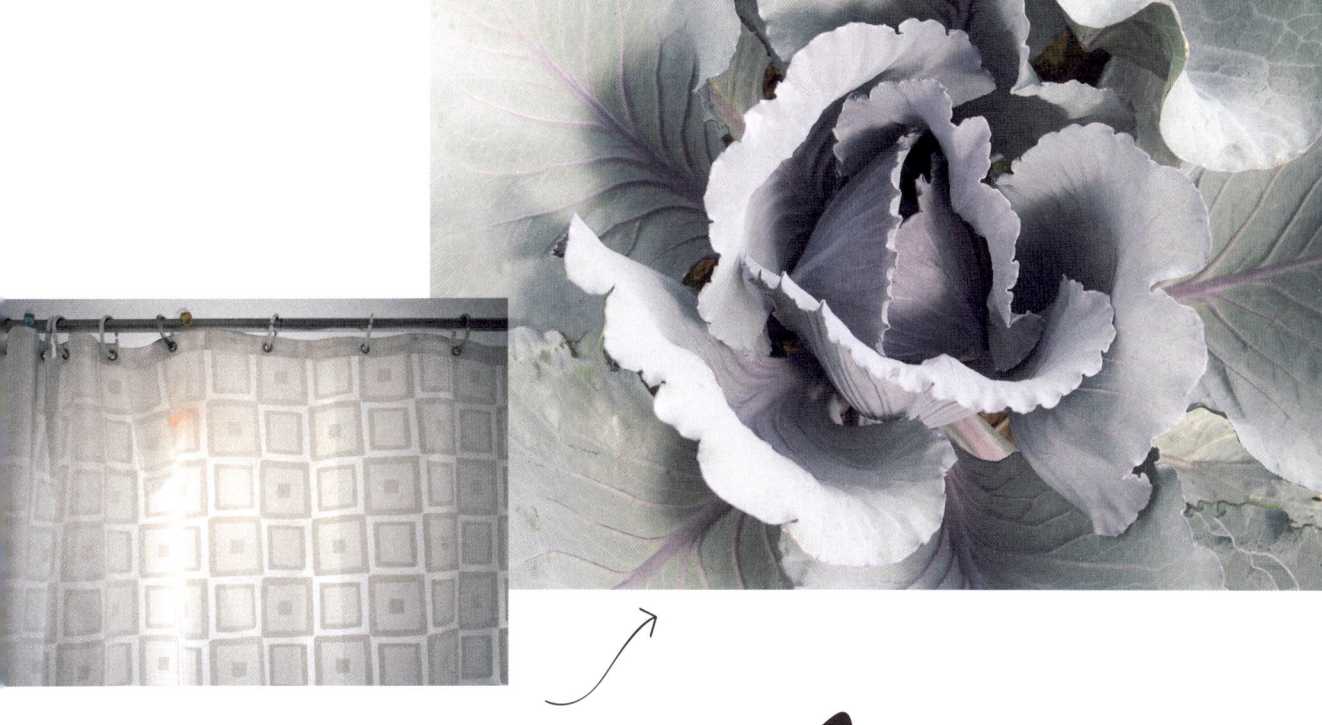

Oxybenzon – Sonnenschutzmittel

Oxybenzon verbirgt sich auch hinter dem Namen Benzophenone-3, einem Lichtschutzfilter, der als starker Allergieauslöser bekannt ist. Ursprünglich verwendete man in der Industrie mineralische, abdeckende Filter, wie Zinkoxid oder Titaniumdioxid. Die pastenförmige Konsistenz kam beim Verbraucher aber nicht so gut an. Die seidig weichen, durchsichtigen Konkurrenzstoffe, wie Oxybenzone, Benzophenone, Methoxydibenzoylmethane oder Dibenzoylmethane sind hochgradig krebserregend und die Hauptursache für Allergien. Sie stecken nicht nur in Sonnenschutzmitteln, sondern in fast allen Cremes. Warum? Eine Reihe von chemischen Substanzen wirken entzündlich auf der Haut, das ruft bei Sonnenlicht unschöne Flecken hervor. Das Problem wird durch die Lichtfilter scheinbar gelöst und damit das Fleckenrisiko minimiert.

Benzophenone und andere Sonnenschutzfilter

4-MBC (4-Methylbenzylidencampher), OMC (Octyl-methoxycinnamat), Bp-3 (Benzophenon-3)sind in den Verdacht geraten, wie das weibliche Sexualhormon Östrogen zu wirken. In Testreihen vermehrten sich Brustkrebszellen, auf die fünf unterschiedliche UV-Filter aufgebracht wurden.

ES GEHT AUCH ANDERS SCHÖN –
Alternativen zu herkömmlichen Pflegeprodukten

Die Haut einer Frau ist ihr »Königsmantel«, hat der große Arzt und Mystiker des Mittelalters, Paracelsus, gesagt – und dieser Mantel will gepflegt sein. Wer sich mit Naturheilkunde beschäftigt, weiß, dass der Zustand und das Aussehen der Haut eines Menschen viel über seinen Gesundheitszustand aussagen. Umgekehrt liegt der Schluss natürlich nahe, dass ein Mensch, der sich innerlich im Gleichgewicht befindet, ein innerlich »heiler« Mensch also, auch über eine gesunde Haut und ein attraktives Äußeres verfügt. Was liegt also näher, als sich nach den grünen Ideen dieses Buchs nicht nur gesund und schön zu essen, sondern auch zu pflegen? Alle Mittel, die dabei helfen, uns von außen schön(er) zu machen, tragen im Grunde auch dazu bei, unsere Gesundheit zu erhalten. Bestimmte Wirkstoffe können dabei direkt in den Stoffwechsel der Haut eingreifen und dadurch die Atmungs- und Kreislauftätigkeiten der Haut harmonisieren. Es gibt mittlerweile ausgezeichnete Beauty-Produkte im Handel, die ökologisch einwandfrei und gleichzeitig hochwirksam sind.

Do it yourself

Noch einfacher jedoch und nicht besonders zeitaufwendig ist es, Naturkosmetika zu Hause selbst herzustellen. Das macht nebenbei auch noch Spaß und entspannt. Im Grunde ist das wie beim Essen: selbst kochen mit frischen unbelasteten Produkten ist gesund und macht Spaß. Man weiß ganz genau, was dabei in den Topf und später in den Magen kommt. Dazu muss man im Übrigen weder Chemiker sein noch über ein eigenes Labor verfügen.

Insbesondere Kräuter haben in der Kosmetik eine überaus lange Tradition. Von alters her wurden sie genutzt, um der Schönheit nachzuhelfen. Viele der Pflanzen, die auch in der Pflanzen- und Naturheilkunde Verwendung finden, besitzen Eigenschaften, die sie zu wirkungsvollen Helfern für die Schönheitspflege machen. Eine Reihe von Kosmetikherstellern setzen auf diese Schönheitshelfer aus der Natur. Dabei kann man einige Zutaten für seine Hautpflege bequem frisch aus dem Garten oder vom Fensterbrett ernten. Grün macht also tatsäch-

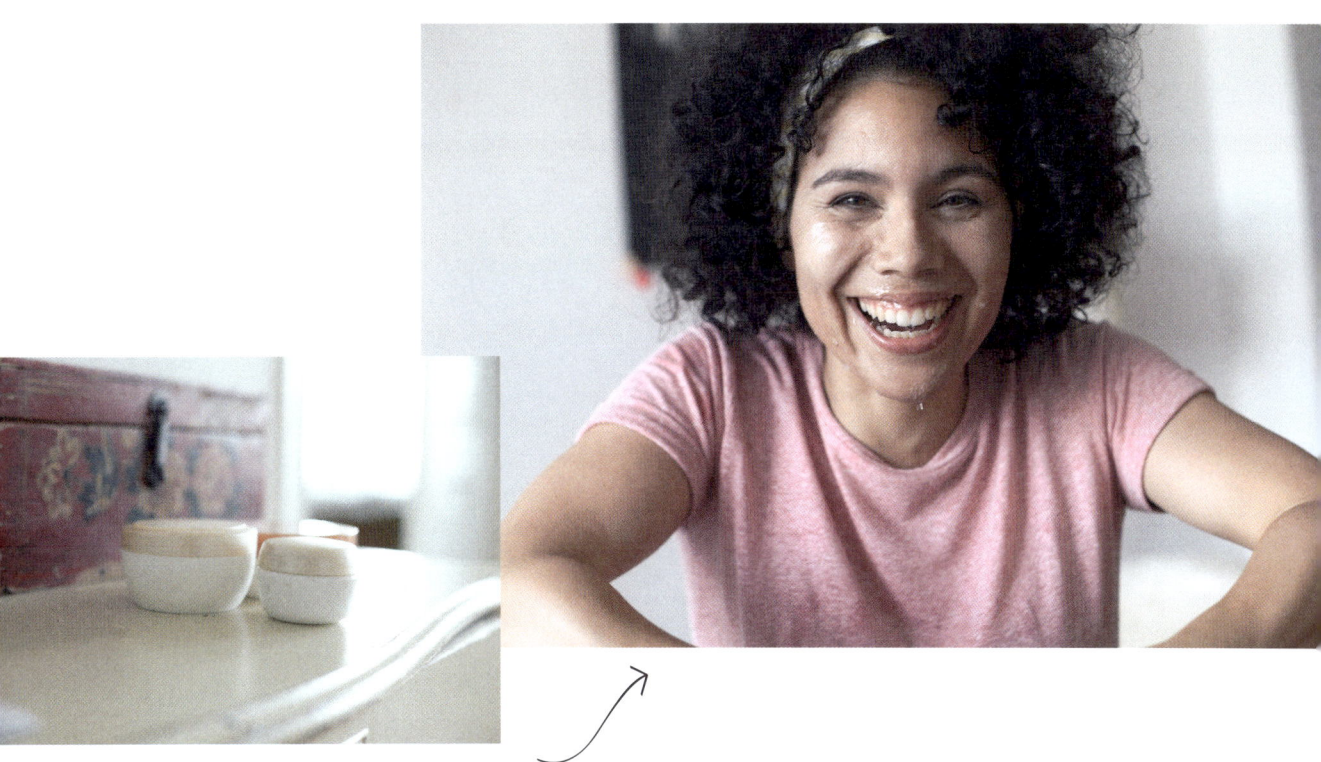

lich schön, und zwar ohne unerwünschte Nebenwirkungen.

Die Pflegemittel und -mischungen auf pflanzlicher Basis helfen unserer Schutzhülle und dem Spiegel unserer Befindlichkeit – der Haut – zudem dabei, selbst tätig zu werden und ihre eigenen Selbstregulierungskräfte zu nutzen. Um diese Fähigkeit zur Selbsthilfe nicht zu behindern, sollte man beispielsweise bei einem trockenen Hautbild darauf achten, die Haut nicht ständig einzufetten. Durch die regelmäßige äußere Fettzufuhr erlahmen die Kräfte der Haut zur Selbstregulierung. Man gewöhnt sich an die Fettzufuhr und bildet körpereigen weniger Talg. Die pflanzlichen Pflegemittel, die wir auf den nächsten Seiten vorstellen, sorgen hingegen dafür, dass die Haut den erforderlichen Talg wieder eigenständig erzeugt. Das gleiche Prinzip gilt auch für die fettige Haut oder die Problemhaut, die angeregt werden soll, die Talgproduktion zu reduzieren.

Reinigung – das A und O der Hautpflege

Wenn du mit dem Test auf Seite 94 bestimmt hast, welchen Hauttyp du hast, zeigen wir dir gleich noch ein paar Möglichkeiten, die die Naturkosmetik zur Pflege der unterschiedlichen Hauttypen bereithält. Zuvor noch einige allgemeine Empfehlungen zur Gesichtspflege für jeden Hauttyp: Unsere Haut ist wie unser Körper und Geist einem Tages- und Nachtrhythmus unterworfen, in dem sie mal aktiver ist oder ruht. Zu bestimmten Zeiten sind pflegende Maßnahmen besonders wirkungsvoll, in anderen Momenten des Tages eher weniger. Nachts regenerieren sich die Hautzellen und können dabei durch entsprechende Nachtcremes wirksam unterstützt werden. Am frühen Abend zwischen 17 und 18 Uhr ist die Haut hingegen am aufnahmebereitesten für die pflegenden Wirkstoffe in Cremes, Packungen und Masken. Diese Tatsache bestimmt nicht nur die Wahl der Pflegemittel, sondern auch den Zeitpunkt der Anwendung.

✳ Morgens nach dem Aufstehen und abends vor dem Einschlafen sollte für jeden Hauttyp eine schonende Tiefenreinigung auf dem Plan stehen. Die Reinigung ist von entscheidender Bedeutung für die Erhaltung und Wiederherstellung einer gesunden und schönen Haut. Ein Rezept für eine Reinigungsmaske, die du morgens und abends anwenden kannst, findest du auf Seite 99.

Oder, wenn du wenig Zeit hast, reinigst du dich morgens mit diesem Kräutergel.

KRÄUTERGEL

40 ml Kräuteressenz aus Ringelblume, Lavendel, Kamille oder anderen Kräutern, die du magst ✳ *60 ml Aloe Vera Saft*

1. Kräuter mit 70-90-prozentigem medizinischem Alkohol übergießen, bis sie bedeckt sind, und mindestens 5 Tage (bis zu 20 Tage) bei Raumtemperatur ziehen lassen. Täglich schütteln, damit sich die Wirkstoffe gut verteilen können.
2. Dann die Flüssigkeit durch einen Kaffeefilter in eine dunkle Flasche abseihen und die Reste gut ausdrücken. Kühl lagern.
3. Die Kräuteressenz mit dem Aloe-Vera-Saft mischen und in einem Schraubglas aufbewahren. Kühl lagern.

✳ Nach der Reinigung mit der Maske tupft man auf die gereinigten Hautpartien mit einem getränkten Wattebausch Gesichtswasser (Rezepte ab Seite 92 und 96) auf. Dieses wirkt tonisierend, um den Säurezustand der Haut nach der Reinigung wieder herzustellen und die normalen Funktionen wieder anzukurbeln.

✳ Nach der morgendlichen Reinigung kannst du ein Gesichtsöl in deine Haut einmassieren, das deinem Hauttyp entspricht, sowie eine Lippenpflege, eine Pflege für die empfindliche Augenpartie (siehe Seite 95) und dekorative Kosmetika auftragen.

✳ Nachts sollte man seiner Haut dann nach einer erneuten Tiefenreinigung und der Verwendung von Gesichtswasser die Gelegenheit geben, frei zu atmen und die tagsüber im Gewebe entstandenen Stoffwechselprodukte auszuscheiden. Lass anschließend eine leichte Nachtcreme oder eine Hautkur einwirken, die die Regeneration des Gewebes anregt.

✳ Die Gesichtswasser für alle Hauttypen, die wir hier zeigen, sind ohne Alkohol oder andere desinfizierende Stoffe, die die empfindliche Haut reizen und Hautirritationen hervorrufen können.

ROSENGESICHTSWASSER

20 ml Rosenwasser ✳ *60 ml Lavendel- oder Rosenblütenauszug* ✳ *3 Tropfen reines Rosenöl* ✳ *1 Tropfen Jasminöl (alle Zutaten sind in Apotheken oder gut sortierten Drogerien erhältlich)*

1. Verrühre alle Zutaten bis auf das Rosen- und Jasminöl in einer Schüssel.
2. Gib dann beide Öle hinzu, rühre wieder gut durch, und fülle das Gesichtswasser in eine verschließbare, sterile Flasche.
3. Tränke einen Wattepad damit und betupfe Gesicht, Hals und Dekolleté damit.

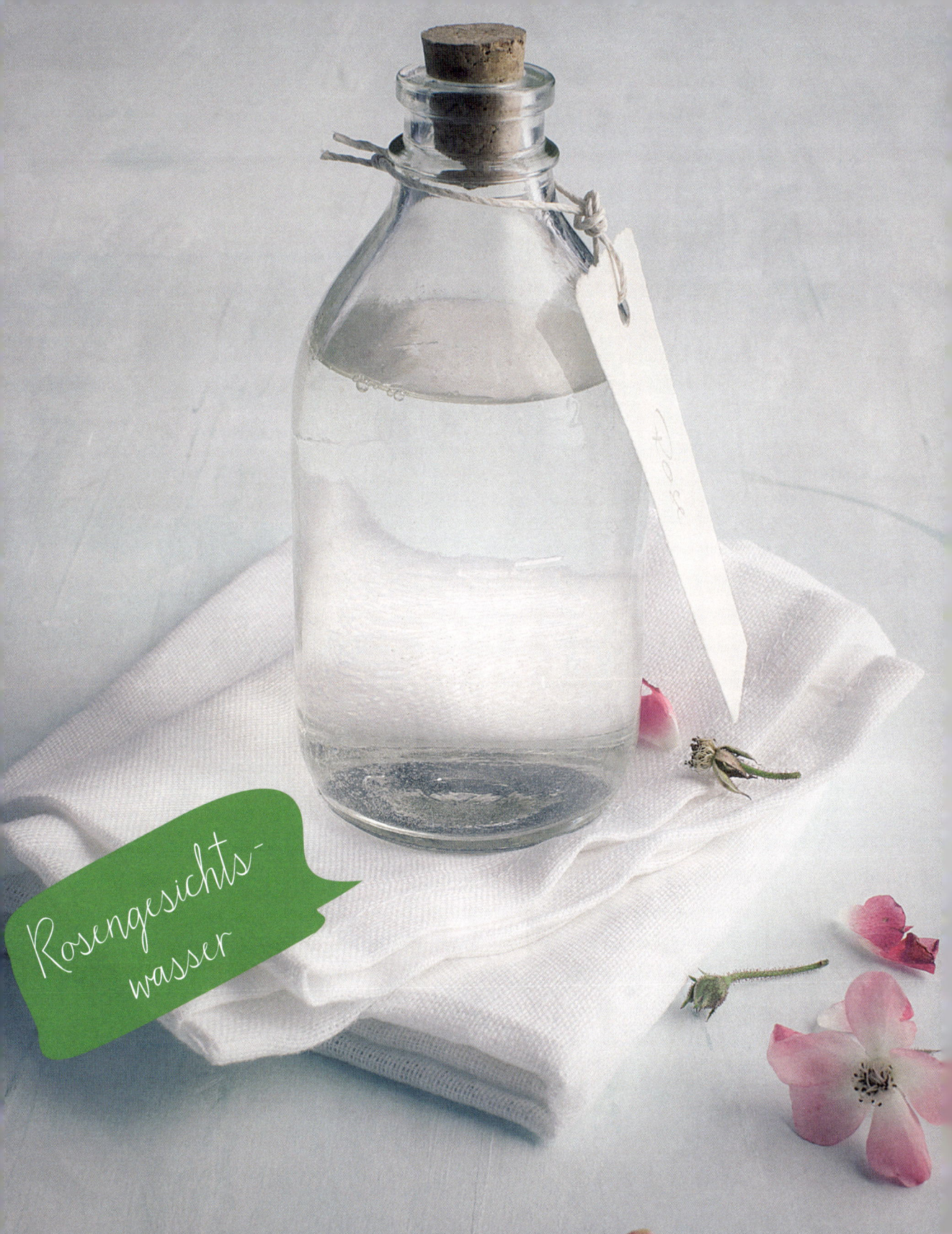

Rosengesichts-
wasser

✳ Wenn du weißt, … ✳

ob deine Haut eher trocken oder aber fettig ist, zu Unreinheiten neigt oder sehr empfindlich auf Umweltreize reagiert, kannst du deine Schönheitspflege gezielt auf deinen individuellen Hauttyp abstimmen. Der kleine Test zur Bestimmung des Hauttyps hilft dir dabei. Dazu brauchst du ein frisches Handtuch, ein Kleenex und zwei Stunden Zeit (in denen du aber durchaus auch etwas anderes machen kannst).

✳ Reinige dein Gesicht gründlich mit warmem Wasser und trockne es danach gut ab.
✳ Für die nächsten zwei Stunden trage keine Creme oder Ähnliches auf, sondern lass dein Gesicht unbehandelt. Am besten bleibst du in der Zeit auch drinnen, damit das Ergebnis nicht durch Umwelteinflüsse (Luftfeuchtigkeit, Trockenheit o. Ä.) verfälscht wird.
✳ Nach zwei Stunden drückst du ein Papiertuch auf dein Gesicht. Lass es etwa eine Minute lang auf dem Gesicht liegen, und nimm es dann wieder ab.

✳ Jetzt wird es interessant, denn die Lokalisation sowie die Intensität der Fettabdrücke deiner Haut, die auf dem Tuch zu sehen sind, verraten dir deinen Hauttyp.
✳ Abdrücke von Stirn, Wangen, Nase und Kinn: fette Haut
✳ Abdrücke von Stirn und Nase: Mischhaut
✳ Abdruck der Nase: normale Haut
✳ Keine Abdrücke: trockene Haut
Sollten sich außerdem Rötungen, kleine Hautschüppchen und andere Irritationen auf deinem Gesicht zeigen, deutet dies darauf hin, dass du eine empfindliche Haut hast.

Zur Bestimmung der reiferen Haut brauchst du diesen Test nicht. Ab 40 Jahren bei normaler Haut und ab Ende 30 bei extrem trockener Haut solltest du langsam die Pflegeempfehlungen für reifere Haut (siehe Seite 105) in dein tägliches Kosmetikprogramm mit einbeziehen.

Ist das wirklich gut für mich?

Jeder Mensch reagiert anders auf Reize – das können innere Einflüsse sein beispielsweise durch bestimmte Nahrungsmittel und Flüssigkeiten verursacht sowie äußere Reize wie Wind und Wetter, Luftfeuchtigkeit und Luftverschmutzung aber auch Stress –, und darüber hinaus ist unsere Haut ständig wechselnden Einflüssen ausgesetzt, die ihre Reaktionen und ihre Beschaffenheit

verändern können. Die Verträglichkeit der genannten Pflegemittel kann daher also nicht pauschal garantiert werden. Deshalb solltest du die Kosmetika zunächst testen: Streich einfach ein wenig davon auf die Innenseite deines Unterarms, und überprüfe die Reaktion deiner Haut. Eine Unverträglichkeit zeigt sich in der Regel spätestens nach einem halben Tag.

GURKENSAFT

1 Salatgurke

1. Schäle die Gurke und rasple sie auf einer Vier-kantreibe.
2. Den Gurkenbrei durch ein feines Sieb drücken oder in ein grobes Leinentuch füllen und fest zusammendrücken, sodass der Saft hinaus-läuft.
3. Den Saft in eine verschließbare Flasche füllen und im Kühlschrank aufbewahren (ca. zehn Tage haltbar).
4. Tränke einen Wattepad damit und betupfe Ge-sicht, Hals und Dekolleté.

GESICHTSDAMPFBAD

Ein Dampfbad ist sehr angenehm bei der Behand-lung von entzündlichen Pusteln oder von großpo-riger und zu Unreinheiten neigender Haut. Durch den Dampf wirken die Pflanzenauszüge im heißen Wasser intensiv auf die obersten Hautschichten ein und aktivieren die Regeneration der Haut. Zudem bewirkt die feuchte Wärme eine bessere Durchblu-tung und Sekretion. Wende ein Gesichtsdampfbad einmal pro Woche an, am besten direkt nach der Hautreinigung.

½ l Wasser ✴ 2 EL Kapuzinerkresse oder Hamamelis-blätter

1. Gieße ½ l kochendes Wasser in eine flache Schüssel, und füge Kapuzinerkresse oder Hama-melisblätter hinzu.
2. Lege dann ein Handtuch über deinen Hinter-kopf, sodass der Dampf nicht entweichen kann, und halte dein Gesicht über die Schüssel. Führe

das Dampfbad anfangs 5 Minuten lang durch und steigere dich auf bis zu 10 Minuten

3. Trage dann auf die noch feuchte Haut eine Gesichtsmaske auf, die deinem Hauttyp ent-spricht, und lasse diese in Ruhe einwirken. Wenn du das nicht möchtest, kannst du dein Gesicht auch gleich nur kalt abspülen und sorgfältig abtrocknen.

Augenpflege

Trage nach der morgendlichen Reinigung und der Anwendung von Gesichtswasser pflegende Öle oder Fette hauchdünn auf die oberen und unteren Augenlider auf, und klopfe sie sanft ein. Ideal hierfür sind Rizinusöl oder Kakaobutter. Du kannst auch ein Wimpernbürstchen in das Öl eintauchen und auf die Wimpern auftragen, die werden so seidenweich und glänzend.

✴ Guter Durchblick ✴

Bei geschwollenen Ober- und Unterlidern sowie bei stärkerer Fältchenbildung um die Augen heißt unser erster Tipp:
✴ Ruh dich gut aus!
✴ Was zusätzlich hilft: Lege dir morgens für 5–10 Min. Kompressen aus schwarzen Teebeuteln auf die geschlossenen Augenlider, das erfrischt und wirkt auch schmerzlin-dernd bei Rötungen.
✴ Bei Augenringen nach einer langen Partynacht oder weil du nachts mehrmals nach dem Baby sehen musstest: Um wieder frisch auszusehen, massierst du einfach vorsichtig einige Tropfen Kokosöl unter die Augen. Nach ein bis zwei Stunden sind die Augenringe zum großen Teil verschwunden.

Apfelessig

Alternative für: Gesichtswasser, Deodorant
Besonders empfehlenswert bei: Unreiner und
fettiger Haut
Wirkung: Mehr als 90 Inhaltsstoffe wie Folsäure,
Vitamine und Bioflavonide wirken hier zusammen
und kommen unserer Haut zugute. Außerdem
besitzt Apfelessig einen hautneutralen pH-Wert. So
wird der natürliche Säureschutzmantel der Haut
gestärkt und nicht wie bei alkalischen Seifenpro-
dukten zerstört.
Als Deo verhindert es die Entstehung geruchsbil-
dender Bakterien und hält so über Stunden frisch.
Verwendung: Es gibt 1001 Verwendungsmöglich-
keiten dieses alten Hausmittelchens. Hier sind zwei
der einfachsten und effektivsten.

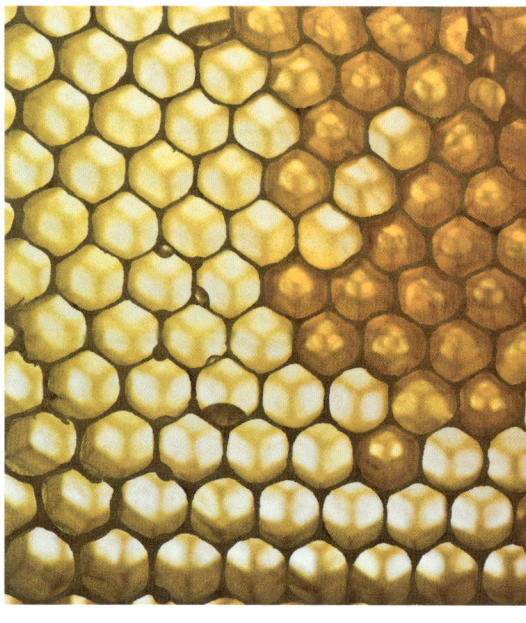

APFELESSIG-DEO

*20 ml Apfelessig ✳ 80 ml Wasser ✳ 50 Tropfen reines
ätherisches Öl (z. B. eine Mischung aus Lavendel und
Zedernholz oder Limette und Minze) ✳ Zerstäuber-
flasche*

1. Zutaten in die Flasche füllen. Flasche schließen
   und kräftig schütteln, damit sich die Inhaltsstoffe
   vermischen.
2. Wie herkömmliches Deo verwenden.

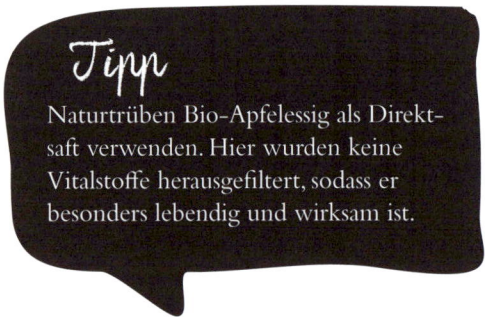

Tipp
Naturtrüben Bio-Apfelessig als Direkt-
saft verwenden. Hier wurden keine
Vitalstoffe herausgefiltert, sodass er
besonders lebendig und wirksam ist.

APFELESSIG-
GESICHTSWASSER

*30 ml Apfelessig ✳ 90 ml Wasser ✳ leeres Glas oder
kleine Glasflasche zur Aufbewahrung ✳ Wattepads oder
waschbare Kosmetikpads aus Baumwolle*

1. Essig und Wasser in Behälter geben, verschließen und kräftig schütteln.
2. Mit einem Kosmetikpad nach der Gesichtsrei-
   nigung auftragen und etwas trocknen lassen.
   Anschließend bei Bedarf Gesichtscreme verwenden.

Honig

Alternative für: Haarspülungen, Anti-Pickel-
Serum, Peelings, Masken, Mittel zur Wundheilung
Besonders empfehlenswert bei: Unreiner Haut,
trockenen und stumpfen Haaren

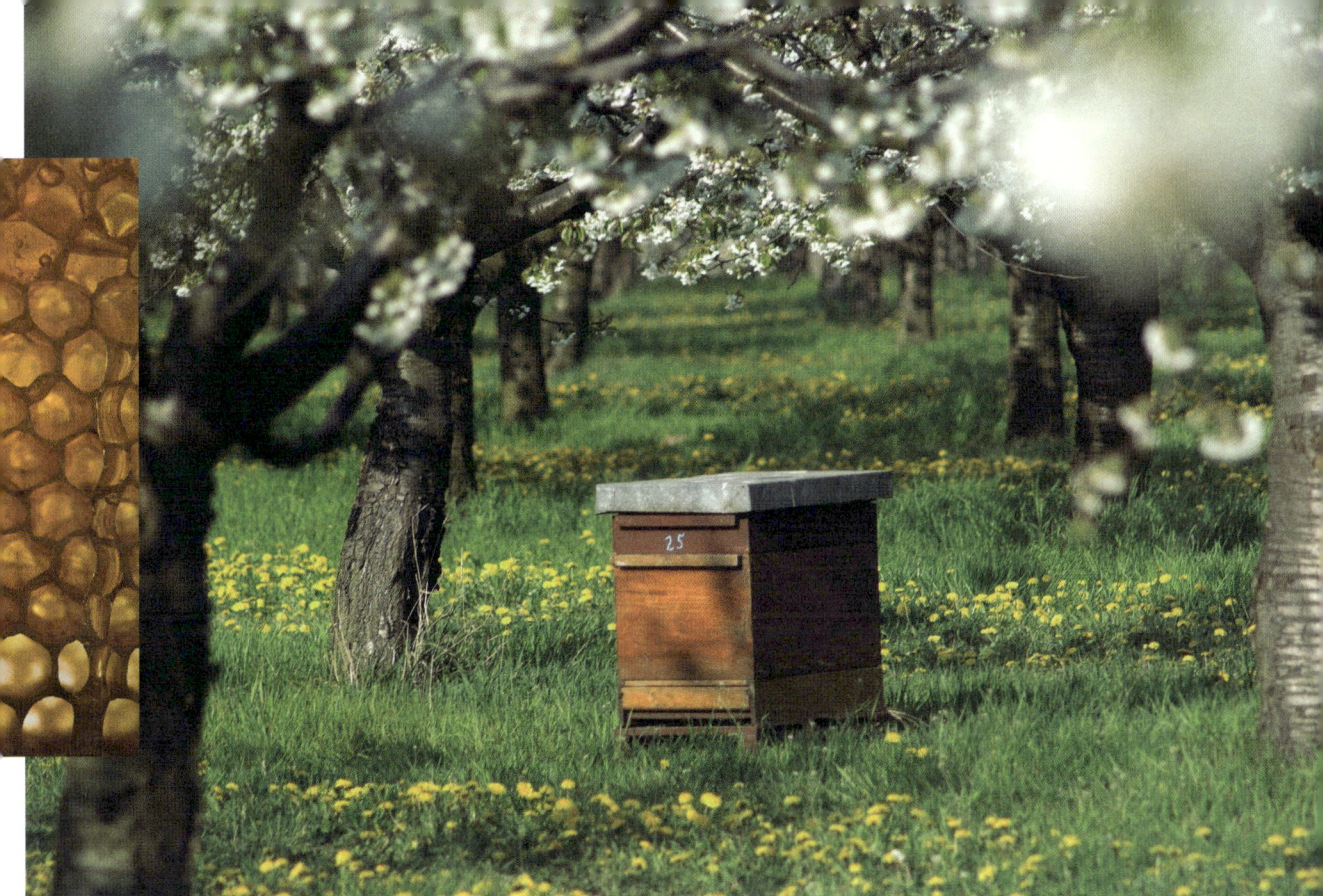

Wirkung: Honig wirkt antibakteriell, unterstützt natürliche Heilprozesse und desinfiziert. Außerdem verbergen sich in ihm etwa 200 verschiedene Inhaltsstoffe, von denen viele unsere Haut pflegen und noch schöner machen.

Verwendung: Ob als Vollbad, Gesichtsmaske, Peeling oder für spröde Lippen: Honig ist ein absolutes Allround-Talent. Füge zum Beispiel deinem Vollbad etwas Milch und Honig hinzu. Die Milch wirkt durch ihren Fettgehalt rückfettend, was besonders im Winter empfehlenswert ist. Die im Honig enthaltenen Vitamine sind eine Wohltat für die Haut.

Für eine entspannende Gesichtsmaske nimmt man 2 EL Honig und trägt sie auf die Haut auf. Nach 15 Minuten kann die Maske mit lauwarmem Wasser wieder abgespült werden.

EINFACHE HONIG-SPÜLUNG

3 EL naturbelassener Honig ✳ 100 ml Wasser ✳ 1 TL Zitronensaft ✳ Glas oder Flasche zur Aufbewahrung

1. Alle Zutaten vermengen, bis der Honig sich komplett aufgelöst hat. Die Spülung ist dünnflüssiger als herkömmliche Produkte, ihre Wirkung wird dadurch aber in keiner Weise beeinflusst.

2. In ein Glas oder Fläschchen füllen. Wie gewohnt auf das feuchte Haar geben und etwa drei Minuten einwirken lassen. Mit Wasser auswaschen.

HONIG-AVOCADO-HAIR-REPAIR
(bei trockenen und glanzlosen Haaren)

1 Avocado ✶ *3 EL naturbelassener Honig*

1. Fruchtfleisch der Avocado aus der Schale löffeln und in einer kleinen Schüssel zerquetschen. Honig unterrühren.
2. Die Creme auf dem feuchten Haar verteilen und etwa eine Stunde einwirken lassen. Mit Wasser wieder auswaschen.

Ideale Tagespflege

Statt Cremes kannst du die folgenden Öle für deine Tagespflege verwenden:
- ✶ Süßes Mandelöl
- ✶ Avocadoöl
- ✶ Olivenöl
- ✶ Jojobaöl

FÜR ALLE HAUTTYPEN

Als Basispflege für alle Hauttypen empfehlen wir statt der üblichen Tagescreme entweder Sesamöl oder ein für deinen Hauttyp geeignetes anderes Öl für Gesicht, Hals und Dekolleté. Übrigens: Auch wenn du zu eher fettiger Haut neigst, kannst du Öle verwenden. Sie harmonisieren die Haut. Auch am Abend ist grundsätzlich keine spezielle Creme oder Salbe für die Nacht erforderlich. Die nachfolgenden Pflegeanwendungen geben dir Anregungen, wie du deiner Haut über das tägliche Basispflegeprogramm aus Reinigung und Ölen noch zusätzlich etwas Gutes tun kannst.

Pflege für die normale Haut

Eigentlich der Idealzustand der Haut: Bei einem »normalen« Hautbild arbeiten die Talg- und Schweißdrüsen harmonisch, und man hat eher selten mit Hautunreinheiten zu tun. Die Poren sind klein, Feuchtigkeitsgehalt und Spannkraft ausgewogen. Normale Haut ist weder trocken noch fettig, eher rosig und gut durchblutet und fühlt sich glatt und straff an.

REINIGUNGSMASKE

2 EL Kichererbsenmehl ✶ *1 EL Milch* ✶ *Wasser*

1. In einer Schüssel Milch und Kichererbsenmehl mischen und soviel Wasser zugeben, bis ein dickflüssiger Brei entsteht, den du auf Gesicht, Hals und Dekolleté aufträgst.
2. Die Maske ca. 10 Min. einwirken lassen und warm abwaschen. Dabei den Brei mit kreisenden Bewegungen vorsichtig einmassieren, damit auch die letzten hartnäckigen Schmutz- und Staubpartikelchen von der Haut entfernt werden. Anschließend trägst du ein Gesichtsöl auf.

ÖL-KURPACKUNG

3 EL Sojaöl ✶ *2 EL Mandelöl* ✶ *je 1 EL Jojoba- und Rizinusöl*

Alle Öle in eine Schüssel geben, verrühren und mit einem Wattepad auf Hals, Gesicht und Dekolleté auftragen und dann sanft mit den Fingerspitzen in die Haut einklopfen.

Pflege für die fette, unreine Haut

Fette, ölige und schlecht durchblutete Haut, die aufgrund ihrer übermäßigen Fettabsonderung zu erweiterten Poren und zur Bildung von Mitessern und Pickeln neigt, ist oft ein Zeichen, dass die Verdauung nicht ganz rundläuft. In diesem Fall empfiehlt sich, mal über ein paar Detox-Tage nachzudenken oder eine Ernährungsumstellung, wie wir sie in Kapitel 2 (ab Seite 20) beschrieben haben.

Typisch für diesen Hauttyp sind die Großporigkeit und starke Unterpolsterung mit Fettgewebe, wodurch die Haut straff und eher grob strukturiert, an der empfindlichen Augenpartie jedoch zart und durchsichtig wirkt. Im Allgemeinen ist diese Haut sehr empfindlich und benötigt viel Pflege. Wir empfehlen ölhaltige Schönheitsmittel oder reines Mandelöl, die den hauteigenen Talg sanft ablaufen lassen, ohne die Poren zu verstopfen, und das Hautbild so auf natürliche Weise harmonisieren. Entfettende Mittel wie etwa Alkohol regen die Talgdrüsen dagegen meist zu noch stärkerer Tätigkeit an. Denn je mehr man die Haut auszutrocknen versucht, desto intensiver ist ihre Gegenreaktion.

Ideale Pflegemittel

Statt Cremes kannst du die folgenden Öle und Substanzen für deine Tagespflege verwenden:
* Süßes Mandelöl
* Sesamöl
* Rosenwasser
* Gurkensaft (siehe Seite 95)

REINIGUNGSMASKE

2 EL Gerstenmehl ✱ *1 EL Süßholzpulver* ✱ *1–2 EL Wasser*

1. Mische in einer Schüssel Gerstenmehl und Süßholzpulver, und gib soviel Wasser hinzu, bis eine geschmeidige Masse entsteht.
2. Auf Gesicht, Hals und Dekolleté auftragen und ca. 10 Min. einwirken lassen. Danach mit warmem Wasser abwaschen und eine feuchtwarme Kompresse auflegen. Dazu tränkst du einen Waschlappen mit warmem Wasser, dem du zuvor etwas Apfelessig zugibst, und presst den Waschlappen für 10 Sek. leicht aufs Gesicht. Anschließend trägst du mit einem Wattepad Gesichtswasser auf.

GURKENPACKUNG

Gurken normalisieren die übermäßige Fettabsonderung und nehmen überschüssigen Talg von der Haut auf; sie regen die Durchblutung an, halten die Poren rein und erfrischen.

200 g geraspelte Gurke ✱ *1 EL Kichererbsenmehl* ✱ *¼ TL Kurkumapulver*

Mische alle Zutaten in einer Schüssel, und trage die Packung auf Gesicht, Hals und Dekolleté auf. Etwa 15 Min. einziehen lassen und dann mit warmem Wasser abwaschen.

Die besten Kräuter für einen strahlenden Teint

KAMILLE Chamomilla stammt aus dem Griechischen und bedeutet »Apfel der Erde«. In alten Schriften wie dem »Leipziger Kräuterbuch« von 1435 wird seine »verfeinernde und schmerzstillende Kraft« hervorgehoben. Kamille klärt die Haut, wirkt zellregenierend und ist ideal für unreine, fettige wie auch reifere Haut.

SALBEI Sein Name stammt von dem lateinischen Verb »salvare«, das so viel wie »heilen« bedeutet. Heute wird das antiseptisch wirkende Öl des Heilkrauts in vielen Gesichtspflegeprodukten für fettige oder unreine Haut verwendet. Es reguliert nicht nur die Talgbildung, sondern strafft auch die Haut.

PFEFFERMINZE Beim Verdunsten auf der Haut wirkt das ätherische Öl angenehm kühlend. Gleichzeitig regt es den Lymphfluss an, leitet aus und entlastet bei Schwellungen. Es wirkt antibakteriell, durchblutungsfördernd und hemmt Entzündungen, weshalb es die ideale Zutat für Pflegeprodukte bei unreiner, fettiger Haut sowie Akne ist.

ROSMARIN Das ätherische Öl des Mittelmeergewürzes regt die Durchblutung an. Es wird häufig für Shampoos oder entspannende Badezusätze verwendet. Die in dem ätherischen Öl des Rosmarins enthaltene Ursolsäure steckt auch in vielen Gesichtscremes und Bodylotionen, da es die Kollagenproduktion fördert und straffend wirkt.

LAVENDEL Im Mittelalter glaubte man, dass das duftende Kraut vor Pest und Cholera schütze. Heute steckt das ätherische Öl in vielen Gesichtspflegeprodukten, Badezusätzen, Körpercremes oder Massageölen. Kein Wunder, denn es wirkt entzündungshemmend, durchblutungsfördernd und zellregenerierend. Geeignet ist es für alle Hauttypen und auch für Schwangere und Babys empfehlenswert.

BASILIKUM Das sogenannte Königskraut ist Bestandteil zahlreicher Kosmetika. So findet sich das erfrischende Aroma in Badezusätzen, Massageölen oder Körpercremes, wo es ausgleichend und harmonisierend wirkt. Die antiseptisch wirkenden Blätter der Gewürzpflanze sind für alle Hauttypen geeignet.

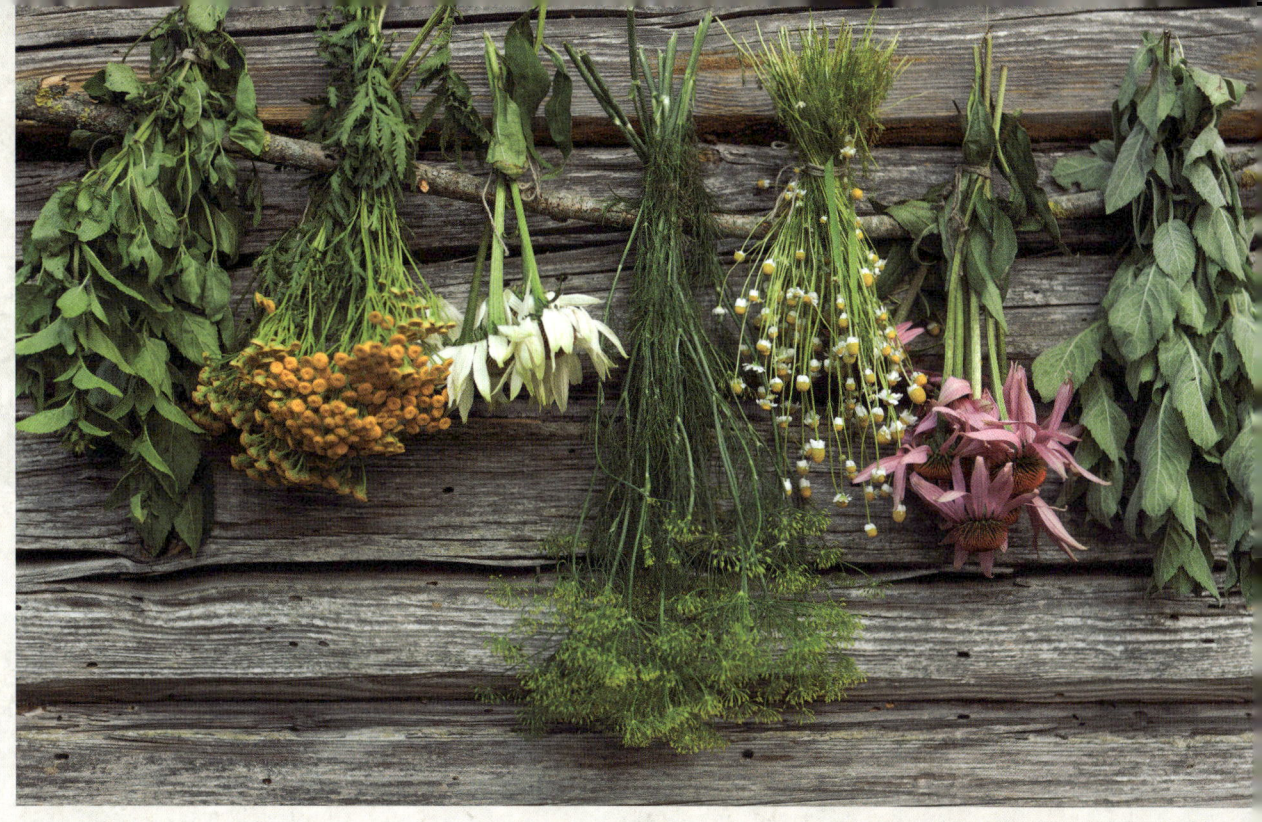

MELISSE Die Blätter der Melisse duften frisch nach Zitrone, sie wirken durch ihr ätherisches Öl auch zellschützend und bewahren den Teint vor schädlichen UV-Strahlen. Zudem sind die Extrakte reizlindernd und sind deshalb häufig Bestandteil von Gesichtspflegeprodukten für empfindliche Haut.

PETERSILIE Die Blätter des beliebten Würzkrauts haben eine entzündungshemmende Wirkung. In Gesichtspflegeprodukten soll das ätherische Öl den Teint zum Strahlen bringen. Außerdem regt es den Zellstoffwechsel an und schützt die Haut vor Umwelteinflüssen.

MÄDESÜSS Neben Acetyl-Spiraen-Säure, die natürliche Basis des Aspirins, enthalten die Blüten dieses Rosengewächses zellschützende Flavonoide. Blüten, Blätter und Wurzeln wirken entzündungshemmend, in Cremes und Lotionen wirkt Mädesüß hautstraffend.

Pflege für die Mischhaut

Hast du nach dem Hauttest festgestellt, dass deine Stirn, die Partie um die Augen und das Kinn im Gegensatz zu den übrigen Teilen des Gesichts entweder besonders trocken oder besonders fettig ist, gehörst du zum Typus mit Mischhaut. Äußerlich solltest du vor allem auf die Reinigung deiner Haut achten und nur Schönheitsmittel verwenden, die entzündungshemmende Eigenschaften besitzen. Achte darauf, dass die trockenen Partien deiner Haut besonders pflegebedürftig sind. Begleiterscheinungen auf den fetteren Hautpartien sind auch oft verstopfte Poren, Pickel und Mitesser. Gerade Unreinheiten, Pickel und Pusteln in der unteren Mundpartie können ein Anzeichen dafür sein, dass in deinem Verdauungstrakt etwas nicht in Ordnung ist. Zur Entlastung der Haut ist eine Umstellung auf frische Nahrungsmittel empfehlenswert, ein Leben im Bio-Rhythmus, Entspannung und der maßvolle Umgang mit Genussmitteln.

So lange, bis sich dein Hautbild harmonisiert hat, solltest du immer zweierlei Sorten von Schönheitsmitteln zur Hand haben, die du partiell im Gesicht einsetzt: Stirn, Nase und Kinn werden gemäß den Empfehlungen für die fette Haut (siehe Seite 99) gepflegt, Augen und Wangen nach denen für die trockene Haut (siehe Seite 102). Zur Pflege sollten auch Dampfbäder gehören und etwas Geduld. Denn die Neigung zu unreiner Haut kommt von innen, und es dauert, bis sich die Verdauung umgestellt hat.

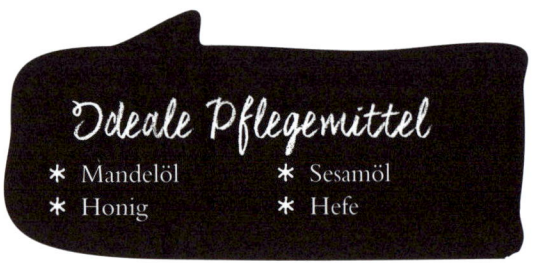

Ideale Pflegemittel

* Mandelöl
* Honig
* Sesamöl
* Hefe

REINIGUNGSMASKE

1 Tasse feingeschroteter Leinsamen ✴ *1 Tasse Weizenkleie*

1. Zutaten gut mischen. Etwa 1 TL der Mischung mit etwas Wasser zu einem zähflüssigen Brei anrühren.
2. Gesicht und Hals anfeuchten und die Paste auftragen. Sehr sanft in kreisenden Bewegungen die Haut reiben und anschließend mit viel lauwarmem Wasser abspülen.

PFLEGEPACKUNG

Hefe wirkt besonders harmonisierend bei einer Haut, die verstärkt zu Unreinheiten neigt. Schlucke täglich zweimal, am besten mittags und abends, ein etwa haselnussgroßes Stück frische Hefe. Äußerlich reinigend und glättend wirkt die Hefegesichtspackung.

Backhefe ✴ *warme Milch*

Mische die Zutaten in einer Schüssel und trage die Packung auf Gesicht, Hals und Dekolleté auf. Etwa 15 Min. einziehen lassen und dann mit warmem Wasser abwaschen.

Pflege für die trockene Haut

Bei jüngeren Menschen ist trockene Haut kaum von normaler zu unterscheiden, denn sie ist in der Regel ebenso rein, feinporig und gut durchblutet. Etwa im Alter von 20 Jahren wandelt sich jedoch das Hautbild: Die Haut wird dünner, reagiert empfindlicher auf Witterungseinflüsse, neigt zur Faltenbildung und hat bisweilen ein leicht pergamentartiges Aussehen.

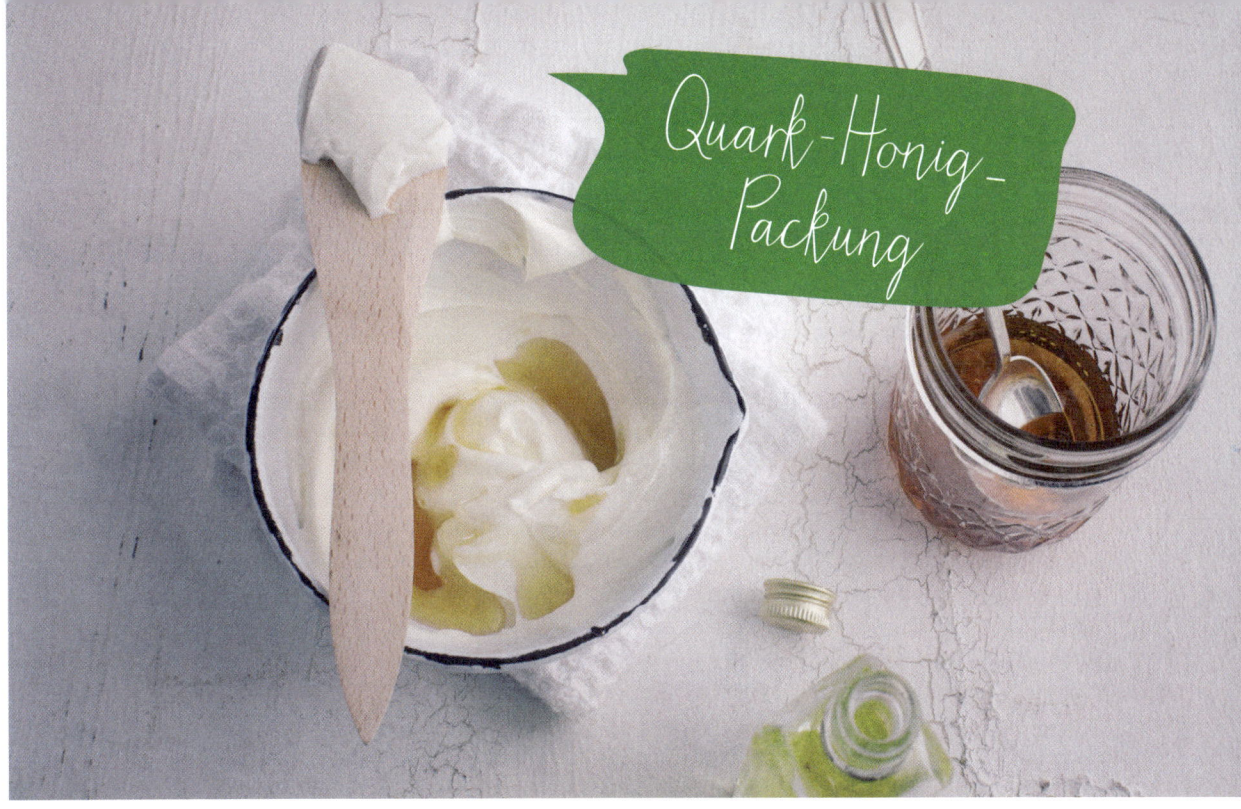

Sie reagiert schnell mit Irritationen wie Rötungen, Schüppchenbildung, Entzündungen oder geplatzten Äderchen auf den Wangen. Lass viel frische und vor allem feuchte Luft an deine Haut. Unternimm Spaziergänge bei Regenwetter und Nebel, denn das sind wirkungsvolle und einfache Schönheitsmittel bei trockener Haut.

REINIGUNGSMASKE

1 Eigelb ✴ 1 TL Mandelöl ✴ einige Tropfen Zitronensaft

Verrühre das Eigelb mit dem Mandelöl und dem Zitronensaft zu einer geschmeidigen Paste, mit der du Gesicht und Hals bestreichst. Lasse die Maske für 10 Min. einziehen. Im Anschluss nimmst du sie mit warmem Wasser wieder ab und trägst Gesichtswasser auf.

QUARK-HONIG-PACKUNG

2 EL Quark ✴ 1 EL Bienenhonig ✴ 1 TL Mandelöl

1. Den Honig in einem Topf leicht erwärmen (nicht über 40 °C) und mit dem Quark verrühren. Bei sehr trockener Haut noch 1 TL Mandelöl hinzufügen.
2. Trage die Packung auf Gesicht, Hals und Dekolleté auf, wobei die Augenpartie frei bleibt, und lasse sie für ca. 30 Min. einwirken. Danach wasche die Packung mit lauwarmem Wasser wieder ab.

Ideale Pflegemittel

* Sesamöl
* Weizenkeimöl
* Mandelöl
* Avocadoöl

Pflege für die empfindliche Haut

Kaum ein anderer Hauttyp entspricht dem geflügelten Wort von der Haut als Spiegel der Seele mehr. Während der Hauttest dieselben Merkmale wie die bei trockener Haut zeigt, also keine fettigen oder unreinen Stellen im Gesicht, neigt die empfindliche Haut bei näherer Betrachtung häufig zu erweiterten Äderchen im Bereich der Wangenknochen. Die Versorgung mit Hautfett ist mangelhaft, die Haut selbst dünn und fast durchscheinend, und bei den geringsten Irritationen von außen oder besonderer nervlicher Anspannung reagiert die Haut mit Rötungen, Schwellungen oder auch mit Jucken. Oft sind die Ursachen für die Hautveränderungen seelischer Natur: Probleme in Partnerschaft, Familie oder Beruf zeigen sich umgehend. Auch anregende Genussmittel wie Alkohol, Kaffee oder Tee wirken sich direkt auf das Aussehen der Haut aus, ebenso wie der Verzehr zu heißer oder scharf gewürzter Nahrungsmittel. Menschen mit empfindlicher Haut sollten auch ihre Ernährung im Blick behalten, alles, was schwer verdaulich ist oder reizt, sollte vermieden und nervliche Belastungen abgebaut werden. Während der heißen Sommermonate solltest du unbedingt an den Sonnenschutz denken, der ist bei diesem Hauttypus besonders

Ideale Pflegemittel

* Mandelöl
* Avocadoöl
* Sesamöl
* Aloe vera
* Johanniskrautöl

wichtig. Öle außerdem die Hautpartien, die du der frischen Luft aussetzt, mit Jojobaöl ein, das (leicht) gegen UV-Strahlung schützt.

Überlege in Ruhe, welche Faktoren dich in deinem Leben nervös machen und dir Stress bereiten. Nimm dir bewusst Auszeiten von deinem Partner, deiner Familie oder auch vom Beruf und reserviere dir immer mal wieder ein bis zwei Stunden pro Tag nur für dich. Nutze diese Zeiten zur Innenschau, und besänftige deine aufgeregte Seele und deinen Geist. Ruhe, Meditation und Aufenthalte in der Natur helfen dir dabei, dein Gleichgewicht wiederzuerlangen. Achte darauf, dass sich deine Haut regenerieren kann, um besser gegen Belastungen gewappnet zu sein.

REINIGUNGSMASKE

Diese Maske reinigt und besänftigt die Haut. Das darin enthaltene Hamameliswasser wirkt entzündungshemmend und desinfizierend.

1 EL Hafermehl ✱ 1 EL Hamameliswasser

1. Verrühre die Zutaten in einer Schüssel zu einem streichfähigen Brei, bei Bedarf sollte noch etwas Wasser hinzugefügt werden.
2. Streiche diesen auf Gesicht und Hals, und lasse die Maske ca. 20 Min. einwirken. Tränke Wattepads in warmem Wasser und nehme die Maske damit ab.

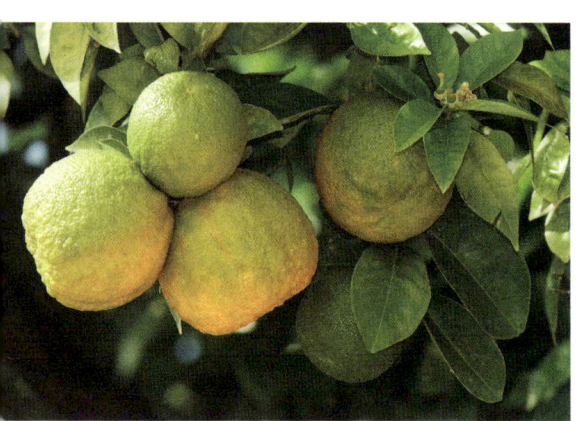

PFLEGENDE PACKUNG

½ reife Avocado ✳ *1 Eigelb* ✳ *ein paar Spritzer Zitronensaft*

1. Das Fruchtfleisch der Avocado würfeln und in eine Schüssel geben, mit dem Eigelb und dem Zitronensaft zerdrücken und zu einer streichfähigen Paste mischen.
2. Auf Gesicht und Hals auftragen, 20 Min. einwirken lassen und warm abwaschen.

Pflege für die reifere Haut

Es lohnt sich, seine Fältchen und Falten als Tribut an das eigene Leben und als Zeichen für Erfahrung zu sehen. Sie verleihen dir Souveränität angesichts des Reifeprozesses, der völlig natürlich ist und uns zugleich an unsere Endlichkeit gemahnt. Je souveräner man diese Entwicklung annimmt, desto entspannter tritt man auch in die sogenannte dritte Lebensphase ein und kann diese mit Gewinn genießen. Unser Verhältnis zur Natur spielt dabei eine große Rolle: Je näher wir dem Kreislauf der Natur sind, desto selbstverständlicher geht für uns der Prozess des Alterns vonstatten. Denn dann erleben wir jedes Jahr bewusst das Aufblühen der Natur im Frühjahr und das Absterben im Winter, das zugleich wieder die Vorstufe zu neuem Leben ist. Wir erleben das Knospen der Blumen, Büsche und Bäume, sehen ihrem Reife- und Wachstumsprozess

zu, ernten und essen die Früchte der Natur oder erleben, wie sie vergehen. Das Altern ist eine große Chance, um zu seinen Wurzeln zurückzufinden. Mit Hilfe von Entspannungsübungen, Meditationen und einer ausgewogenen, nicht zu energiereichen Ernährungsweise können wir uns auf die Veränderungen, die auf uns einstürmen, besser einstimmen. Und selbstverständlich helfen auch äußere Anwendungen dabei, die Folgen des Alterns zu harmonisieren. Etwa ab vierzig verliert die Haut bei den meisten Menschen deutlich sichtbar an Elastizität. Auch das Fettgewebe in der unteren Hautschicht geht zurück, und die Oberhaut wird dünner. Das Hautbild ist trocken, mit Fältchen und Falten, in manchen Fällen auch mit den sogenannten Altersflecken und stärkerer Pigmentierung. Was du dagegen tun kannst? Unterstütze deine Haut vermehrt in ihrer Funktionstüchtigkeit, versorge sie mit ausreichend Feuchtigkeit, rege ihre Durchblutung und damit den träger werdenden Hautstoffwechsel an. So erhältst du ein strahlend lebendiges und waches Aussehen, das dich zusätzlich verschönert.

PFLEGE FÜR DEN TAG

Grundsätzlich gelten für die Pflege der reiferen Haut dieselben Empfehlungen für Anwendungen wie für die trockener Haut. Nach der Reinigung solltest du jedoch morgens wie abends regelmäßig eine Gesichtsmassage durchführen. So kannst du die Faltenbildung im Gesicht ausgleichen oder sogar abschwächen. Denn je weicher du die Haut um die Fältchen hältst, desto weniger leicht verhärten sie. Für die Reinigungsprozedur vor der Massage verwende bitte die Rezepturen und das Gesichtswasser für die normale Haut oder eines, das besonders die Durchblutung anregt, beispielsweise eines mit Rosmarin.

Diese morgendliche und abendliche Gesichtsmassage glättet nicht nur deine Haut, sondern regt auch die Durchblutung an, sodass die Haut ihre wichtigen Nährstoffe erhält.

Ideale Pflegemittel

✳ Sesamöl   ✳ Weizenkeimöl
✳ Mandelöl   ✳ Avocadoöl

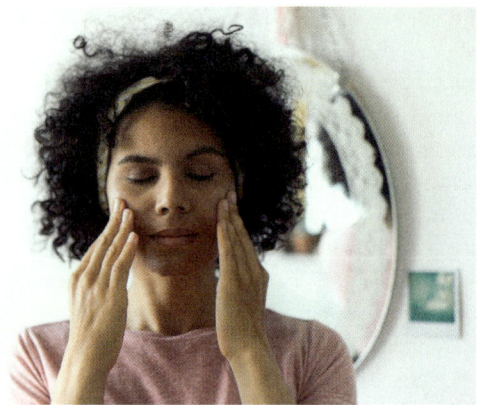

✱ Nimm etwas Mandelöl zwischen deine Handflächen und verteile es. Anschließend streiche das
Öl immer wieder quer über deine Stirn und ende
in sanft kreisenden Bewegungen an der zarten
Haut über den Schläfen und Wangenknochen.

✱ Da das Mandelöl auch um die Augenpartie
herum gut verträglich ist, kannst du es auch hier
verwenden. Klopfe das Öl leicht auf Unter- und
Oberlid ein. Lasse das Öl einige Minuten lang
einwirken, und tupfe den Rest mit einem Kosme-
tiktuch ab.

✱ Streiche dann mehrmals etwas Öl quer über die
Kinnpartie. Danach massiere das restliche Öl mit
den Mittelfingern seitlich entlang der Nase auf und
ab. Hier kannst du das Öl mit sanftem Druck
einkneten.

✱ Bei den Hautpartien, wo die Gesichtshaut
straffer über den Knochen gespannt ist, solltest du
nur leichte streichende oder kreisende Bewegungen durchführen.

✱ Zum Schluss sind das Dekolleté und der Hals
an der Reihe: Streiche das Öl dabei mehrmals sanft
vom Brustansatz den Hals entlang bis hoch zur
Kinnspitze.

KLEIEPEELING

Alle zwei Wochen kannst du ein Peeling durchfüh-
ren, das tiefenreinigend und durchblutungsfördernd
wirkt. Dazu benötigst du wahlweise Weizen- oder
Mandelkleie. Gib 2 TL der Kleie in die hohle
Hand, füge etwas Wasser dazu, und verrühre alles
mit den Fingern der anderen Hand. Anschließend
verteile den festen Brei großflächig über das
Gesicht. Die Augen spare dabei aus. Verteile den
Kleiebrei mit kreisenden Bewegungen auf der
Haut. Peele die Haut nur so lange, bis du das
Gefühl hast, dein Gesicht ist rein. Anschließend
tupfe das Gesicht mit Gesichtswasser (siehe
Seite 96) ab, und öle es mit deinem Lieblingsöl
sanft ein.

MÖHRENPACKUNG

Sehr nährend bei trockener älterer und müder
Haut wirkt diese schnell hergestellte Packung.

1 Eigelb ✱ *1 TL Olivenöl* ✱ *1 TL frischer Möhrensaft*

1. Eigelb, Öl und Möhrensaft in einer Schüssel
   vermischen und zu einer dickflüssigen Paste
   rühren.
2. Großflächig auf Gesicht und Hals auftragen und
   die Augen aussparen. 30 Min. lang einwirken
   lassen und anschließend mit reichlich lauwarmem Wasser abwaschen.

MAKE-UP
mit grünem Daumen

Durch den Griff zu Naturkosmetik können wir beim Schminken viele Substanzen vermeiden, die uns und unserer Erde schaden. Denn mit Parabenen, PEGs, Erdöl und Konsorten verbirgt sich in konventioneller Kosmetik einiges, was auf unserer Haut eigentlich nichts zu suchen hat.

Was sich im Make-up verstecken kann

Mascara: Formaldehyd – krebsverdächtig und allergen; Parabene – hormonell wirksam; Nitrosamine – krebserzeugend, stehen im Verdacht, Leber, Nieren und Erbgut zu schädigen und gehören zu den krebserregendsten Stoffen überhaupt.

Make-up und Rouge: Mineralöle – austrocknend, Erdölprodukt (siehe auch Seite 87); Aluminium – hautirritierend und nervenschädigend (siehe auch Seite 84); synthetische Duft- und Farbstoffe – allergen und krebsverdächtig

Lippenstift: Mineralöle und Silikone – austrocknend (siehe auch Seite 88); Schwermetalle wie Blei – langfristig gesundheitsschädlich, da sie sich im Körper ablagern; synthetische Duft- und Farbstoffe – allergen und krebsverdächtig

Lidschatten: Nickel – allergen, synthetische Duft- und Farbstoffe – allergen und krebsverdächtig

Giftige Substanzen kommen in Schminke nur in geringen Mengen vor. Die Belastungen durch Ernährung, Kosmetik und Umwelt summieren sich jedoch, sodass auch ein gesunder Mensch langfristig krank werden kann. Jedes Mal, wenn wir also eine natürlichere Alternative wählen, entscheiden wir uns auch langfristig für mehr Schönheit – innerlich wie äußerlich.

Naturkosmetik: durch Verzicht zu mehr Schönheit

All diese Substanzen sind bei wahrer Naturkosmetik nicht erlaubt. Deshalb ist es wichtig, auf die Zertifizierung von Produkten zu achten. Der Begriff »Naturkosmetik« ist gesetzlich nicht geschützt, und herkömmliche Marken werben mit Greenwashing für scheinbar natürliches Make-up. BDIH, NATRUE und Ecocert sind die gängigsten Qualitätssiegel für Naturkosmetik, und ihre Logos lassen sich leicht auf den Packungen ausmachen.

Erdbeerrote Lippen – ganz ohne Chemie!

Etwa drei Kilo Lippenstift essen wir als Frauen in unserem Leben – und nehmen damit bei konventionellen Produkten auch viele ungesunde Substanzen zu uns. Besser ist da natürlich die Verwendung von Naturkosmetik. Oder: Lipgloss einfach selber machen!

LIPGLOSS SELBST GEMACHT

Dieser Lipgloss eignet sich auch hervorragend als Cremerouge. Dazu verteilt man ihn einfach wie Rouge mit den Fingern auf den Wangen.

2 EL Mandel- oder Jojobaöl ✳ 1 TL Kokosöl ✳ 2 TL Bienenwachs ✳ 2 TL Rote-Bete-Pulver (alternativ: Erdbeerpulver) ✳ 2 TL pflanzliches Glyzerin

Außerdem benötigt man:
3–4 kl. Behälter zur Aufbewahrung (am besten leere Lippenpflege-Döschen oder kleine Tiegel von Cremeproben reinigen und recyceln)
1 kl. Topf
2 kl. Schüsseln oder Tassen

1. Etwas Wasser im Wasserkocher erhitzen und in einen kleinen Topf füllen. Öle und Bienenwachs in eine Schüssel geben und diese ins heiße Wasser stellen.

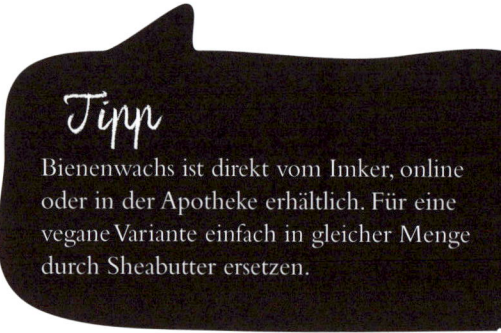

Tipp
Bienenwachs ist direkt vom Imker, online oder in der Apotheke erhältlich. Für eine vegane Variante einfach in gleicher Menge durch Sheabutter ersetzen.

2. Umrühren, bis die Fette geschmolzen und verbunden sind. Aus dem Wasserbad herausnehmen, abkühlen lassen.
3. Rote-Bete-Pulver und Glyzerin in weiterer Schüssel oder Tasse verrühren, bis eine homogene dunkelrote Masse entsteht.
4. Masse zur Ölmischung hinzugeben und beides verquirlen. Die zähflüssige Mixtur in den Behälter umfüllen und komplett abkühlen lassen, damit der Lipgloss sich verfestigt. Hält sich mindestens zwei Monate, noch länger, wenn er zwischendurch im Kühlschrank aufbewahrt wird.

Tipp
Bei eher grobem Rote-Bete-Pulver kann der Lipgloss vor der Abfüllung durch ein feines Sieb oder ein Seihtuch gefiltert werden.

Schönheits-Qi-Gong

Aus dem chinesischen Qi Gong stammt die folgende »Gesichtsmassage«, die die Gesichtszüge wunderbar entspannt und bei regelmäßiger Durchführung, zum Beispiel morgens im Bad, verjüngend und erfrischend wirkt.

So geht's:
1. Mit der Einatmung schaust du mit den Augen nach oben, mit der Ausatmung nach unten. 3–6-mal wiederholen.
2. Mit der Einatmung jetzt nach links schauen, mit der Ausatmung nach rechts. 3–6-mal wiederholen.

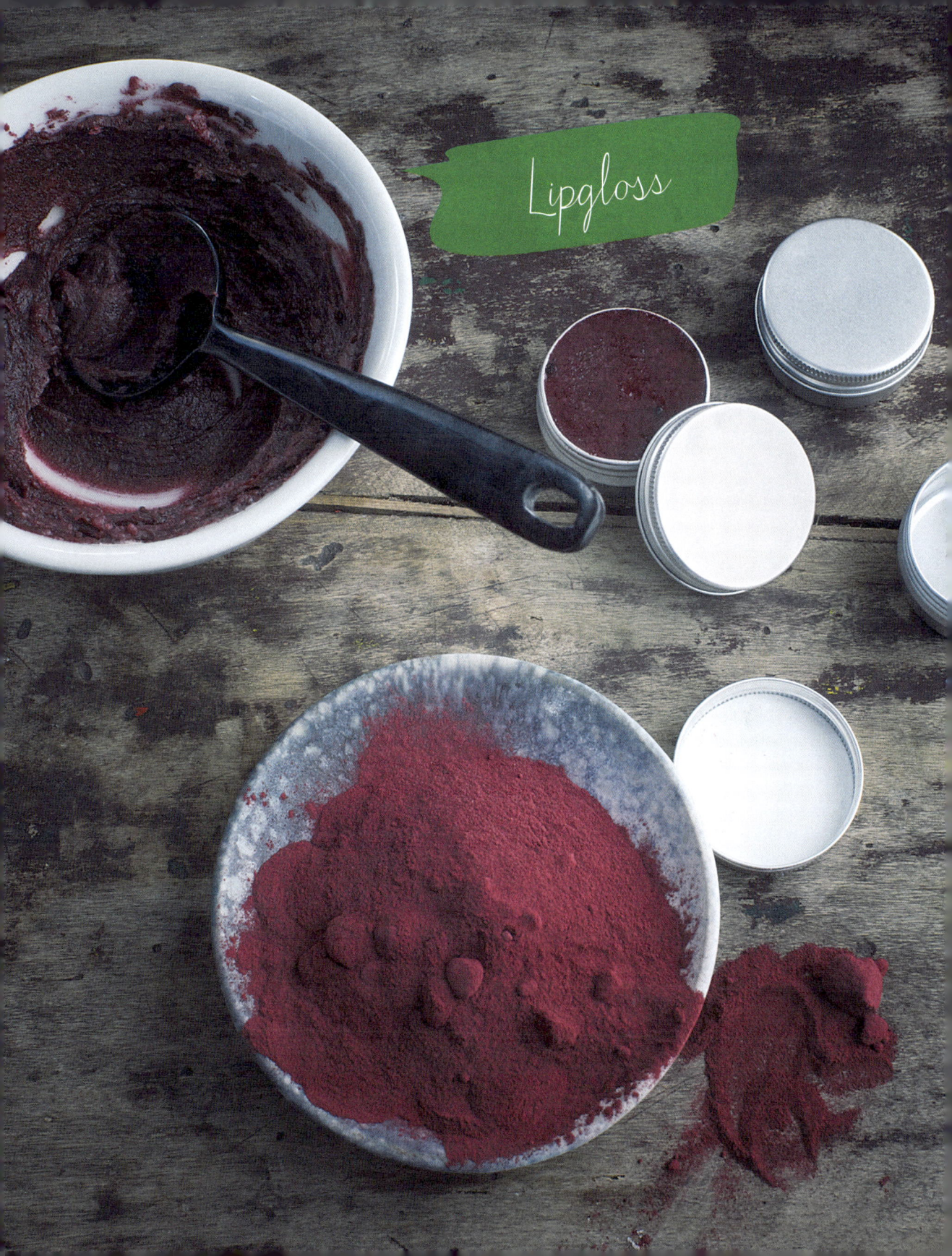

Lipgloss

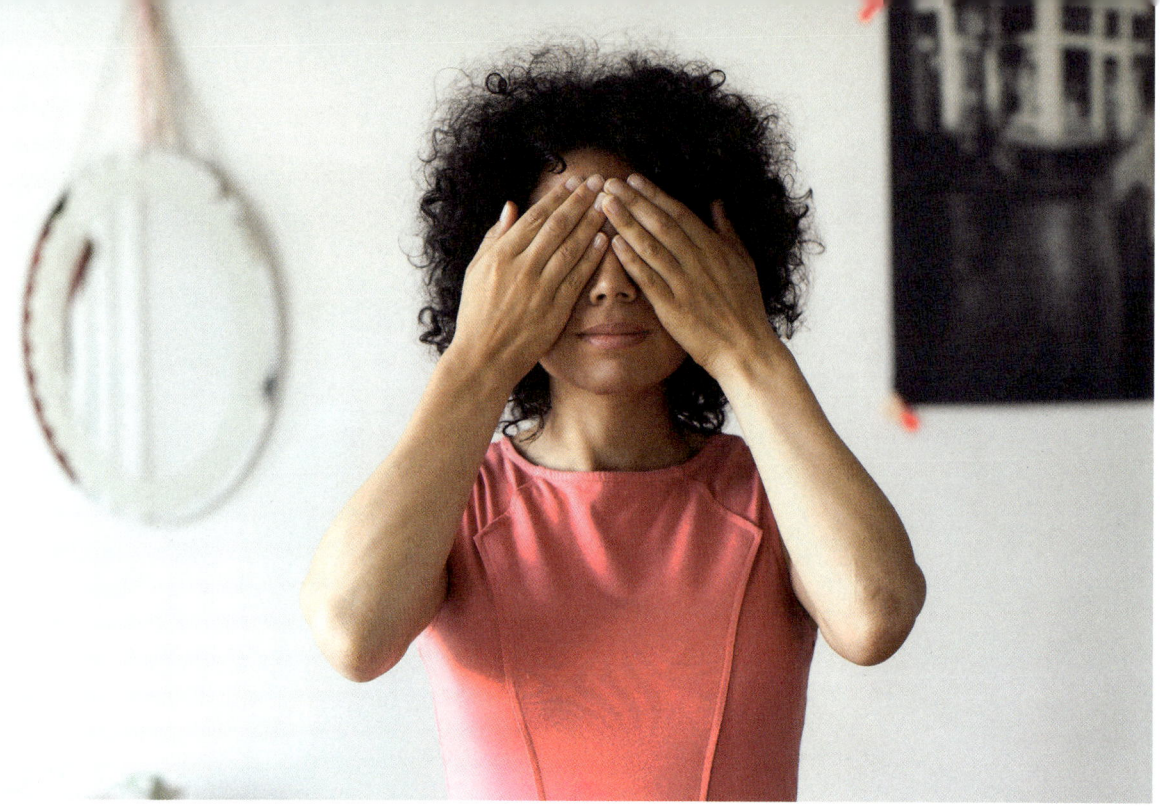

3. Mit der Einatmung schaust du nun nach links oben, mit der Ausatmung nach links unten. 3–6-mal wiederholen.

4. Mit der Einatmung nach rechts oben schauen, mit der Ausatmung nach links unten. 3–6-mal wiederholen.

5. Jetzt erst einmal die Augen gegen, dann mit dem Uhrzeigersinn drehen. Jeweils 3–6-mal wiederholen.

6. Zuerst für einige Sekunden die Augen fest schließen, danach die Augen möglichst weit öffnen, den Blick für einige Sekunden in die Ferne richten, dann auf die eigene Nasenspitze schauen. 3–6-mal wiederholen.

7. Die Zeigefinger beider Hände anwinkeln und mit der seitlichen Fläche des zweiten Fingerglieds die Augenhöhle von innen nach außen reiben, erst oben, dann unten 3–6 Mal, dann erneut von innen nach außen, dieses Mal jedoch zunächst unten, dann oben (3–6 Mal).

8. Beide Hände aneinanderreiben, bis sie warm sind. Mit den warmen Handflächen die geschlossenen Augen bedecken und ca. 1 Minute dort lassen.

9. Jetzt reibst du noch einmal die Hände, bis sie warm sind, dann mit den Fingerspitzen von der Stirn über die Schläfen bis unter die Ohrläppchen streichen. Dann mit den Fingern hinter den Ohrläppchen nach oben streichen und wieder über die Seite des Halses nach unten bis zum Schlüsselbein. 3–6 Mal.

Akupressur-Wohlfühleinheit

Mit der folgenden Übung, bei der bestimmte Akupressurpunkte stimuliert werden, die über unsichtbare Energiebahnen im Körper energetisierend und ausgleichend wirken, kannst du dir in wenigen Minuten eine kleine Wellnesseinheit gönnen. Das entspannt dich, und du siehst danach wieder frisch und ausgeruht aus.

Achte eine Weile auf deinen Atem, atme ruhig in deinem Rhythmus. Dann fängst du an:

1. Mit der Daumen- oder Fingerkuppe den Punkt zwischen und etwas über den Augenbrauen – das sogenannte »dritte Auge« – eine Weile drücken und kreisförmig kneten.
2. Mit den Daumenkuppen die Punkte am inneren Ende der Augenbrauen in einer Vertiefung kneten. 3-6 Mal in beide Richtungen wiederholen.
3. Mit beiden Zeigefingerspitzen den Punkt am unteren Rand der Augenhöhle in einer Mulde – wenn die Pupillen geradeaus sehen, liegt der Punkt genau darunter – kreisend drücken und kneten. 3–6 Mal in beide Richtungen wiederholen.
4. Mit beiden Kuppen der Mittelfinger oder den Daumen den Punkt zwischen den äußeren Enden der Augenbrauen und den äußeren Augenwinkeln (1 cm hinter dem Knochen in einer spürbaren Vertiefung) drücken und kreisförmig kneten, einmal nach vorn, einmal nach hinten. 3-6 Mal in beide Richtungen wiederholen.
5. Den Punkt in der Mitte der Augenbrauen drücken und kreisförmig kneten. 3-6 Mal in beide Richtungen wiederholen.
6. Die Punkte am äußeren Ende der Augenbrauen kreisförmig drücken und kreisen.
7. Die Punkte am äußeren Ende der Augenwinkel kreisförmig drücken und kneten.

Alleskönner Kokosöl

Kokosöl eignet sich nicht nur wunderbar zum Kochen, auch im Bad ist es ein unverzichtbarer Schönheitshelfer. Die einzigartige Wirkstoffkombination des angenehm duftenden Öls eignet sich ausgezeichnet für die Gesichtspflege. Sie spendet nicht nur reichlich Feuchtigkeit, sondern schützt die Gesichtshaut gleichzeitig vor freien Radikalen. Die Haut wird mit Nährstoffen versorgt, Rötungen verschwinden.

Aufgrund der in Kokosöl reichlich enthaltenen Mineralstoffe und Antioxidantien eignet es sich hervorragend zur Pflege von »Problemhaut« und reiferer Haut. Laurinsäure schützt effektiv vor Viren, Bakterien und Pilzen und kann langfristig auch Hautentzündungen bekämpfen. Bei regelmäßiger Anwendung verbessert sich das Hautbild dauerhaft. Rötungen, Reizungen und Pickel verschwinden. Kokosöl bietet sogar bei den ersten Sonnenstrahlen bis zu einem gewissen Grad einen Sonnenschutz. Unschlagbar ist es auf jeden Fall als Aftersun-Lotion, weil es aufgrund seiner antioxidativen Eigenschaften die Zellerneuerung kräftig ankurbelt.

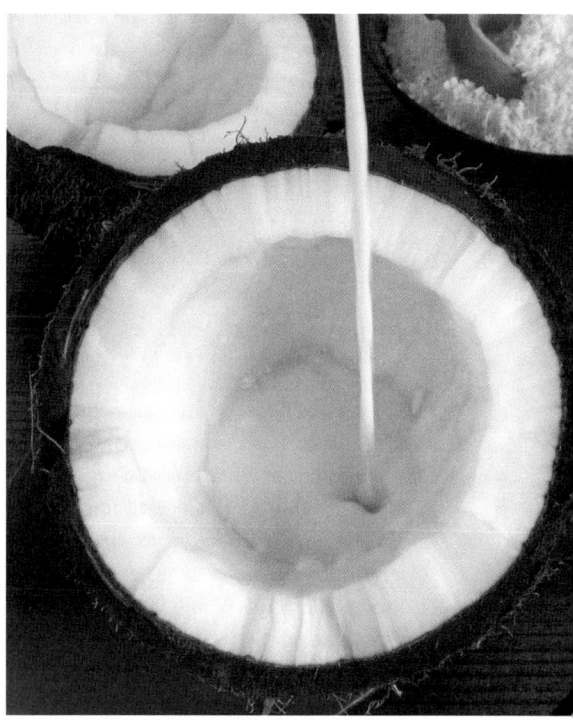

SCHÖNES HAAR –
Natürlicher Glanz

Gesundes Haar erhältst du ähnlich wie gesunde Haut: frische, vollwertige Ernährung sowie Reinigung und Pflege. Die Ernährung ist deshalb so wichtig, weil sie unser Haar über das Blut von innen mit Vitaminen und Mineralien und wichtigen Nährstoffen versorgt und so Störungen, wie vermehrtem Haarausfall, vorbeugen kann. Doch auch frische Luft und Tageslicht sind wichtig für die Haare. Denn auch die Kopfhaut muss atmen, und sie genießt das Sonnenlicht, das optimal auf ihre Stoffwechselfunktionen wirkt und den Haarwuchs stimuliert. Zu starkes Sonnenlicht bewirkt allerdings ebenso wie bei der Haut das Gegenteil: Das Haar wird trocken, glanzlos und brüchig. Die richtige Dosis ist auch hier wichtig.

Haarpflege für jeden Typ

Äußere Anwendungen tragen zu mehr Leuchtkraft und zur besseren Kämmbarkeit der Haare bei und schützen das Haar vor Spliss. Kuren und Packungen pflegen die Kopfhaut und fördern deren Stoffwechselvorgänge, was zu einem gesunden Haarwuchs führt.

Ähnlich wie bei der Haut gehört zu einer gesunden Haarpflege die regelmäßige Reinigung, die die Funktionen der Kopfhaut anregt. Mit natürlichen Reinigungsmitteln baut sich der Säureschutzmantel, der in vielen Fällen durch die Anwendung zu aggressiver Shampoos und chemischer Substanzen aus dem Gleichgewicht geraten ist, schon nach kurzer Zeit wieder auf und regeneriert sich. Der Haarboden wird gekräftigt und das Haar geschützt. Sichtbares Ergebnis sind der natürliche Glanz deiner Haarpracht sowie die gute Kämmbarkeit. Toll sind Haaröle auf Sesam- oder Kokosölbasis. Diese werden vor der Haarwäsche aufgetragen und sorgen so für den Erhalt von schönem und kräftigem Haar. Ideal wirken Haaröle auch bei Schuppen oder Pickeln auf der Kopfhaut.

JASMIN-HAARÖL FÜR JEDEN HAARTYP

¼ l Sesamöl ✳ 1 Beutel Jasmintee

1. Hänge den Teebeutel in ein kleines Glas mit Schraubverschluss und übergieße ihn mit dem Sesamöl. Das Glas verschließen und 4 Tage warm und dunkel lagern.
2. Den Teebeutel entfernen. Zur Anwendung wenige Tropfen in der Hand verreiben und mit den Fingern oder einem grobzinkigen Kamm gleichmäßig im trockenen Haar verteilen. Mindestens 15 Minuten einwirken lassen und ausspülen oder als Kur wirken lassen.

HAARÖL FÜR TROCKENE HAARE

3 EL Jojobaöl ✱ *3 EL Walnussöl*

1. Beide Öle in ein kleines Fläschchen füllen, gut verschließen und durchschütteln.
2. Einen Tropfen des selbst gemachten Haaröls in den Händen anwärmen und anschließend gründlich in die Haarlängen einkneten. Den Kopf dann mit Frischhaltefolie und einem vorgewärmten Frotteehandtuch umwickeln. Dann das Haaröl mindestens eine Stunde einwirken lassen.
3. Anschließend kann das Öl mit einem milden Shampoo ausgewaschen und mit reichlich lauwarmem Wasser gründlich ausgespült werden.

Tipp

Haaröl kannst du sowohl auf trockene wie auch nasse Haare geben. Als Leave-In Pflege im trockenen Haar schützt es die Spitzen vor Spliss oder schenkt den Haarlängen natürlichen Glanz. Du kannst es auch über Nacht einwirken lassen (Handtuch auf dem Kopfkissen nicht vergessen!) und morgens ausspülen. Als Haarkur empfiehlt sich das Auftragen nach dem Waschen.

LAVAERDE-SHAMPOO

½ Tasse Wascherde ✱ *1 Tasse warmes Wasser*

1. Das Wasser in eine Schüssel geben und die Lavaerde unterrühren. Niemals das Wasser direkt auf die Lavaerde gießen, da diese sonst verklumpt.
2. Den Brei anschließend im nassen Haar verteilen und einmassieren. Darauf achten, dass alle Haare bedeckt sind. Dann die Lavaerde-Paste mit reichlich lauwarmem Wasser gründlich ausspülen.

PFLEGESPÜLUNG FÜR JEDEN TYP

Wenn du dich und deine Haare einmal besonders verwöhnen oder ihnen regelmäßig – am besten einmal die Woche – Gutes tun möchtest, sei die Conditionermischung empfohlen. Sie verleiht dem Haar besonders viel Fülle und Glanz. Gerade bei feinem Haar ist diese Spülung besonders wirkungsvoll.

3 EL farbloses Hennapulver (bei viel Haar mehr) ✱
1 EL Teekräuter ✱ *1 EL gemahlener Kaffee* ✱
2 EL Kokosöl ✱ *1 EL Joghurt* ✱ *Wasser*

1. Mische alle Zutaten zu einer breiigen Paste und verteile diese auf dein Haar.
2. Lasse sie unter einem Handtuch 30 Minuten lang einwirken, und wasche sie anschließend mit Lavaerde gründlich aus.

Spezielle Pflege

Größere Tiefenwirkung als Haaröl haben Haarpackungen oder Haarmasken. Durch ihre nährenden und pflegenden Substanzen stärken sie die Haarwurzeln und legen einen Schutzfilm um das Haar. Die Packungen sind alle fettarm und ölfrei. Auch feines Haar kann damit behandelt werden, ohne danach strähnig und stumpf zu wirken.

PACKUNG FÜR FETTIGES HAAR

9 EL Heilerde ✱ *Aufguss aus schwarzem Tee einige Tropfen Zitronensaft* ✱ *½ Tasse Joghurt*

1. Vermische alle Zutaten zu einem Brei und trage ihn auf das feuchte Haar auf.
2. Danach 30 Minuten lang einwirken lassen – am besten unter einem Handtuch, anschließend mit klarem warmem Wasser oder mit Reinigungspulver ausspülen. Bei hellem Haar den Tee weglassen, denn er tönt die Haare etwas dunkler.

PACKUNG FÜR NORMALES UND TROCKENES HAAR

1 EL Bockshornkleesamen ✱ *1 EL farbloses Hennapulver* ✱ *1 Tasse Joghurt*

1. Pulverisiere die Bockshornkleesamen im Mörser und mische sie mit den anderen Zutaten zu einem Brei.
2. Trage diesen auf das feuchte Haar auf, 30 Minuten lang einwirken lassen – am besten unter einem Handtuch, dann mit klarem warmem Wasser oder mit Reinigungspulver ausspülen.

KOKOSÖL-HAARKUR

Etwas Kokosöl zwischen den Händen verreiben und auf dem trockenen Haar verteilen. Ca. 1 Std. einwirken lassen und anschließend gründlich auswaschen, sonst werden die Haare strähnig. Du kannst das Kokosöl auch über Nacht einziehen lassen. Dazu bindest du die Haare am besten oben auf dem Kopf zusammen, damit sie beim Schlafen nicht stören. Ein Handtuch schützt das Kopfkissen. Am nächsten Morgen einfach auswaschen. Auch widerspenstige Locken kannst du mit (sehr!) wenig Kokosöl prima zähmen und zum Glänzen bringen.

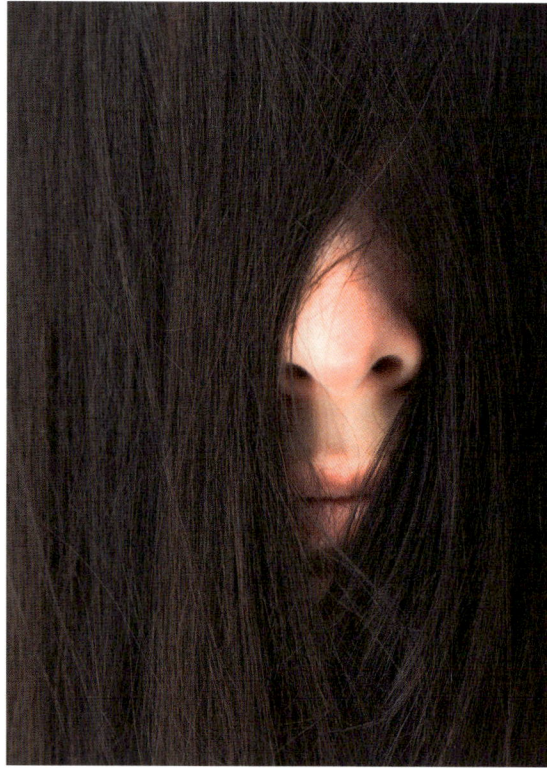

NO POO –
Shampoofrei schönere Haare?

I ch liebe Experimente – zumindest solche, bei denen ich meinen Körper neu erfahren und mein eigenes Wohlbefinden steigern kann. Impulse für ein natürlicheres Leben oder Anregungen, mein eigenes Konsumverhalten zu hinterfragen, greife ich gerne auf. Und auch die Tatsache, dass dieser Trend ganz nach dem Motto »plastikfrei« daherkommt, sprach für einen Selbstversuch: Am »No Poo«-Naturtrend kam ich dementsprechend nicht vorbei!

No 'poo, no problem?

Der Slogan ist eine Abkürzung von »no shampoo« und steht somit für eine Haarpflege, die ohne Shampoos, Spülungen und sonstige Haarpflegemittel auskommt. Stattdessen werden warmes Wasser, Backpulver und Apfelessig verwendet. So soll das Haar wieder seinen natürlichen Glanz erhalten und sich die Rückfettung harmonisieren. Schuppen, zu fettiges oder trockenes Haar gehören nach den ersten Wochen der Umstellung damit bald der Vergangenheit an.

»NO POO« FÜR NEUGIERIGE

✳ Für den »Selbstversuch« sechs Wochen auswählen, die möglichst wenig private oder berufliche Verpflichtungen beinhalten, die eine perfekte Haartracht erfordern – denn anfangs kann das Haar fettig und ungepflegt aussehen, ist also nicht für Hochzeitsfeiern und wichtige Businessmeetings geeignet. Schöne Tücher und Haarklammern können aber auch diesen Übergang erträglicher machen.

✳ Je länger die Abstände zwischen den Haarwäschen sind, desto schneller stellt sich die Talgproduktion um. Wasche deine Haare in der ersten Woche halb so oft wie sonst, und reduziere allmählich die Häufigkeit, bis du bei ein oder zwei Haarwäschen pro Woche angekommen bist.

✳ Gerade beim Übergang schwören No-Poo-Anhänger auf das Waschen mit Backpulver beziehungsweise reinem Natron. Hierzu 1 gehäuften TL Natron für kurze Haare oder 2 TL für lange Haare in 100 ml lauwarmes Wasser einrühren und wie Shampoo bei der Haarwäsche verwenden.

✳ Gerade langes oder dickes Haar wird durch die Verwendung von Natron mitunter schwer kämmbar. Dann hilft eine Essig-Spülung aus 2 TL Apfelessig in 100 ml lauwarmem Wasser. Wie eine Spülung in das Haar hineinkneten, kurz einwirken lassen und anschließend auswaschen.

✳ Bürsten, bürsten, bürsten – am besten mehrmals am Tag. Auf diese Weise wird die Durchblutung der Kopfhaut angeregt und der körpereigene Talg gut in den Haaren verteilt. Die Folge: ein ganz natürlicher Haarschutz, der trockener Kopfhaut, spröden Haaren und Schuppenbildung entgegenwirkt.

Nach dem Shampoo ist vor dem Shampoo? Meine Erfahrungen mit No Poo

Gleich vorab: Ich benutze nun schon seit einigen Jahren nur einmal die Woche Shampoo, ansonsten verwende ich nur Spülung (siehe Seite 113) oder etwas Kokosöl (siehe Seite 114). Für Menschen, die sich täglich die Haare waschen und mit fettigen Haaren kämpfen, dürfte die Alltagserfahrung sicherlich eine gänzlich andere sein.

Trotz der eher leichten Umstellung ist mir eins schon in der ersten Woche aufgefallen: Ich mag es, wenn mein Haar dezent nach Kokos oder Früchten riecht. Bei Natron und Essig fehlte mir einfach der Wellness-Faktor. Also habe ich ab der zweiten Woche stets 3 Tropfen Zimt- oder Lavendelöl zur Essigspülung hinzugefügt, so ging es.

Meinen Haaren selbst hat die Auszeit gutgetan. Drei Wochen lang waren sie wortwörtlich ziemlich platt, danach begannen sie zu strahlen. Mehr Glanz, klarer definierte Locken, weniger Schuppen. Seit meinem No-Poo-Experiment verwende ich meist Lavaerde und Kokosöl zur Reinigung.

Alternative Haarpflege

✱ Shampoo mit Wasser im Verhältnis 1:10 vorab in einer verschließbaren Flasche mischen und vor der Verwendung stets kurz schütteln.

✱ Auf Naturprodukte umstellen.

✱ Pflegeprodukte selbst herstellen (siehe auch Seiten 112, 113 und 114).

✱ Gezielt Silikone und künstliche Tenside meiden.

Wichtig

Bei sehr empfindlicher Kopfhaut solltest du vor dem Start des shampoofreien Experiments vorab mit einem Dermatologen sprechen. Anstelle von Backpulver und Essig empfiehlt sich dann eher die Verwendung von Lavaerde.

Zunge zeigen

Zur morgendlichen Mundhygiene sollte auch die Säuberung der Zunge gehören. Zungenschaber gibt es in gut sortierten Drogerien, oder du verwendest, um die Beläge zu entfernen, nur zu diesem Zweck eine extra Zahnbürste.

Lippenpflege

Die Lippenhaut ist besonders zart und bedarf daher besonderer Pflege. Da sie keine Talgdrüsen besitzt, empfiehlt sich regelmäßiges Eincremen mit Jojobaöl oder Kakaobutter. Du kannst mit den öl- und fetthaltigen Substanzen auch die Mundpartie ober- und unterhalb deiner Lippen einmassieren. So schützt du diese vor Falten und deine Lippen vor Sprödigkeit und Rissen. Natürlich kannst du auch den Alleskönner Kokosöl verwenden, der hilft sogar gegen unschöne Herpes-Bläschen.

ZAHN- UND
Mundpflege

Zu einem schönen Gesicht gehören auch gesunde Zähne, umrahmt von einer gepflegten Mundpartie. Schließlich zeigt man bei jedem Gespräch und mit jedem Lächeln seinem Gegenüber »die Zähne«. Gesunde Zähne stehen für eine gute Konstitution. Karies und Zahnfleischerkrankungen hingegen sind die Folgen von Plaque, also Zahnbelag. Diese Ablagerungen bestehen aus Zellen der Mundschleimhaut, Speiseresten, Speichel, Bakterien und Pilzen. Eine ausgewogene Ernährung mit frischen, unbelasteten Nahrungsmitteln sowie ein maßvoller Umgang mit dem Zahnkiller Zucker kann Plaque verhindern. Neben dem regelmäßigen Zähneputzen – am besten zweimal täglich mit einer Bio-Zahnpasta und/oder Kokosöl – ist sie der Königsweg zu gesunden, strahlend weißen Zähnen.

GIFT IN ZAHNCREMES

Vorsicht bei folgenden Zusatzstoffen: Triclosan gilt als Bakterienkiller. Der Stoff, der zur Gruppe der umstrittenen halogenorganischen Verbindungen zählt, steht in Verdacht, die Antibiotikaresistenz von Bakterien zu fördern. Viele Stoffe aus der großen Gruppe der halogenorganischen Verbindungen gelten als allergieauslösend, manche erzeugen Krebs. Auch PEG/PEG-Derivate (siehe Seite 88) sowie Natriumlaurylsulfat wird in manchen Zahnpasten eingesetzt. Das aggressive Tensid kann die Schleimhäute reizen.

Kokosöl: Studien haben gezeigt, dass die in Kokosöl enthaltene Caprylsäure und die Laurinsäure das Kariesrisiko deutlich senken können. Grund ist deren antibakterielle und antiseptische Wirkung. Darüber hinaus hat naturbelassenes Kokosöl einen extrem entzündungshemmenden Effekt. Es beugt demnach auch Zahnfleischproblemen vor.

Gandusha – Ölziehen

Die Ayurveda-Medizin empfiehlt seit Jahrtausenden das »Ölziehen« mit Sesam- oder reinem Kokosöl für weiße Zähne und gesundes Zahnfleisch. Hierzu nimmst du 1 EL hochwertiges Öl in den Mund, ziehst es – idealerweise 15 bis 20 Minuten – durch die Zähne und spülst dann den Mund kräftig aus. Das Öl bindet schädliche Keime und Schadstoffe und macht glänzend weiße Zähne. Es ist wichtig, die Dauer des Ölziehens von 20 Minuten möglichst nicht zu unterschreiten. Diese Zeit benötigt das Öl, um in alle Lücken, Spalten und Zwischenräume einzudringen.

Alternativ bürstest du nach dem normalen Zähneputzen hin und wieder mit ein wenig Öl die Zähne nach und tauchst dazu deine Zahnbürste in Kokosöl ein. Anschließend nochmals ausspülen. Danach fühlen sich die Zähne wunderbar glatt und sauber an.

BODYCARE –
Grüne Körperpflege

L ass die Pflege deines Körpers zum unentbehrlichen Ritual innerhalb deines Tagesablaufs werden, und es geht dir durchweg besser. Nichts lässt einen besser in den Tag starten als eine erfrischende Massage, und abends kommt man viel leichter zur Ruhe, wenn man sich noch ein kleines Schönheitsbad gönnt. Auf den folgenden Seiten stellen wir dir einige Anwendungen vor, die du genießen wirst.

Körperpeeling

In der Küche hat er nichts mehr zu suchen, denn Zucker ist ungesund und in der Ernährung überflüssig, dafür kannst du ihn jetzt im Bad verwenden: Zucker fühlt sich auf der Haut rau an, ohne sie zu verletzen, da die Kristalle weniger scharfkantig sind als etwa die von Salz. Ein paar Esslöffel weißen Zucker oder Rohrzucker (ist etwas gröber) mit Oliven- oder Mandelöl vermischen, sodass eine dickflüssige Masse entsteht. Dann in kreisförmigen Bewegungen auf den ganzen Körper auftragen und einmassieren. Anschließend mit warmem Wasser abspülen und die Haut mit einem Handtuch trocken tupfen. So pflegt das Öl die Haut und macht sie samtigweich. Wenn du es nicht ganz so fettig magst, kannst etwa ⅓ Naturseifenspäne unter das Peeling mischen. Das Peeling hilft auch wunderbar bei Hornhaut an den Füßen.

Streicheleinheiten

Die Aufgaben, die unsere Haut tagtäglich erfüllen muss, damit wir gesund und schön bleiben, sind zahlreich: Als wichtiges Sinnesorgan ist unsere Haut Mittler von Reizen und Eindrücken aus der Umwelt. Sie ist das nervenreichste Organ unseres Körpers. Berührungen, Druck, Schmerz oder Temperaturen werden von unzähligen Rezeptoren empfangen und über die Nerven an das Gehirn weitergeleitet. Dies ermöglicht uns die Kommunikation mit der Umwelt, denn über die Haut können wir durch Berührung Kontakt zu unseren Mitmenschen aufnehmen und ihnen damit unsere Gefühle mitteilen.

Hautkontakt kann eine unglaublich wohltuende – ja, fast heilende – Wirkung auf Geist, Seele und Körper haben, denn psychischer Stress, Ängste und Unsicherheiten werden oftmals einfach »weggestreichelt«. Auch Berührungen sind wichtige »Vitamine« für unsere Seele, die besänftigen und beruhigen: Sanfte Massagen, wie sie etwa in den asiatischen Heiltraditionen praktiziert werden, setzen Glückshormone im Körper frei, die uns in einen entspannten, fast meditativen Zustand versetzen. Und: Berührungen haben ihre eigene Sprache. Sie können oft sehr viel mehr ausdrücken als Worte. Ein zarter Händedruck, ein Streicheln an der Wange – und die beabsichtigte Botschaft kommt mit Sicherheit an.

Ölmassage

Morgens vor der Dusche wirkt diese Massage kreislaufanregend und belebend, abends mit warmem Öl durchgeführt, entspannt sie und bereitet uns auf eine gemütliche Nachtruhe vor. Morgens verwendest du am besten ein zu deinem Hauttyp passendes Öl, gereiftes Sesamöl oder den Alleskönner Kokosöl. Du brauchst dann nur noch zwei Handtücher und zehn Minuten Zeit für dich.

GEREIFTES SESAMÖL

Gereiftes Sesamöl ist feiner und geschmeidiger als ungereiftes. Erwärme 250 ml Sesamöl bei kleiner Hitze in einem Topf. Sobald das Öl brutzelt (bei ca. 110 °C), den Topf vom Herd ziehen, das Öl abkühlen lassen, in eine Flasche umfüllen und gut verschließen. Bei Zimmertemperatur aufbewahren. Gereiftes Sesamöl ist auch ideal für das Ölziehen.

So wird's gemacht:

✳ Setze dich auf einen Hocker in einem angenehm warmen Raum, nimm ein wenig Öl in beide Hände und massiere zuerst die Kopfhaut, die Ohren und das Gesicht in kreisenden Bewegungen. Dabei sollte der Druck deiner Finger nicht zu fest sein.

✳ Weiter geht es mit Hals, Nacken, Brustbein und Bauch, die du sanfter – und den Bauch mit den Handflächen im Uhrzeigersinn kreisend – massierst.

✳ Anschließend sind Arme, Hände, Beine und Füße an der Reihe, an denen du mit festem Druck auf- und abstreichst.

✳ Danach kannst du eine warme Dusche oder ein warmes Bad nehmen. Das Öl bleibt wie ein feiner Film auf deiner Haut und hüllt dich schützend ein.

Detox durch Bürstenmassage

Die Haut ist unser größtes Organ und muss gerade beim Entgiften besonders viel leisten. Durch die einfache Methode des Trockenbürstens kann sie aktiviert werden, um die Entgiftungsprozesse im Körper während einer Detox zu unterstützen. Abgestorbene Hautzellen werden hierbei entfernt und die Durchblutung sowie das gesamte Nerven- und Lymphsystem angeregt.

Beim Trockenbürsten wird mit einer Bürste entlang der Blutgefäße und in Richtung des Herzens über den gesamten Körper gestrichen. Beginne an den Füßen und arbeite dich über Schenkel, Hände, Arme, Bauch, Brustkorb und Rücken mit sanftem Druck den gesamten Körper entlang. Das Ganze dauert etwa fünf Minuten und bildet ein wunderbares Morgenritual. Wichtig hierbei: Die Bürste sollte aus Naturborsten bestehen und idealerweise einen Stiel oder eine Schlaufe besitzen, um dir die Handhabung zu erleichtern.

✳ Bürste dich am besten vor dem Duschen. Die Bürste sollte genau wie dein Körper trocken dabei sein.

✳ Wische über die Haut, vermeide schrubbende Bewegungen, bürste stets zum Herzen hin (Ausnahme: Finger in Richtung der Fingerspitzen, Zehen zu den Zehenspitzen hin ausbürsten).

✳ Benutze diese Bürste nur zur Bürstenmassage, nicht etwa zum Waschen oder bei Saunagängen. Vermeide das Bürsten von gereizten oder wunden Hautstellen. Das Gesicht wird ebenfalls ausgespart oder mit einer ganz speziellen, weicheren Bürste massiert.

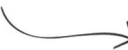

SCHÖNE HÄNDE
und Füße

Oft vergisst man, dass sie als Visitenkarte ihres Trägers angesehen werden. Gepflegte, zarte Hände und wohlgeformte Fingernägel gelten als kultiviert, trockene oder fleckige Haut in Kombination mit rissiger Nagelhaut deuten auf einen arbeitsamen Alltag hin, aber auch auf ein wenig mangelnde Achtsamkeit für diese »Werkzeuge«, die wie unsere Füße ständig im Einsatz sind. Unsere Hände haben viel zu tun: Wir begrüßen, arbeiten, berühren, schützen, halten fest, sprechen mit ihnen. Trotz ihrer extremen Beanspruchung bleibt die Haut an Händen und Füßen von Geburt an dünn und ist mit nur wenigen Talgdrüsen ausgestattet. So werden die Hautschichten von Händen und Füßen nur spärlich mit körpereigenem Fett und Feuchtigkeit versorgt und an den Innenflächen, an denen sich gar keine Talgdrüsen befinden, überhaupt nicht. Zeit also, Händen und Füßen zwei- bis dreimal pro Woche etwas Aufmerksamkeit zu schenken. Sie werden es dir danken, und du gönnst dir nebenbei eine kleine Wohlfühleinheit.

Fußmassage

Sehr entspannend und durchblutungsfördernd für den ganzen Körper wirkt diese Fußreflexzonenmassage. Dazu brauchst du einen Tennisball. Und so geht's:

✳ Stelle deinen rechten Fuß auf den Tennisball. Das Körpergewicht ruht dabei auf dem linken Fuß.
✳ Kreise nun sanft mit dem rechten Fuß auf dem Ball und massiere so die gesamte Sohle.
✳ Wechsle nach drei Minuten auf die linke Seite, und massiere auf die gleiche Weise und genauso lange den anderen Fuß.

Pflege für die Füße

1. Bereite dir einmal die Woche ein warmes Fußbad mit einem Büschel getrocknetem Lavendel (schweißmindernd) oder Minze und lasse deine Füße zehn Minuten lang darin ruhen.
2. Trockne die Füße gut ab, und rubbele die Hornhaut an Ferse und Ballen mit einem Peeling (siehe Seite 118). Danach die Füße abduschen und durchkneten.
3. Die weiche Nagelhaut nun sanft, zum Beispiel mit einem Rosenholzstäbchen, zurückschieben. Überstehende Hautreste vorsichtig mit der Schere entfernen.
4. Jetzt die Zehennägel wo nötig kürzen, dabei immer ganz gerade abschneiden und die Ecken leicht rund abfeilen.
5. Öle jetzt deine Füße mit Sesam- oder einem anderen Körperöl ein. Streiche dabei über den Fußrücken, und massiere die Fußsohle. Massiere auch die Zehen und die Zehenzwischenräume.

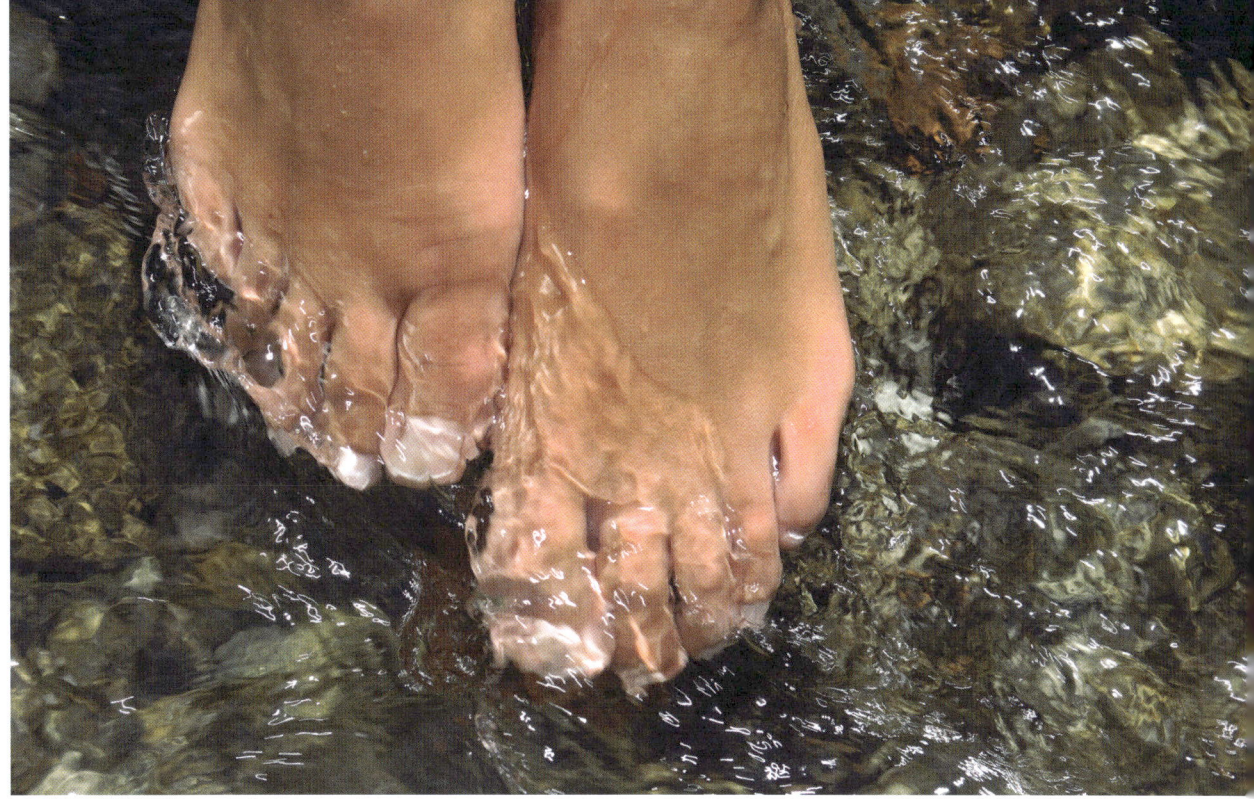

Pflege für die Hände

Für die Handpflege solltest du dir auch einmal in der Woche etwas Zeit nehmen. Die Nagelpoliercreme pflegt die Nägel und ersetzt einen durchsichtigen Nagellack.

NAGELPOLIERCREME

Vermische 8 ml Rizinusöl mit 2 TL Magnesiumpulver in einer kleinen Schüssel. Fülle die Creme in ein kleines Töpfchen. Die Poliercreme ist etwa acht Monate haltbar.

1. Streiche etwas Sesam- oder Olivenöl großzügig über die Handinnen- und Handaußenflächen. Zieh dir Baumwollhandschuhe an und lasse das Öl 20 Minuten lang einziehen.
2. Anschließend feilst du deine Fingernägel in Form. Kleiner Trick: Imitiere beim Feilen die Form der Fingerkuppe. So verlängern die Nägel optisch die Finger.
3. Bade dann deine Nägel etwa fünf Minuten lang in einem Schälchen voll Nagelöl (z. B. Neem-Nagelöl). Dadurch wird die Hornplatte von außen mit Nährstoffen versorgt, geglättet und die Nagelhaut weich.
4. Schiebe mit einem Rosenholzstäbchen die weiche Nagelhaut zurück. Überstehende Hautreste schneidest du mit der Hautschere ab.
5. Gib jetzt etwas von der Poliercreme auf die Fingernägel, und massiere sie mit einem Kleenex ein. Das Magnesium schmirgelt die letzten Unebenheiten auf der Nageloberfläche weg. So bekommen deine Nägel einen matten Schimmer und wirken auf natürliche Art und Weise gepflegt. Die Nagelpoliercreme kannst du auch bei deinen Zehennägeln anwenden.

GRÜN(ER) KLEIDEN –
Unsere zweite Haut

Shoppen ist nicht meine Leidenschaft. Vor allem Einkaufsmeilen und Billigmoden-Tempel versetzen mich eher in Panik als in Ekstase. Und dennoch gab es in der Vergangenheit auch Momente, in denen sich ein Schnäppchen in meinen Kleiderschrank verirrte. Und das, obwohl ich wusste, dass der kleine Preis nur durch große Kosten für die Umwelt und Arbeiterinnen in Sweatshops möglich ist.

Heute weiß ich noch weit mehr und treffe bewusstere Entscheidungen. Ich weiß, dass andernorts Mädchen und Frauen, mehrheitlich viel jünger als ich, oft 70 und mehr Stunden die Woche arbeiten, für einen Lohn, mit dem sie dennoch kaum ihre Familie ernähren können. Ich weiß ob der hohen Verletzungs-, Krankheits- und Suizidraten. Ich weiß von den Bränden in Textilfabriken wie etwa demjenigen, bei dem 2012 in Pakistan fast 300 Menschen ums Leben kamen, weil Notausgänge verriegelt waren. Ich weiß von den vergifteten Flüssen in China, Indien oder Mexiko, die von den Abwässern der Textilindustrie rot, purpurn oder jeansblau gefärbt sind.

Wissen ist Macht – und reicht dennoch manchmal nicht aus. Ebenso wichtig ist es, Alternativen zu kennen, damit wir, anstatt unseren Beitrag zu sozialen und ökologischen Missständen zu leugnen, bewusst andere Wege einschlagen können.

Modeträume aus Umweltfasern

Mittlerweile gibt es weit mehr als hundert grüne Designer und Modelabels in Deutschland. Sie setzen auf faire Produktion und umweltfreundliche Materialien. Und das, ohne modisch irgendwelche Abstriche zu machen! Grüne Fasern lassen sich nämlich toll verarbeiten und tragen.

BAMBUS

Ohne chemische Mittel wächst in China die wohl umweltfreundlichste (und bequemste!) Faser der Welt – und überzeugt global Fashionistas und grüne Helden. Bambus ist ein samtig weicher Traum auf der Haut, lässt sich leicht färben und wächst überdies bis zu einem Meter am Tag.

HANF

Ähnlich widerstandsfähig wie Bambus, erlebt Hanf derzeit eine Renaissance im Textilbereich. Sein verstaubtes Image hat er abgelegt und zeigt sich wandelbar und kreativ. Auch Hanf ist ein schnell nachwachsender Rohstoff, der mit minimalem Pestizideinsatz auskommt.

RECYCLINGMATERIALIEN

Immer mehr Labels geben alten Materialien ein zweites Leben im neuen Gewand. Schuhe aus Plastikflaschen, Taschen aus LKW-Planen, Gürtel

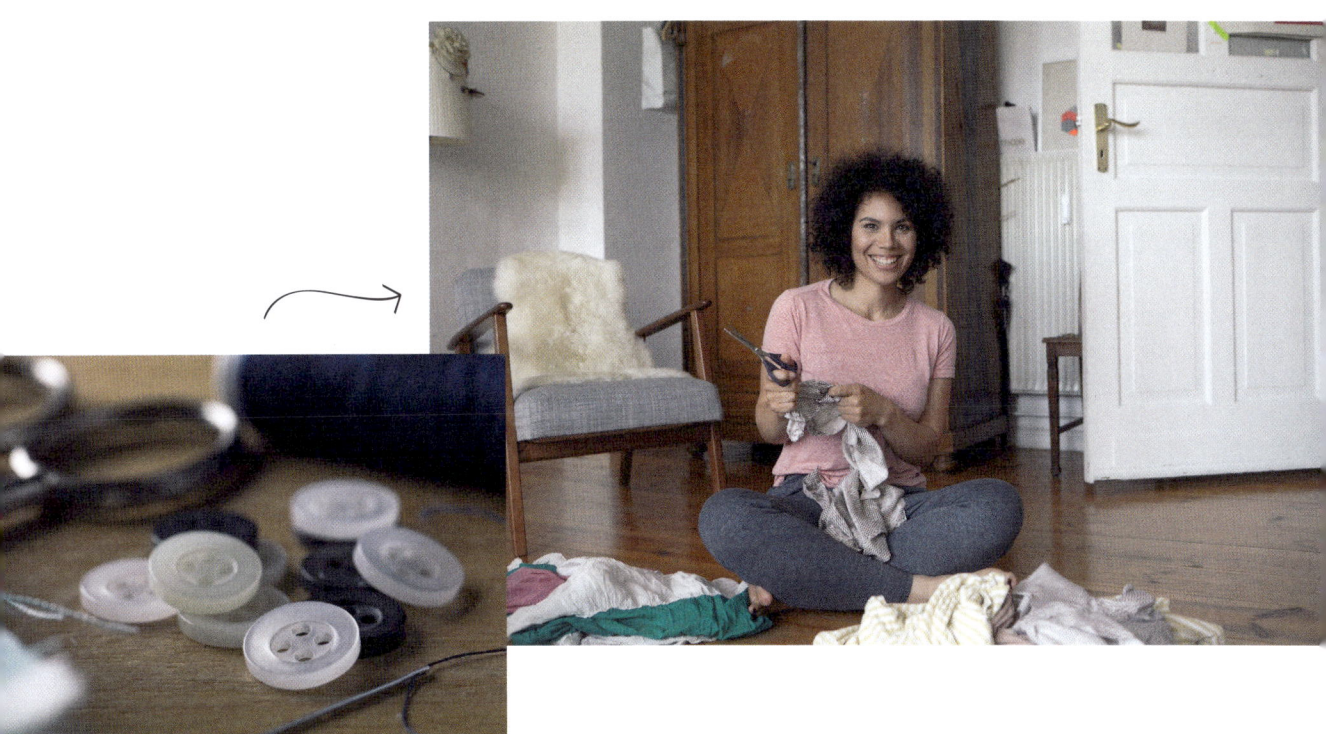

aus Fahrradreifen – jedes Teilchen ist hier ein Unikat und ein modisches Zeichen für gelebten Umweltschutz.

BIO-BAUMWOLLE

Mehr als 4.000 Liter Wasser gehen in die Produktion eines einzelnen Baumwoll-T-Shirts. Bio-Baumwolle verbessert diese Bilanz und vermeidet zudem chemischen Pestizideinsatz und die Verwendung von genetisch verändertem Saatgut. Der konventionelle Baumwollanbau ist für 25 % des weltweiten Insektizid- und 10 % des Pestizidverbrauchs verantwortlich. Hierunter sind auch fünf der neun giftigsten Pflanzenschutzmittel überhaupt. Schätzungsweise 20.000 Menschen sterben jährlich als Folge der Chemiebomben, die im konventionellen Baumwollanbau verwendet werden, etwa 150.000 kämpfen mit starken Vergiftungen. Gute Gründe, die für das Biosiegel beim Kleiderkauf sprechen.

Zweite Hand, erste Wahl

Vorbei sind die Zeiten, in denen Ökos an ihrem Einheitslook aus verbleichten Sackklamotten und ledernen Latschen zu erkennen waren – zum Glück. Umweltfreundliche und sozial vertretbare Alternativen zur Sweatshop-Ware gibt es mittlerweile für jeden Anlass, Geldbeutel und Stil. Manchmal leiste ich mir zum Beispiel ein richtig grünes Teilchen aus Bio-Baumwolle, Hanf oder Bambus, mit Recyclingmaterialien verschönert oder bewusst sozial hergestellt. Mein Favorit bleibt dennoch das Stöbern in Secondhand- und Vintage-Läden. Jährlich werden in Deutschland rund 750.000 Tonnen Altkleider gesammelt, viele von ihnen noch sehr gut erhalten. Diesen Kleidungsstücken ein neues Zuhause zu geben ist eine der umweltfreundlichsten Möglichkeiten, sich grün und schön zu kleiden. Denn: Die beste Ökobilanz besitzen nicht die Kleidungsstücke aus der grüns-

Tipp

Neben Charity Shops und Vintage-Läden vor Ort sowie den zahlreichen Online-Plattformen für Secondhand-Mode begeistert eine weitere Form des Eco-Shoppings immer mehr Menschen: der Kleidertausch. Bei solchen Kleiderbörsen bringt jeder Ungetragenes oder wenig getragene Kleidung mit, um diese gegen andere Kleidung mit Lieblingsteil-Potenzial zu tauschen. Macht allen Spaß und die Umwelt glücklich.

ten Faser, sondern die mit der längsten Nutzungsdauer. Kleiner Preis im Vergleich zum Neukauf und viel Auswahl, so überzeugt gebrauchte Kleidung nicht nur Schnäppchenjäger, sondern auch alternative Fashionistas und Individualisten.

Mit Nadel und Faden: Upcycling

Oft ist erst gar nicht der Griff in den Schrank anderer notwendig, um modische Schätze zu bergen – auch im eigenen Kleiderschrank verstecken sich Klamotten und bewährte Lieblingsteile, die eine zweite Chance verdienen. Mit einfachen Nähkenntnissen lassen sich Sachen schnell kleiner oder kürzer machen. So wird aus einer langen Jeans eine Shorts, und auch ein zu weiter Rock passt wieder. Und manchmal fehlt auch nur ein Knopf oder muss ein kleines Loch genäht werden, damit wir ein Kleidungsstück wieder tragen können. Schön ist es auch, im Sinne von Upcycling, ausrangierter Kleidung neues Leben zu schenken. Arm-

bänder aus Gürteln, Schals aus alten Shirts oder Taschen aus einst geliebten Tops – alles schnell und einfach gemacht.

TANKTOP-EINKAUFSTASCHE

Benötigt wird:
* Ein altes Tanktop oder ein Top mit Spaghetti-Trägern
* Stecknadeln
* Schere
* Nähmaschine oder Nadel und Garn

1. Top auf links drehen, also das Äußere nach innen stülpen.
2. Anschließend Top so auf einen Tisch legen, dass die Träger übereinanderliegen.
3. Je nachdem, wie groß die Tasche werden soll, kann das Top optional an der unteren Öffnung mit der Schere gekürzt werden.
4. Übereinanderliegende Seiten mit Stecknadeln befestigen, damit sie sich beim Nähen nicht verschieben.

Tipp

Um die Tasche noch etwas individueller zu gestalten, kann man eine Brosche an der Vorderseite befestigen, einfarbige Tops in Batiktaschen verwandeln oder mit Stoffmalfarben noch witzige »grüne Botschaften« darauf hinterlassen.

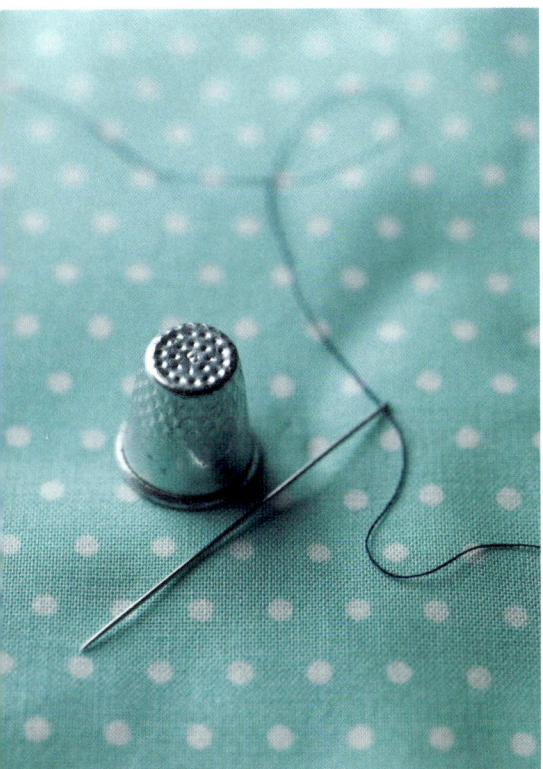

unglaublich schön, klassisch und außergewöhnlich zugleich.

Benötigt wird:
* Ein altes T-Shirt aus Baumwolle
* Lineal
* Teppichmesser
* Schneideplatte oder ähnliche Unterlage

1. T-Shirt auf Schneideplatte legen. Saum abschneiden und entfernen. Körper des T-Shirts mithilfe des Lineals horizontal in etwa 2 cm breite Streifen schneiden.
2. Die dadurch entstandenen Stoff-Loops einzeln mit den Händen so lange dehnen, bis die Ränder beginnen, sich zu kräuseln.
3. Loops so stapeln, dass sich der seitliche Saum bei allen Loops an der gleichen Stelle befindet.
4. Einen langen, schmalen Streifen von den T-Shirt-Resten abschneiden, etwa von der Halspartie des Shirts. Um eine Stelle der Seitensäume wickeln, um die Loops zusammenzuhalten. Mit einem Knoten schließen.

5. Untere Öffnung entweder mit einer Nähmaschine oder mit der Hand zunähen. Doppelt hält besser: Nähvorgang am besten wiederholen, damit die Tasche auch einiges an Gewicht aushält.
6. Oberteil wenden – und fertig ist die neue Einkaufstasche!

SHIRT-KETTE

Neues Leben für ein altes T-Shirt! Diese weichen Ketten, die eine schicke Variante von Loopschals sind, mache ich auch gerne als Geschenk für andere, denn sie sind schnell kreiert und dabei

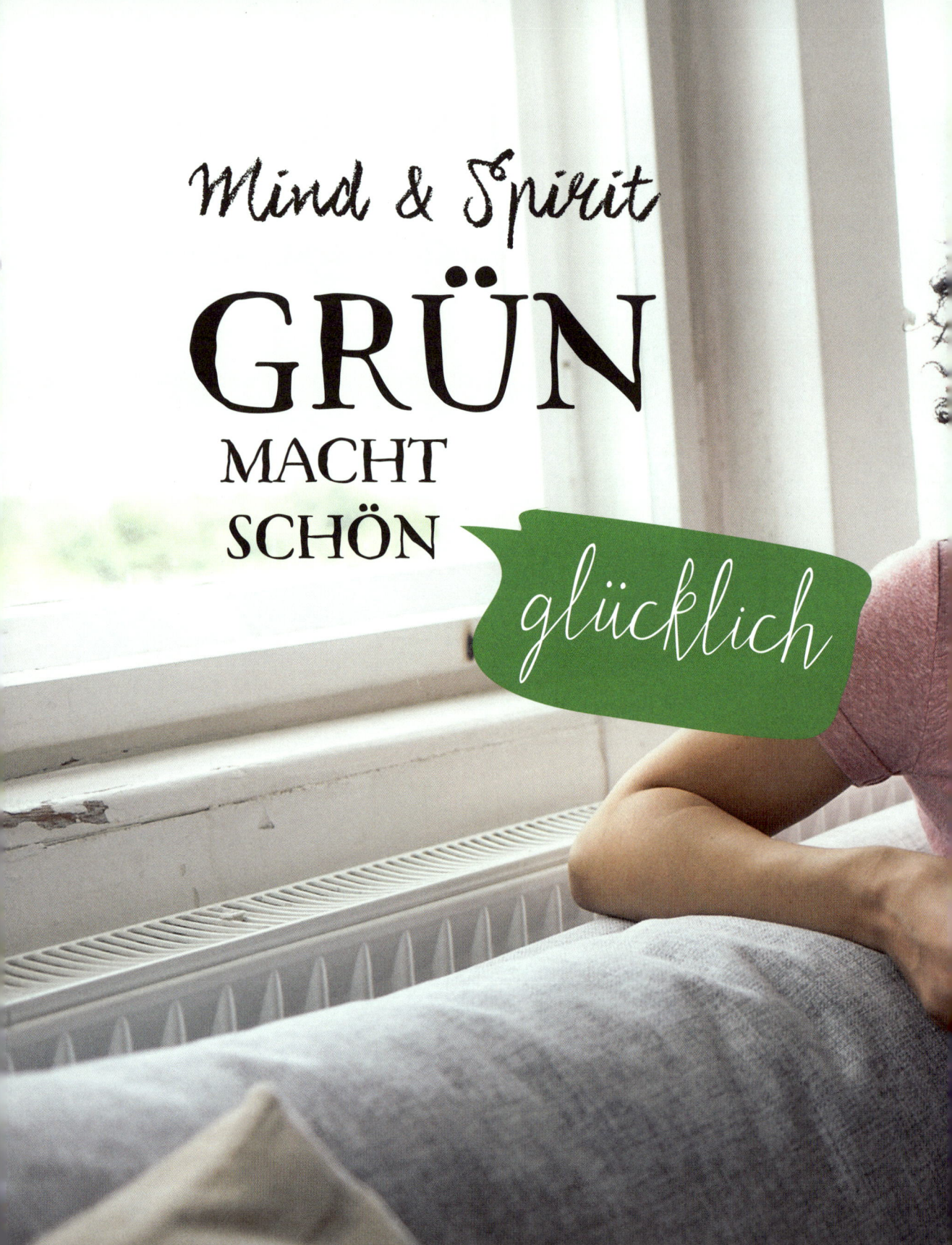

Mind & Spirit

GRÜN
MACHT
SCHÖN

glücklich

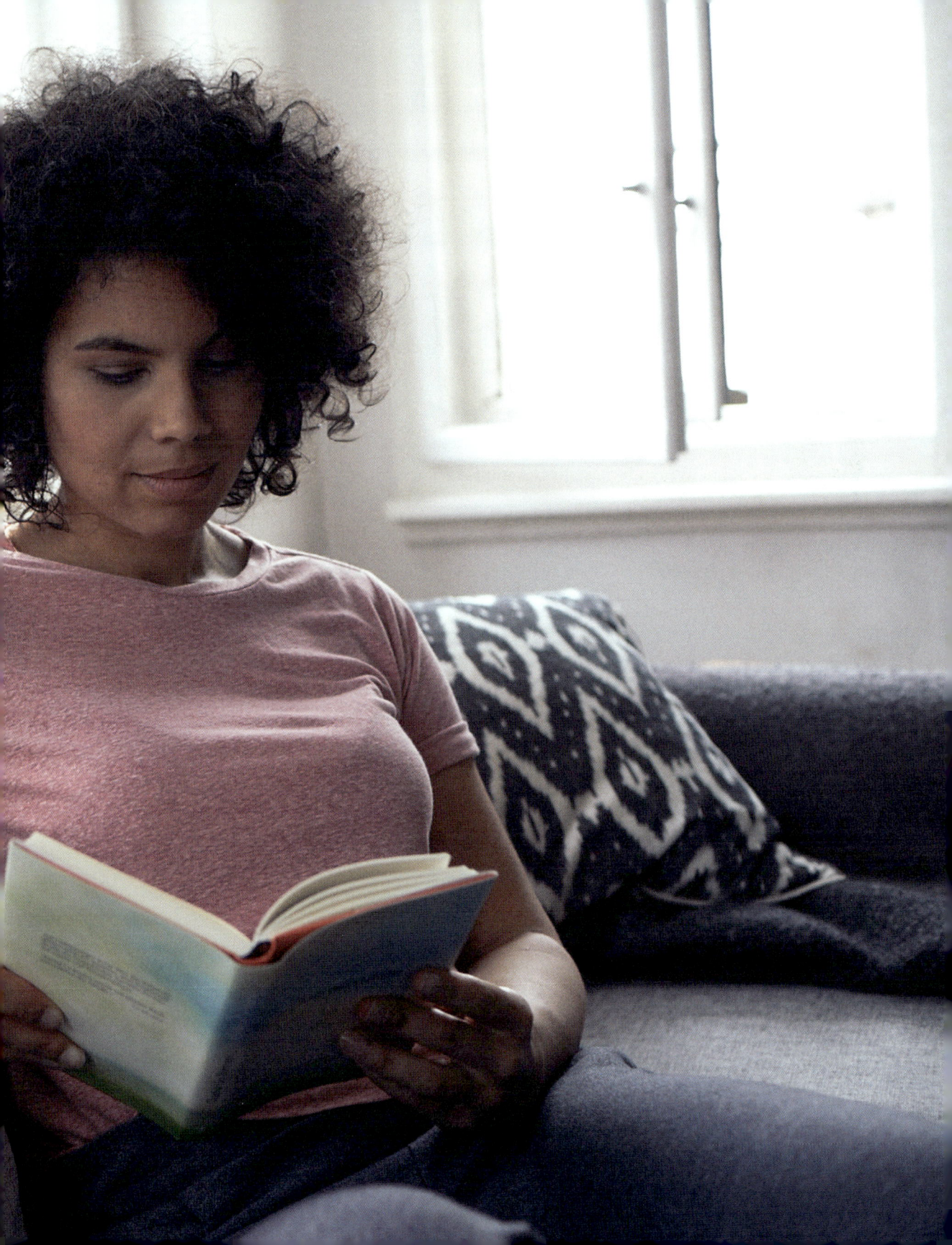

EIN LOB
auf den Optimismus

Eine optimistische Lebenseinstellung wirkt sich auf alle Bereiche des Lebens positiv aus: auf unsere Gesundheit, unser Aussehen, aber auch auf die geistigen Fähigkeiten, die Wahrnehmung von uns selbst und anderen, Erfolg im Leben und unsere zwischenmenschlichen Beziehungen. In gewissem Sinne ist diese Lebenseinstellung eine geistige Form der Selbstverteidigung. Das heißt nun nicht, dass man sich alles Unangenehme, Beängstigende und Schreckliche, das einem im Leben ja auch begegnen kann, schönreden sollte. Aber die grundsätzliche Bereitschaft, die Vorteile und positiven Seiten einer Situation in den Blick zu nehmen, hilft. Psychologen wissen, dass das seelische Befinden von optimistischen Menschen überwiegend gut ist. Bewusst oder unbewusst wissen Optimisten in ihrem tiefsten Inneren, dass sie fühlen, wie sie denken, und vor allem: dass sie allein der Meister ihrer Gedanken sind. Da Optimisten sogar unangenehmen Situationen etwas Positives abgewinnen können, bleibt ihre Laune selten lange Zeit im Keller. Natürlich fühlen auch sie sich manchmal unwohl oder sind niedergeschlagen: Jeder denkende und reflektierende Mensch ist einmal bedrückt. Doch hält dieses Unwohlsein nicht sehr lange an. Denn Optimisten sorgen gut für sich, indem sie schnell etwas dafür tun, dass es ihnen bald wieder besser geht. Sie betrachten Fehlschläge oder Misserfolge immer als etwas Vorübergehendes, als kurzfristige Niederlage, und fühlen sich erst recht angestachelt, aus dem Schlamassel wieder herauszukommen oder ein neues Ziel anzuvisieren. Ein Optimist ist immer davon überzeugt, jede Situation verbessern oder einen Schaden begrenzen zu können. Er weiß, dass seine Vergangenheit nicht seine Zukunft ist. Diese Geisteshaltung verhindert, dass man resigniert und den Kopf in den Sand steckt.

Wer scharf denkt, wird Pessimist.
Wer tief denkt, wird Optimist.
Henri Bergson

Die positive Grundstimmung von Optimisten bewirkt auch, dass sie sich Dinge besser merken können und häufig kreativer sind. In der Regel erfreuen sie sich einer guten Gesundheit, da seelisches und körperliches Wohlbefinden eng miteinander verknüpft sind. Optimistisch eingestellte Menschen können außerdem besser mit Stress umgehen und haben deshalb weniger Stresshormone in ihrem Körper. Zahlreiche Untersuchungen belegen, dass das Immunsystem durch eine optimistische Einstellung gestärkt wird. Und wenn Optimisten doch einmal krank werden, dann richten sie ihre ganze Energie auf das Gesundwerden, indem sie durch ihre Zuversicht ihre Selbstheilungskräfte mobilisieren. Auch beruflich und finanziell sind Optimisten meist erfolgreicher

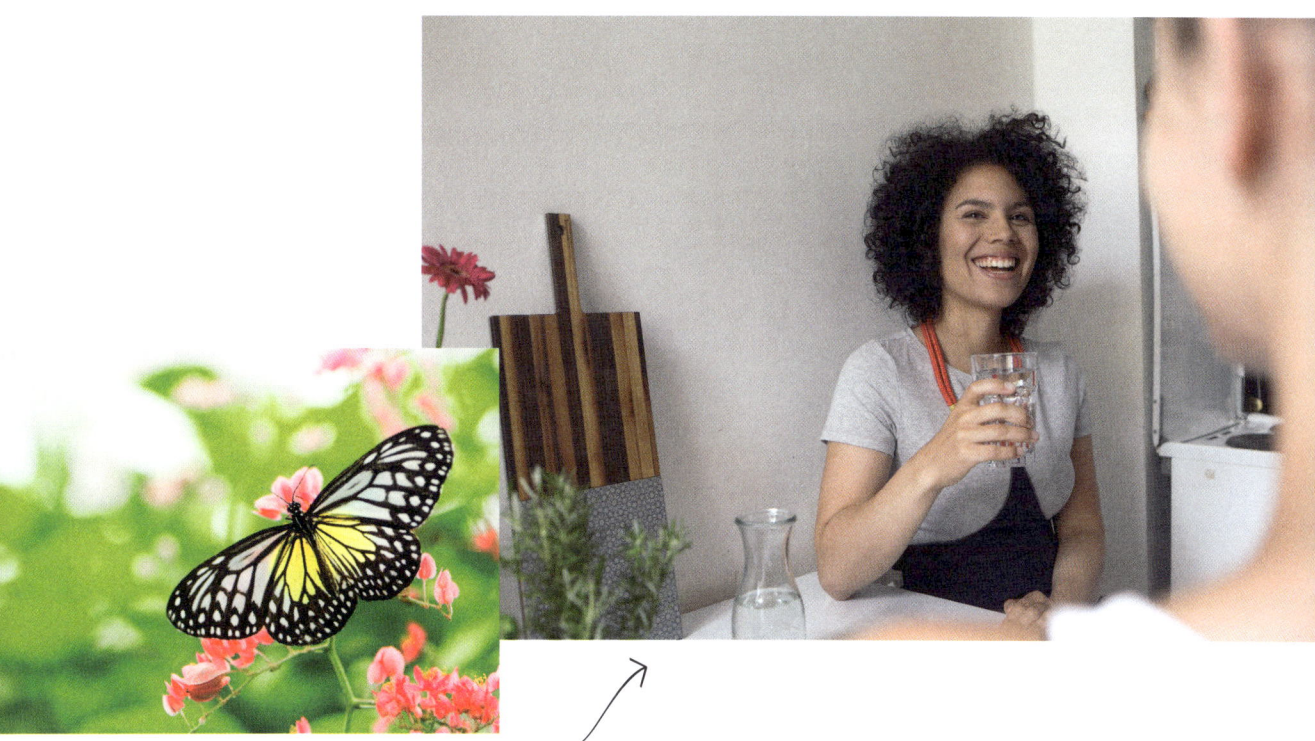

als Pessimisten. Da, wo Pessimisten ein Problem sehen, sehen Optimisten eine Chance. Sie betrachten Hindernisse nicht als lästiges Übel, sondern als Herausforderung, trotzdem ans Ziel zu gelangen. Sie glauben an sich und ihren Erfolg und können so ihre Fähigkeiten voll entfalten. Optimisten suchen sich neue Wege, anstatt ausgetretene Pfade zu beschreiten. Sie packen viel an und setzen viel um.

Auch im zwischenmenschlichen Bereich ist es wesentlich angenehmer, mit Optimisten zusammen zu sein. Denn sie betrachten ihre Mitmenschen nicht als Konkurrenten. Solange sie von einem Menschen nicht enttäuscht wurden, unterstellen sie ihm erst einmal das Beste. Und wenn sie dann doch enttäuscht werden, lassen sie sich nicht beirren, trotzdem an ihrer positiven Grundeinstellung festzuhalten. Tatsächlich machen optimistische Menschen selten schlechte Erfahrungen mit anderen, da sie durch ihre freundliche und offene

Art Gleichgesinnte anziehen und sich in der Regel von pessimistisch oder negativ eingestellten Menschen und Zynikern fernhalten.

Die Welt ist bunt

Nun, was meinst du nach dieser Lobeshymne auf den Optimismus? Lohnt es sich nicht, die Welt einmal durch deren Augen zu betrachten? Natürlich wirst du als neues Mitglied im Klub nicht gleich in den Genuss all dieser Vorteile kommen. Je länger du jedoch dabei bist, je mehr du dir angewöhnst, wie ein Optimist zu denken und zu handeln, umso mehr wirst du von dieser positiven Lebensart profitieren. Und jetzt zeige ich dir, wie das damit verbundene Glück aussieht und wie du den Eintritt in den Klub der Optimisten am besten vorbereiten und umsetzen kannst – mit einer Vielzahl von Glücks- und Optimismus-Strategien.

GLÜCK GEHABT?
Was Glück ist,
und wo wir es (nicht) finden

F ür den einen ist es ein dickes Auto, für den anderen Schokolade, und wieder für einen anderen ist es Sport. Glück, das ist aber auch ein langes Bad nach einem noch längeren Tag. Der erste Krokus, der zu blühen beginnt. Ein unverschämt großer Lottogewinn. Eine Umarmung genau im richtigen Moment. Ein Kind, das frisch geboren ist oder endlich friedlich schläft.

Glück definieren wir alle sehr unterschiedlich, verbinden am Ende jedoch das Gleiche damit: Freude und innere Zufriedenheit. Der griechische Philosoph Aristoteles schrieb ein ganzes Buch über die Glückseligkeit, die »Eudaimonia«. In dieser steht: »Glückseligkeit ist das vollkommene und selbstgenügsame Gut und das Endziel des (menschlichen) Handelns.« Psychologen sprechen von subjektivem Wohlbefinden, Neurologen von Kohärenz, einem Zustand vollkommenen Einklangs, den das Gehirn fortwährend anstrebt, weil wir uns dann rundum wohlfühlen. Glück auf den Punkt zu bringen ist schwierig. Aber ist das überhaupt notwendig? In den Momenten, in denen wir wirklich glücklich sind, wissen wir für einen Augenblick ganz genau, was Glück ist.

✳ Wusstest du übrigens, … ✳

dass Glück nicht nur gut ist,
sondern auch guttut?
Glück ist laut der Weltgesundheitsorganisation ein wichtiger Bestandteil mentaler Gesundheit. Studien zufolge besitzen glückliche Menschen ein stärkeres Immunsystem und mehr Antikörper sowie mehr Kreativität, Energie und innere Ausgeglichenheit. Die Entscheidung für mehr Glück ist also eine Entscheidung für ein rundum schönes und erfülltes Leben.

Die Natur, mein Glück und die magische 68

Glücklich fühle ich mich vor allem, wenn ich in der Natur bin. Wenn sich die Ruhe und das Vibrato des Waldes um mich legen wie ein warmer Mantel, während die Sonne an Tannenwipfeln vorbei durch

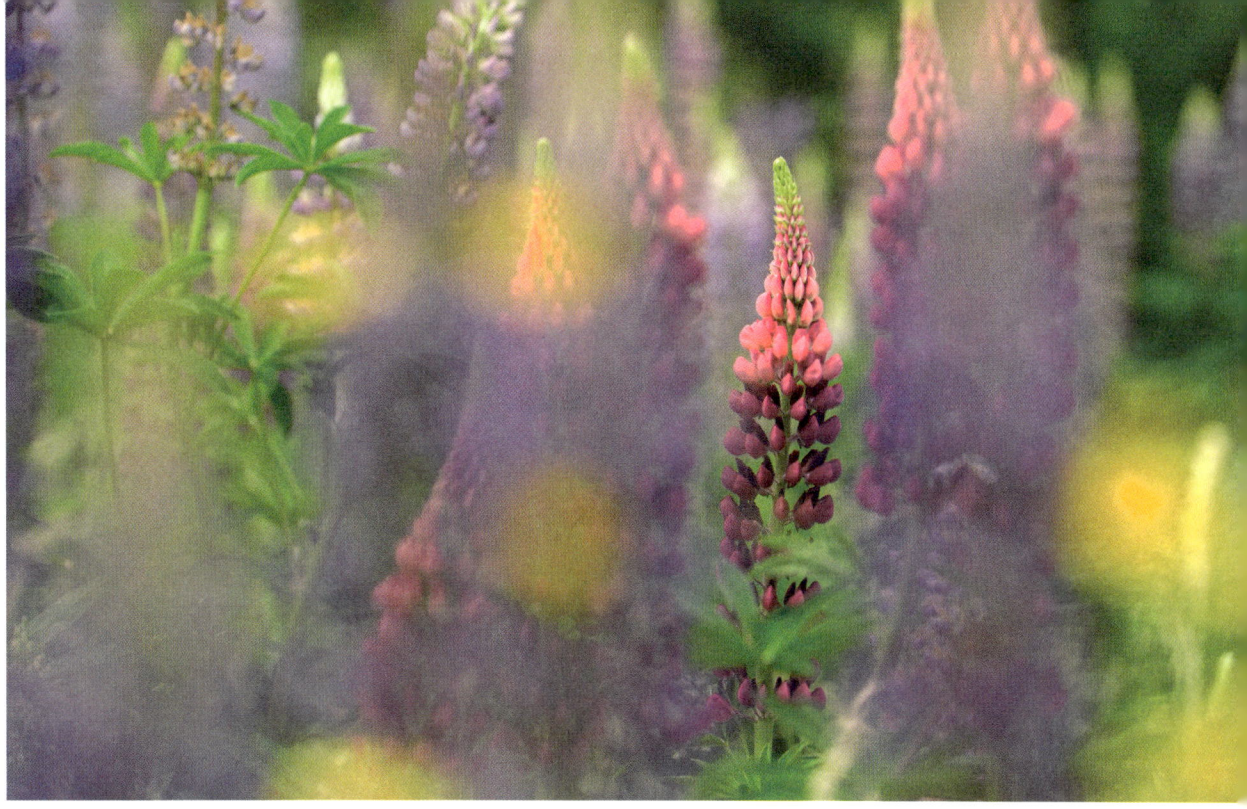

die Blätterdecke blinzelt – das ist für mich der Inbegriff von Glück.

Das erste Mal habe ich das bewusst mit 16 Jahren in einem Sommercamp in Frankreich wahrgenommen. Da verbrachten wir unsere Tage damit, in einem Naturschutzgebiet die Wege auszubessern, rund um ein Biotop Zäune zu reparieren und Müll wegzuräumen. Es war himmlisch.

Die meisten Fotos von damals habe ich verloren, aber eine Sache ist mir aus dieser Zeit geblieben: meine Lieblingsjeans. Und so übertrug sich das im Wald tief erlebte Glück dieser Tage auf diese Jeans. Jede Diät, die ich in meinen 20ern machte, hatte zum Ziel, endlich wieder in diese Jeans zu passen. 68 Kilo, sagte ich mir, wenn ich wieder 68 Kilo wiegen würde, wäre ich wieder richtig glücklich, eben wie damals, in diesem einen Sommer. Damit erlag ich einem der vielen Glücksirrtümer, die uns daran hindern, einfach jetzt glücklich zu sein. Habe ich je wieder in diese Jeans gepasst? Nein. Und auch die Unbeschwertheit meiner Jugend

habe ich so natürlich nie wieder erlebt. Aber das Glück, das begegnet mir jedes Mal aufs Neue, wenn ich mich hinaus in die Natur begebe. Auch fernab der 68 Kilo bin ich heute ein glücklicher Mensch, der viel Dankbarkeit, Lebensfreude und Hoffnung verspürt, selbst an grauen Tagen. Dass ich mich mit den Glücksirrtümern konfrontiert habe, die mich behinderten, hat sicherlich dazu beigetragen.

Glücksfinder: An den richtigen Stellen suchen

Oft lenken wir unseren Fokus einfach auf die falschen Dinge und erwarten ein Wunder. Dabei vernachlässigen wir all das, was uns wirklich und dauerhaft glücklich macht.

Das Team des Psychologen Martin Seligman forderte schwer depressive Patienten in einer Studie dazu auf, täglich drei Dinge zu notieren, die sie an diesem Tag als positiv erlebt hatten.

Das konnte das Wetter genauso sein wie ein leckeres Eis oder der Besuch einer Freundin. Allein diese kleine Übung in Dankbarkeit und der Fokus auf die Freuden des Alltags bewirkte bei 94 Prozent der Teilnehmer, dass sie sich nach nur zwei Wochen bereits deutlich besser fühlten. Es sind nicht immer große Veränderungen notwendig, um unser Wohlbefinden zu steigern. Und bis morgen müssen wir auch nicht warten, sondern können hier und jetzt mehr davon in unser Leben einladen, viele Anregungen hierfür findest du auf den nächsten Seiten.

Mit der Regenbogenliste gegen das Grau

Wann immer ich merke, dass mein Glücksniveau absinkt, weil zum Beispiel Stress mir die Sicht auf meine alltäglichen Freuden nimmt, erstelle ich mir eine Regenbogenliste. Mit einem wärmenden Kräutertee setze ich mich an einen ruhigen Ort, am liebsten draußen in der Sonne, und notiere mir unzensiert all die Dinge, die mir Freude bereiten. Die Liste ist jedes Mal anders und bringt mich jedes Mal dazu, vieles, was mich glücklich macht, wieder stärker in meinen Alltag zu integrieren. Meine Regenbogenliste erinnert mich stets daran, dass es die kleinen Dinge sind, die für mich das große Glück ausmachen.

* Ein Waldspaziergang
* Leckere Beeren essen
* Durch meine Wohnung tanzen
* Mich mit einer Freundin treffen
* Jemanden eine Freude machen
* Einen Dankbarkeitsbrief schreiben
* Wildkräuter sammeln
* Einen Sonnengruß auf dem Balkon machen
* Einen frühe Wanderung mitsamt Sonnenaufgang

Was steht auf deiner momentanen Regenbogenliste?

WERDE ZUR MEISTERIN DEINES LEBENS

Um wirklich ins Handeln zu kommen und neue erfolgreiche Strategien zu entwickeln, ist es wichtig, dass du genau auf deine Emotionen achtest. Warum zum Beispiel möchtest du etwas an deinem Leben ändern? Weil du dich dann wieder besser fühlst und lachen kannst, weil du dann in deiner Kraft bist, weil du wieder selbstsicherer bist und alles erreichen kannst, was du möchtest? Oder: Warum suchst du eine neue Stelle? Weil du dort nettere Menschen vermutest, weil es dir dort besser geht, weil du dich dort besser entfalten könntest oder dir und deiner Familie einen besseren Lebensstandard bieten kannst?

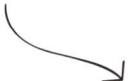

Drei Glücksmythen, die uns am Glück hindern

Glücksforscher wissen, dass das viel ersehnte Glück im Leben bestimmte Rahmenbedingungen und auch Hindernisse kennt.

1 GLÜCK STELLT BEDINGUNGEN

Wenn wir erst den richtigen Partner fürs Leben gefunden haben, schwanger sind oder befördert werden, im Haus unserer Träume wohnen, in die besagten Lieblingsjeans passen, dann werden wir auch glücklich sein. Happiness-Experte Tal Ben-Shahr nennt dies den Ankunftstrugschluss: Unser Glück wird erst dann eintreten, wenn wir gewisse Vorbedingungen erfüllt haben. Studien belegen jedoch, solche vermeintlichen Glücksbringer machen uns nur auf kurze Zeit glücklicher, auf lange Sicht verändern sie unser Glücksniveau nicht.

3 GLÜCK IST EINFACH ANGEBOREN

Für den einen ist das Leben genauso halb leer wie das Glas, für den anderen ist es immer halb oder sogar bis zum Rand mit Schönheit gefüllt. Glücksnihilisten sind überzeugt: Glücklichsein ist Veranlagungssache, der eine hat's, der andere eben nicht.

2 EIN BISSCHEN GLÜCK LÄSST SICH AUCH KAUFEN

Ja, Geld macht nicht glücklich, dessen sind sich viele mittlerweile bewusst. Aber *etwas* glücklicher macht es doch schon, oder?

Nur kurzfristig, so lautet das Ergebnis aus der Forschung. In einer Untersuchung mit 14 Lottomillionären wurde zum Beispiel festgestellt, dass ihr Glücksniveau bereits ein Jahr nach dem großen Geldsegen wieder beim niedrigeren Ursprungswert gelandet war.

Mit Konsum wird das sogenannte Wohlfühl- oder Triumphglück verbunden. Es ist nicht von langer Dauer und bedarf der ständigen Auffrischung, meist in immer höherer Dosierung. Sprich, wir müssen immer mehr Geld ausgeben, mehr besitzen, mehr konsumieren, um dieses Glücksgefühl zu erzeugen. Nachhaltiges Glück sieht anders aus.

Doch nur etwa die Hälfte unseres Glücksniveaus ist genetisch festgelegt. Hinzu kommen etwa zehn Prozent, für die äußere Umstände verantwortlich sind, etwa wie die Wohnsituation, das Einkommen und der Beziehungsstatus. Den Rest prägen wir selbst, durch unser Denken und unsere Taten (siehe auch mehr zum Thema Optimismus ab Seite 134).

BEWUSSTER LEBEN,
glücklicher sein

Angesichts unseres hochbeschleunigten Turboalltags und der vielen Dinge, die täglich auf uns einströmen ist es umso wichtiger, Tag für Tag bewusst zu leben und den Augenblick zu genießen. Denn Stress gehört (leider) unweigerlich zu unserem Leben und lässt sich nicht einfach abschaffen, es sei denn, man zieht auf eine einsame Insel.

Nicht nur am Wochenende und im Urlaub sollen wir uns in unserer Haut wohlfühlen, auch unter der Woche, wenn Pflichten uns in Schach halten. Es ist wichtig, jeden Tag ganz bewusst anzugehen, zu gestalten, um so zu innerer Zufriedenheit und Gelassenheit zu finden.

Positives Bewusstsein

Positives Denken ist für den allgemeinen Zustand eines Menschen sehr wichtig, denn Positives zieht Positives an – und Negatives eben auch Negatives. Die fünf Gesetze des positiven Denkens besagen:

1. Wir fühlen, was wir denken.
2. Was wir denken, strahlen wir aus.
3. Was wir ausstrahlen, ziehen wir an.
4. Wir bekommen das, woran wir glauben, und nicht das, was wir wollen.
5. Wir bewegen uns auf das Ziel zu, mit dem wir uns am meisten beschäftigen.

Wie können wir uns positiv stimmen:
* Denke an all die positiven Dinge und Begebenheiten, die dein Leben ausmachen: Familie, Freunde, berufliche Erfolge, Erlebnisse …
* Visualisiere die Ziele, die du hast. Vielleicht sogar ganz praktisch: schneide aus alten Zeitschriften Bilder aus, in denen du dich mit deinen Zielen wiederfindest, und fertige eine Collage an. Nur wer seine Ziele vor Augen hat, weiß auch, wohin er gehen will. (Mehr zu Zielen gibt es auf Seite 138.)

Realisiere deine Bedürfnisse

Ein erster und wesentlicher Schritt ist sicherlich schon getan, wenn du dir darüber bewusst bist, wie gut es dir geht und was dir wichtig ist. Schaffe dir nun die Möglichkeit, dies in dein Leben zu integrieren:
* Mache dir bewusst, was du brauchst, um zufrieden und gelassen durch den Alltag zu gehen: Wie viel Zeit für Bewegung ist dir wichtig? Brauchst du Zeiten der Ruhe und Besinnlichkeit? Was möchtest du deinem Körper Gutes tun? Wie möchtest du dich ernähren?
* In der täglichen Hektik und getrieben durch den heutigen Anspruch, immer mehr leisten zu müssen und erreichbar zu sein, gönnen wir uns selten Ruhepausen. Langeweile ist verboten. Dabei

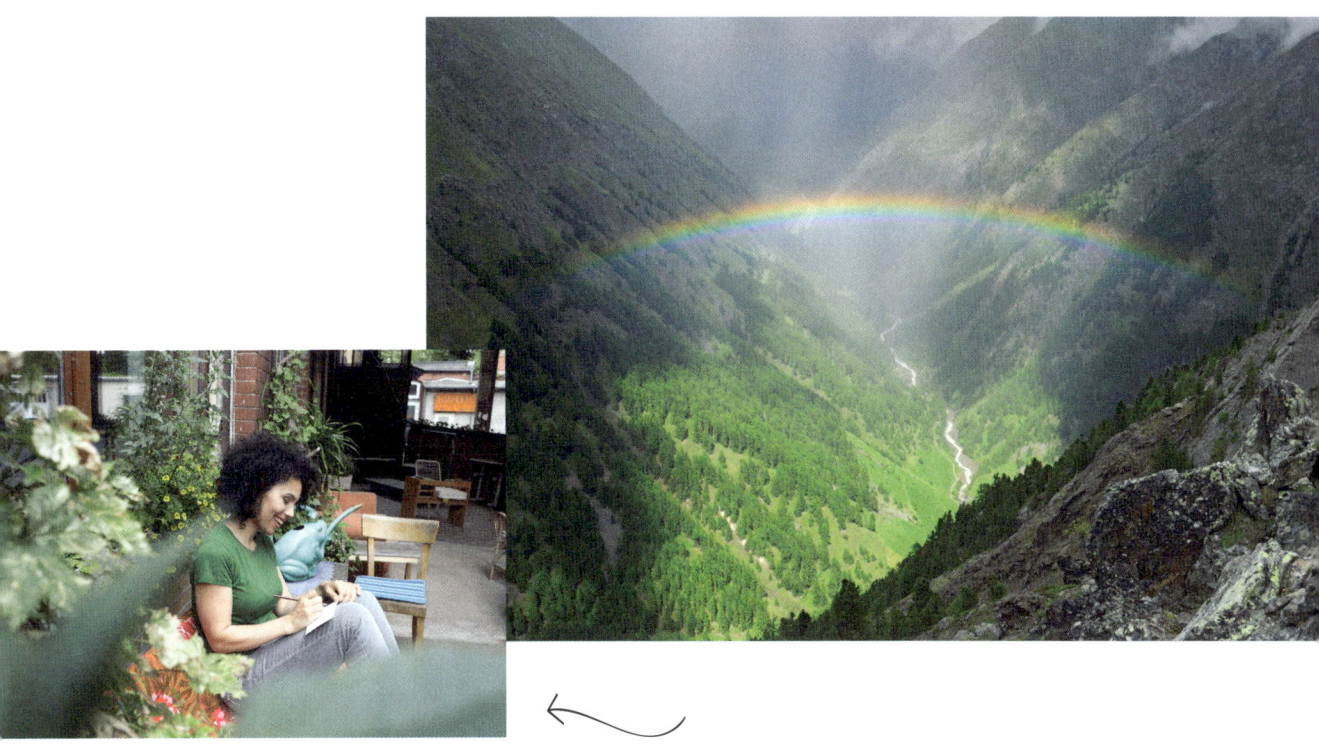

sind ausgerechnet diese Mußestunden die wertvollste Zeit für Körper und Seele. Plane diese Pausen ein und genieße sie bewusst.

✱ Unser Tag ist durchgetaktet. Wie schön, wenn dann ein Wochenende auch mal vollkommen planlos verlaufen darf und Raum für Neues schafft.

✱ Unseren Alltag mit Beruf, Kindern, Freunden und sonstigen Aktivitäten haben wir durchgeplant. Ist da auch genug Raum für dich? Etabliere Rituale, damit die Zeit für dich selbst auch wirklich stattfindet: 15 Minuten Meditation am Morgen, einmal am Tag mindestens 20 Minuten ins Grüne, ein Abend in der Woche gehört nur Dir!

Belohnung macht glücklich

Wer positiv denkt, hat Ziele und ist glücklich, wenn er diese erreicht oder ihnen näher kommt (mehr dazu ab Seite 138). Durch das Glück, das er beim Verfolgen des Ziels empfindet, wird er für seine Anstrengungen schon auf dem Weg dorthin belohnt. Aber auch im Kleinen sollten wir uns belohnen:

✱ Nimm dir nach einem anstrengenden Tag eine Stunde Zeit in der Badewanne mit deinem Lieblingsbadezusatz, inklusive Haar- und Gesichtspflege, und fühle dich danach wie ausgetauscht!

✱ Verabrede dich zu einem Spaziergang im Grünen mit einer Freundin, wenn du deine täglichen Haushaltspflichten hinter dich gebracht hast.

✱ Plane eine Wanderung auf deinen Lieblingsberg am Wochenende ein und belohne dich für die vielen Stunden, die du während der Woche im Büro am Computer verbracht hast.

✱ Du hast etwas ganz Besonderes geschafft? Dann belohne dich mit einem Kurztrip mit deinem oder deiner Liebsten und genieße die kostbare Zeit zu zweit!

3 x NATÜRLICH
mehr Glück

Viele Wege führen zum Glück – und leider ebenso viele entpuppen sich am Ende als Irrpfad. Mittlerweile müssen wir jedoch nicht mehr allein auf unser Bauchgefühl hören, um die richtige Abzweigung zu nehmen. Forscher der sogenannten Positiven Psychologie setzen sich zunehmend auch wissenschaftlich mit dem Glücklichsein auseinander – und kommen dabei zu mitunter überraschenden Erkenntnissen. Und was macht uns den Forschern zufolge wirklich glücklich? Wie du auf Seite 133 bereits lesen konntest, sind es weder der Lottogewinn noch die Traumhochzeit. Dankbarkeit, Selbstentfaltung und sinnstiftende Ziele heißen einige der Schlüssel zu lang anhaltendem Glück. Bei allen handelt es sich um perfekte Begleiter eines grünen, nachhaltigen Lebensstils, die gewährleisten, dass du nicht nur mit der Umwelt und deinen Mitmenschen, sondern auch mit dir selbst liebevoll umgehst. Hier lernst du die heimlichen Glücksbringer im Überblick kennen:

Dankbarkeit leben

Das gemurmelte »Dankeschön« an der Kasse macht nicht gerade glücklich, dafür aber die Praxis tiefer Dankbarkeit umso mehr. Dankbarkeit eröffnet uns das Glück der Fülle, denn sie gibt uns Raum dafür, all das Schöne in unserem Leben richtig wertzu- schätzen. Sie verankert uns fest in der Gegenwart und ermöglicht uns zugleich, schlechten Erfahrungen aus der Vergangenheit etwas Gutes abzugewinnen. Dankbarkeit wirkt auch negativen Gefühlen wie Geiz oder Ärger entgegen. Warst du zum Beispiel schon einmal neidisch und dankbar zugleich?

In einer Studie, die 2003 veröffentlicht wurde, stellten Forscher die Wirkung von Dankbarkeit gezielt auf die Probe: Teilnehmer schrieben sich zehn Wochen lang jeden Tag fünf Dinge auf, für die sie Dankbarkeit verspürten, die Kontrollgruppe sollte sich auf fünf Ärgernisse und Probleme konzentrieren. Am Ende des Experiments war die Dankbarkeitsgruppe nicht nur zufriedener und hoffnungsvoller, sondern auch körperlich gesünder und fitter.

WIE WIR DANKBARER WERDEN

✻ Tagebuch der Dankbarkeit: Führe, angelehnt an das obige Experiment, Tagebuch über all das, für das du dankbar bist. Vielen Menschen hilft es, dies einmal in der Woche zu tun und dabei eine Tasse Wohlfühltee zu trinken oder schöner Musik zu lauschen. Andere schreiben sich jeden Morgen eine kleine Dankbarkeitsnotiz auf und tragen diese den ganzen Tag mit sich herum. Wenn dann Stress oder Ärger aufkommt: tief durchatmen, sich der schönen Dinge besinnen, und schon geht es mit einem Lächeln weiter.

✳ Dankbarkeitsbriefe: Wir alle haben Menschen, die unseren Weg begleiten oder geprägt haben, oft geht unser Dank jedoch im Alltagsrummel unter. In Ruhe einen Brief zu schreiben schafft Raum für gemeinsame Erfahrungen und lässt uns die Dankbarkeit zelebrieren, die wir verspüren. Und selbst, wenn wir den Brief nicht überreichen oder abschicken, wirkt sich der Akt des Schreibens allein nachweislich auf unser Glücksempfinden aus.

✳ Und für alle, die es am liebsten live und direkt mögen: Spreche deinen Dank einfach aus. Formuliere dabei am besten klar, wofür genau du dankbar bist. So hat deine Dankbarkeit auch den größten Effekt auf den Empfänger des Danks.

Selbstentfaltung priorisieren

Neid, Missgunst, Konkurrenzdenken. Der Fokus auf andere und das, was sie haben oder können, ist schwer mit wahrem Glück vereinbar. Zwar haben soziale Vergleiche auch ihr Gutes: Sie können uns motivieren und inspirieren, geben uns in schweren Zeiten das Gefühl, nicht allein mit unseren Problemen zu sein. Aber mehr noch blockieren sie uns, denn in der Regel können wir bei diesen Vergleichen nur verlieren.

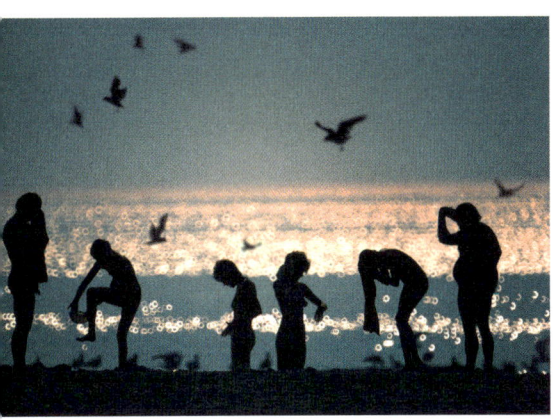

Ich beobachte es bei mir selbst auch immer wieder, da mich diese Glücksbremsen seit der Schulzeit begleiten. Damals habe ich mich nicht mit den 20 Schülern verglichen, die eine schlechtere Note hatten als ich, sondern mit den drei mit der besseren. Auch heute noch vergleiche ich mich mit Menschen, die einfach schöner, schlauer oder erfolgreicher sind und blende den großen Rest der Menschheit aus. Glücklicher macht mich das nie, anders als wenn ich mich auf meine eigenen Erfolge konzentriere, darauf, wie viel ich schon geschafft habe und wie ich auch weiterhin als Mensch wachsen kann.

WIE WIR UNS STÄRKER AUF UNS SELBST KONZENTRIEREN KÖNNEN

Auch hier hilft Dankbarkeit immens. Indem wir uns auf unsere eigenen Stärken und Erfolge besinnen, verschiebt sich der Fokus wieder auf unsere persönliche Entwicklung. Und sind wir mit unserem eigenen Leben zufrieden, trachten wir anderen auch nicht nach ihrem Glück. Neid ist oft nur ein Symptom für die Unzufriedenheit mit dem eigenen Status Quo. Dagegen hilft: sich die persönlichen Wünsche vor Augen führen, denn sie unterscheiden sich oftmals erheblich von dem, um das wir andere beneiden.

Wenn du jedoch merkst, dass du wieder einmal dem Vergleichen erliegst, brems dich selbst. Oft hilft es, bewusst »Stopp« zu denken oder zu sagen, und anschließend seine Gedanken gezielt etwas anderem zuzuwenden. Alternativ ist es ratsam, zu meditieren, um den Geist von diesen schädlichen Gedanken zu leeren (mehr hierzu ab Seite 166).

Und: Wer sich auch immer viel zu viel beim Vergleichen ertappt, sollte über ein Digital Detox nachdenken, denn nichts facht diese Glücksbremse so an wie Facebook & Co. Mehr dazu gibt es ab Seite 156.

Sinnstiftende Ziele setzen

Wenn wir einen glücklichen Menschen suchen, finden wir jemanden mit einem Ziel, davon ist die Psychologin und Glücksforscherin Sonja Lyubomirsky überzeugt. Ziele geben uns eine Richtung, und unserem Leben Struktur und Bedeutung. Sie machen uns selbstbewusster, indem wir unser Schicksal aktiv mitgestalten.

Aber nicht alle Ziele haben denselben Effekt auf uns. Positiv wirken sich vor allem intrinsische Ziele auf uns aus. Sie entstehen tief in uns und aus uns heraus, entsprechen unseren Interessen und unserer Persönlichkeit. Sie beruhen darauf, was wir ganz persönlich als bereichernd und erstrebenswert empfinden. Dort, wo sich Freude und Sinnhaftigkeit kreuzen, entstehen solche Ziele. Anders ist es mit extrinsischen Zielen, die uns allein von außen auferlegt werden, wie eine Verkaufsquote für Vertreter. Sie belasten uns meist nur, führen zu Stress und Unzufriedenheit.

WIE WIR MIT ZIELEN GLÜCKLICHER WERDEN

Egal ob du von Lebensträumen, Wünschen oder Projekten sprichst, wichtig ist, dass deine Ziele authentisch sind. Verrenke dich nicht, um die Ziele anderer zu deinen eigenen zu machen. Ich bin zum Beispiel jemand, der Ruhe und Einsamkeit sehr schätzt. Als sportliches Ziel passt es besser zu mir, für Marathon- und Trail-Läufe zu trainieren als einer Fußballmannschaft beizutreten.

Formuliere deine Ziele außerdem am besten positiv und nicht als Vermeidungsziele. Sprich, ein bewusster Fokus bringt dich weiter als einschränkende Verbote.

Und damit Ziele konkret werden, sind Etappenziele empfehlenswert. Durch eine schrittweise Umsetzung werden selbst große und abstrakte Ziele greifbar. Bleibe dabei aber stets flexibel, denn genauso wie wir an unseren Aufgaben wachsen, verändern sich unsere Ziele mit uns. Auf diese Weise kannst du den Prozess auch annehmen und bewusst erleben, wenn dir Hindernisse begegnen. Das Wichtigste bleibt dabei stets: Du bist auf dem Weg.

Und noch mehr Tipps zum Glücklichsein

* **Gib deinem Glück eine echte Chance:** Wenn du eine offene und offensive Haltung gegenüber dem Leben einnimmst, wirst du erleben, dass sich häufiger unerwartete Ereignisse einstellen, die dein Leben zum Positiven wenden können.

* **Mache dich frei von gesellschaftlichen Normen:** Wenn du etwas nicht mehr willst (deinen aktuellen Beruf ausüben, deine aktuelle Beziehung weiterführen etc.), dann überlege, wie du deine Situation ändern kannst, und setze es um.

* **Lerne über dein Pech zu lachen,** dann merkst du schnell, dass du auch schwierige Situationen besser meisterst.

* **Suche nicht nach der Liebe,** wenn es an der Zeit ist, klopft sie bei dir an. Genieße solange die Geborgenheit deines Freundeskreises.

DAS GLÜCK DER KLEINEN GESTEN –
Wie Hilfsbereitschaft mehr Freude bringt

D ie Soziologin Sherry Turkle spricht von einer neuen Art, »gemeinsam einsam« zu sein, die eine Folge unserer permanenten digitalen Vernetzung und Selbstdarstellung ist. Das gefährdet unseren liebevollen Umgang miteinander, genauso wie es den notwendigen Raum für Selbstreflexion nimmt. Mir ist das vor allem in der Schwangerschaft und später mit Baby in der Großstadt aufgefallen. Hilfe hätte ich oft gebrauchen können, nur waren die meisten um mich herum so auf ihr Handy fixiert, dass ihnen das gar nicht aufgefallen ist.

Achtsamkeit (ab Seite 165) und Digital Detox (ab Seite 156) sind wichtige Schritte weg von diesem Trend. Aber auch kleine Gesten anderen gegenüber können uns helfen, stärker im Hier und Jetzt zu leben und bewusst Verbindungen zu anderen aufzubauen oder zu stärken. Sie sind wie ein Geschenk, das wir uns selbst machen, indem wir es anderen überreichen.

Wir erinnern uns nicht an Tage,
wir erinnern uns an Augenblicke.
Cesare Pavese

Kleine Gesten, große Wirkung

Der Vergleich des Schenkens ist nicht weit hergeholt: Laut einer Untersuchung, die 2012 veröffentlicht wurde, macht es uns glücklicher, für andere Menschen Geld auszugeben als für uns selbst. Es gilt mittlerweile als erwiesen, dass Altruismus das eigene Glücksniveau effektiv und über einen längeren, mitunter monatelangen Zeitraum erhöht.

Die Gründe für diesen Effekt sind vielfältig. Sei es, weil wir uns der Erfahrungen und Bedürfnisse anderer stärker bewusst werden und dadurch ein Gefühl von Verbundenheit entsteht. Oder weil das Helferhoch unserem Selbstwertgefühl Flügel verleiht. Vielleicht lenken uns gute Taten auch einfach von unseren eigenen Sorgen ab, geben unserem Leben Sinn und unserem Herzen Hoffnung.

Egal, was auf uns zutrifft – kleine Gesten sind kleine Glücksbringer mit großem Effekt auf unser Seelenleben. Aber nicht nur das: Sie wirken sich ebenso positiv auf unser Gegenüber und nachweislich sogar auf scheinbar Unbeteiligte aus, denn auch Menschen, die eine gute Tat beobachten oder von ihr hören, freuen sich über sie. Eine Win-Win-Situation für alle.

Wenn du willst, dass andere glücklich sind, übe dich in Mitgefühl. Wenn du selber glücklich sein möchtest, übe dich in Mitgefühl.
Dalai Lama

Hilfsbereitschaft nach dem Zufallsprinzip?

Die Wertschätzung guter Taten erfährt seit ein paar Jahren eine Renaissance im englischsprachigen Raum. Die sogenannten »Random Acts of Kindness« (»zufällige Gesten der Liebenswürdigkeit«) sind für ihren Zufallscharakter bekannt. So werden zum Beispiel »free hugs«, also Gratis-Umarmungen, in einer Einkaufsmeile angeboten oder im Café anonym der Kaffee des nächsten Gasts mitgezahlt. Damit kleine Gesten ihre volle Wirkung entfalten, müssen sie jedoch nicht zwangsläufig Fremden gelten und nach dem Zufallsprinzip verschenkt werden. Genauso gut kannst du Nachbarn helfen, Freunde unterstützen oder regelmäßig ehrenamtlich tätig werden.

Auch die Größe der Tat spielt keine Rolle: Entscheide dich für Aktionen, die gut zu dir und deinem Alltag passen, anstatt in schwer umsetzbaren Superlativen zu träumen. Das verringert die Hemmschwelle, wirklich aktiv zu werden, und gewährleistet auch, dass du auf lange Sicht Freude an kleinen Gesten der Liebenswürdigkeit bewahrst.

Trotz all der Freiheit und Kreativität in der Gestaltung deiner guten Taten gibt es mehrere Qualitäten, die gewährleisten, dass wir mit ihnen auch wirklich langfristig sowohl Glück verbreiten als auch selbst Glück aus ihnen ziehen. Folgendes solltest du berücksichtigen.

Gute Taten gut gestalten

1. **Sinnvoll und positiv – für dich**
   Widme deine Zeit nur solchen guten Taten, die du selbst positiv bewertest. Denn nur so kannst du dies authentisch und mit Freude tun. Schüchterne Menschen müssen beispielsweise keine »free hugs«-Aktion in ihrer Stadt starten, wenn ihnen das Ansprechen von Fremden schwerfällt.

2. **Regelmäßig und häufig**
   Damit sich die kleinen Gesten auf dein eigenes Glücksniveau auswirken, sollten sie in ihrer Intensität über dem Level an Hilfsbereitschaft liegen, der bereits fester Bestandteil deines Alltags ist. Ernenne beispielsweise einen bestimmten Monat zum Monat der Freundlichkeit und vollbringe jeden Tag eine (zusätzliche) gute Tat.

3. **Abwechslungsreich**
   Laut einer amerikanischen Studie können sich Routine und endlose Wiederholungen glücksmindernd auswirken. Teilnehmer, die zehn Wochen lang immer wieder verschiedene gute Taten durchführten, machte dies messbar glücklicher als diejenigen, die immer wieder genau die gleichen kleinen Gesten wiederholten. Setze deine Hilfsbereitschaft vielfältig ein. Und probiere auch immer mal wieder etwas völlig Neues aus, denn auch das bewahrt davor, dem eigenen Glück gegenüber abzustumpfen.

Kindness: bei mir gern ganz spontan

Kleine Gesten sind bei mir oft ganz spontane Einfälle. Ein Beispiel vom letzten Vatertag: Ich gehe tagsüber mit meiner Tochter und unserem Jogging-Buggy laufen, ausgerechnet heute. Denn dieser »Feiertag« erschwert mein sportliches

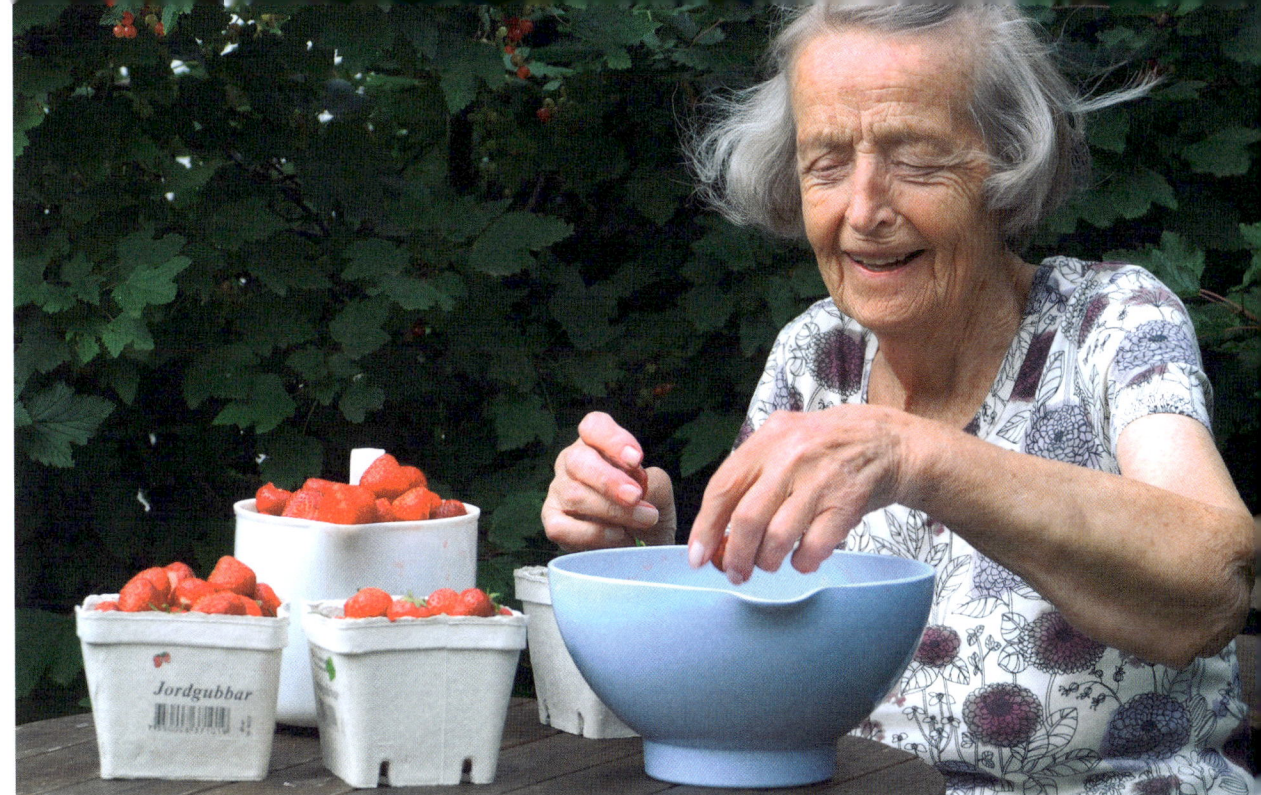

Vorhaben natürlich erheblich: Nicht nur grölende Männergruppen, sondern auch die Glasscherben auf dem Weg verwandeln das Ganze in einen Parcourslauf. Aber nicht nur uns geht es so, vor allem Fahrradfahrer und andere Eltern mit Kleinkindern jammern.

Also schnell nach Hause gesprintet, Kind in die Rückentrage umgesattelt und mit Eimern und Handfegern bewaffnet zurück zum Gehweg am Fluss. Schnell habe ich einiges an Glas aufgefegt und erhalte auch immer mal wieder Unterstützung von anderen, die spontan mithelfen. Mit einigen Leuten komme ich ins Gespräch, alle freuen sich riesig über die Initiative, vorbeifahrende Fahrradfahrer bedanken sich klingelnd. Und meine Liebste und ich verbringen unseren Nachmittag mit guter Energie draußen an der frischen Luft, ein voller Gewinn für uns alle. Zu Hause muss ich selbst über mein breites Grinsen lachen, Glück kann so einfach sein (und noch dazu schön machen!).

Hast du heute schon gelächelt?

Weißt du, wie du im Handumdrehen viel hübscher bist und wie du andere Menschen sofort viel glücklicher machen kannst? Mit einem Lächeln. In dem Moment – egal, in welchem –, in dem du dich für das Lächeln entscheidest, hast du etwas gewonnen. Klar, wenn wir an etwas Lustiges oder Schönes denken, dann lächeln wir von selbst, und das fühlt sich immer gut an. Aber: Man kann lächeln, wenn es gar nichts zu lächeln gibt, auch wenn man gerade sauer oder traurig ist. Es fühlt sich vielleicht komisch an, geht aber. Und das Beste: Wenn man trotzdem lächelt, hat man schon ein bisschen von seinem Kummer verscheucht. Wie das geht? Ganz einfach. Körper und Seele sind aufs Engste miteinander verbunden, und du kannst über eine körperliche Handlung – bewusstes Lächeln – auch dein Seelenleben aktiv beeinflussen. Und durch diese gelassene Heiterkeit gewinnst du so viel Energie, und dein Herz öffnet sich.

Viele kleine Gesten

Die Möglichkeit der guten Taten sind nahezu unbegrenzt. Bei einer Geburtstagsparty zum Aufräumen bleiben, jemandem beim Umzug helfen, Blut spenden, in einem Verein lokal aktiv werden, jemandem einen Parkschein unter den Scheibenwischer klemmen, im Café für einen anderen Tisch die Rechnung bezahlen. Erstelle doch einfach mal eine Liste mit deinen eigenen Einfällen. Die folgenden kleinen Gesten können dabei eine gute Starthilfe sein.

1 DANKEN Postkarten oder kleine Briefe an Menschen schicken, um danke zu sagen. Zum Beispiel einer ehemaligen Lehrerin, der Babysitterin, dem Lieblingsbäcker oder der eigenen Mutter. Mehr zu Dankbarkeit als Glücksweg erfährst du auf Seite 136.

3 MIT BLUMEN INS ALTERSHEIM Besuche die nächstgelegene Seniorenresidenz und gebe einen Strauß (Fairtrade-)Blumen für jemanden ab, der selten Besuch bekommt. Vielleicht hast du sogar Lust, regelmäßig vorbeizuschauen und ehrenamtlich tätig zu werden. Die Möglichkeiten sind vielfältig und reichen vom Leiten eines Kurses bis zum Lesezirkel oder einfach mal ein offenes Ohr bei einem Stück Kuchen und einer Tasse Kaffee anzubieten.

2 AUF GUTE NACHBAR-SCHAFT Wir kennen alle Menschen, die viel leisten, zu wenig Unterstützung erhalten oder mehr Hürden im Leben zu meistern haben als andere. Einfach mal anklopfen und Hilfe anbieten, beim Einkaufen oder Gassigehen mit dem Hund, bei den Hausaufgaben der Kinder oder beim Schneedienst im Winter.

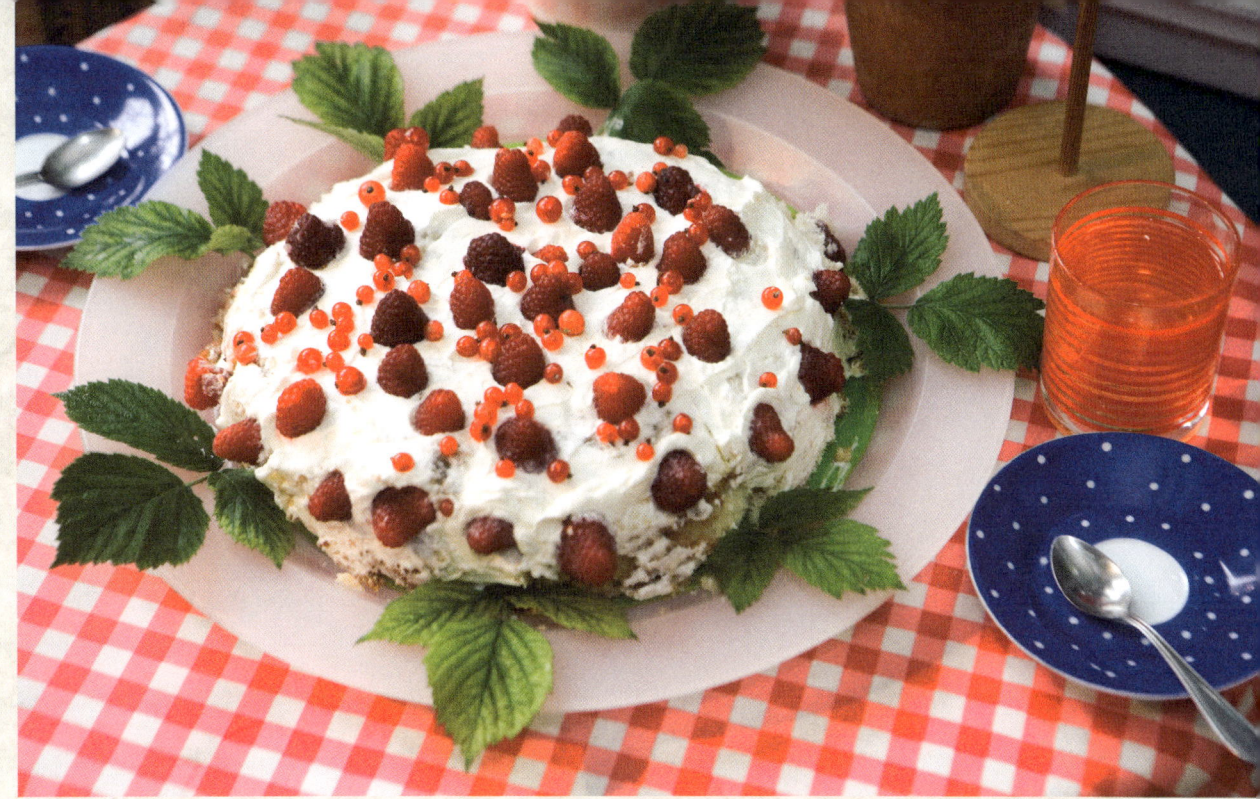

4 NICHT IM REGEN STEHEN LASSEN

Haben sich bei dir auch viel zu viele Regenschirme angesammelt? Nimm beim nächsten Schlechtwetter-Tag doch einfach einen zusätzlich mit und schenke ihn jemandem, der sonst im Regen stehen würde.

5 EINE GUTE GESTE AM TAG

Die bekannte Szene der alten Dame, der man über die Straße hilft. Die soziale Organisation, bei der man mithilft …

6 MANCHMAL MUSS MAN

auch gar nicht weit schauen, schon im unmittelbaren Umfeld sind Möglichkeiten: Wann habe ich mich zum letzten Mal bei meinen Eltern oder Großeltern gemeldet? Wie geht es meiner Freundin, die so traurig ist, weil ihr Freund sie verlassen hat?

7 MANCHMAL KÖNNEN DIE GESTEN

auch winzig klein sein. Und genau diese sind mir im Alltag mit die liebsten, denn ich weiß, welch einen Unterschied sie an einem grauen Tag machen, wenn ich sie empfange: ein freundliches Wort oder Kompliment, ein Lächeln für den Kollegen oder die Kindergärtnerin, ein gutes Essen für den Liebsten oder die beste Freundin, Zeit für die Kinder, die sich freuen, weil sie endlich mal wieder Zeit mit der sonst so gestressten Mama verbringen.

RAUS INS GRÜNE –
Schönheit durch Bewegung, frische Luft und Sonnetanken

Einen Großteil meiner Zeit verbringe ich in einem kleinen niedersächsischen Dorf. Mit drei Schritten draußen zwischen den Feldern oder gleich im Wald zu sein ist für mich ein unbezahlbares Geschenk, das ich als Stadtkind besonders zu schätzen weiß. Meine täglichen Spaziergänge und Waldläufe geben mir Ruhe und Raum für die Gedanken in meinem Kopf. Hier erwarten mich Klarheit und eine erfüllende Dankbarkeit für die Schönheit der Natur.

Barfußlaufen: Achtsamer durch die Welt

Im Sommer wie Winter begegne ich auf meinen Spaziergängen und Läufen einem Bauern, der stets barfuß unterwegs ist. Als ich ihn kürzlich darauf ansprach, zuckte er nur mit den Schultern und entgegnete: »Ist doch das Natürlichste der Welt.« Und recht hat der schlaue Bauer. Evolutionär betrachtet stecken unsere Füße noch immer in den Kinderschuhen, denn Jahrtausende sind wir barfuß über die Erde gegangen, sind direkt auf ihr gesessen, haben auf ihr gegessen, gelebt und geschlafen. Die Sohlen unserer Schuhe und unsere festen

Behausungen stehen demgegenüber noch nicht lange zwischen uns und der Natur.

Beim Barfußlaufen bemerke ich das ganz deutlich. Es bringt mich der Erde näher und damit auch mir selbst. Gehend komme ich so bei mir an, bei meiner Umwelt, in dieser Welt.

Barfuß werden wir uns jedes Schrittes bewusst: Mit Bedacht bewegen wir uns voran, nehmen jede Unebenheit wahr, jeden Stein, jede Wölbung der Welt. Es entschleunigt unseren Gang, führt uns sanft ins Hier und Jetzt. Barfußlaufen bedeutet Achtsamkeit, es geht nicht mit dem Handy in der Hand oder mit dem Kopf in den Wolken.

Earthing: Heilung und Kraft durch Erdung

Einige aktuelle Studien liefern eine spannende Erklärung für diese Wechselwirkung von Barfußlaufen in der Natur und größerer Achtsamkeit. Laut der Earthing-Theorie sind wir Menschen als elektromagnetische Wesen im Einklang mit den elektrischen Strömen der Erde. Durch den unmittelbaren Kontakt mit der Erde und ihrer negativen elektrischen Überschussladung können wir induzierte Ladungen von Elektrosmog und anderem an

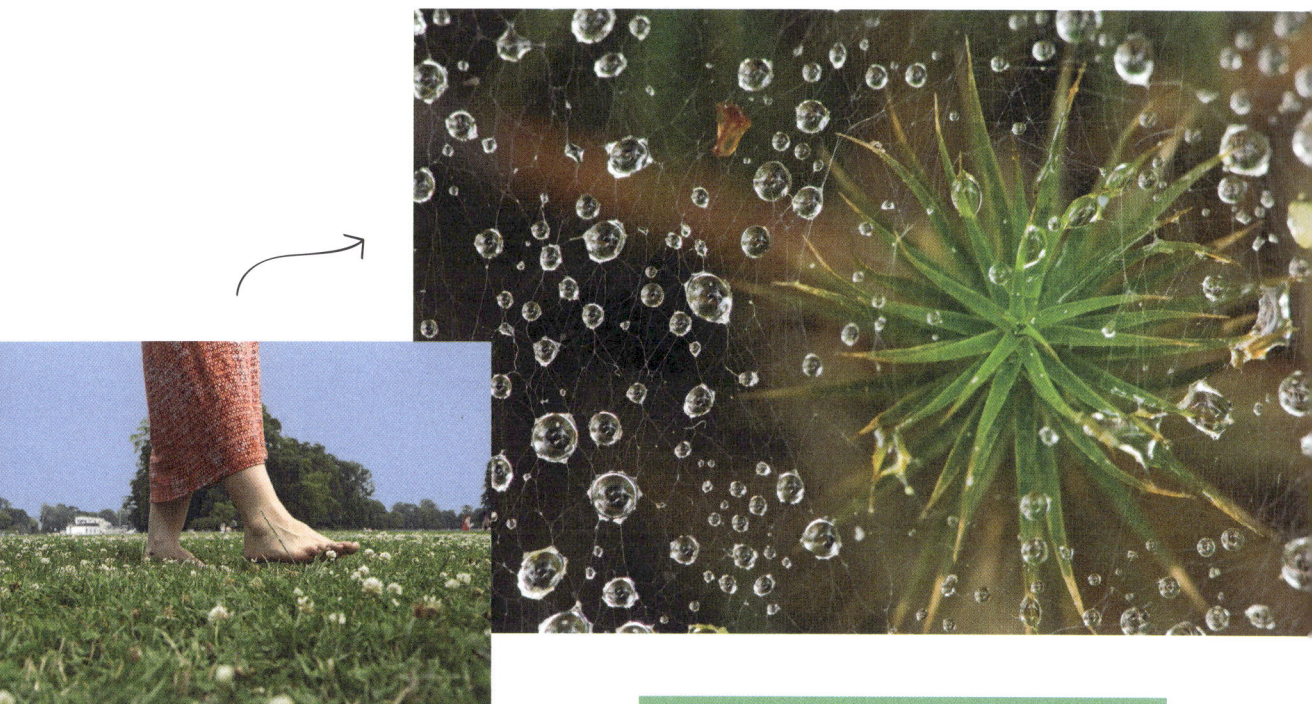

sie abgeben. Gleichzeitig fließen Elektronen aus der Erde in unseren Körper und unterstützen ihn etwa bei der Bekämpfung freier Radikalen. Die Folge: Ein sprichwörtlich entspanntes Nervensystem und ein Körper in Harmonie mit der Natur. In experimentellen Studien wurde bereits belegt, dass Earthing (oder Deutsch Erdung) bei Schlafstörungen, chronischen Schmerzen und Angstzuständen hilft. Außerdem kann es das Immunsystem stärken und präventiv gegen Herz-Kreislauf-Erkrankungen und Osteoporose wirken. Earthing-Produkte, die diesen Effekt auch zuhause etwa beim Schlafen simulieren sollen, boomen dementsprechend. Doch nichts ersetzt das Wandern durch die freie Natur, das Erleben unserer Umwelt mit allen Sinnen. Und auch wer nicht an diese Theorien glauben mag, kann bei einem Barfuß-Spaziergang genau wie mein Nachbar auf dem Dorf vielleicht voll Freude feststellen: Es tut uns einfach gut, weil es wirklich das Natürlichste der Welt ist.

ES GRÜNT SO GRÜN

Grün ist die Farbe des Lebens, des Frühlings, der Pflanzen und der Frische. Sie gilt als die Farbe der Jugend, des Wachstums, der Hoffnung und der Zuversicht. Sie wirkt regenerierend, aufbauend, ermutigend.

✳ Grün wirkt beruhigend, ohne dabei zu ermüden.

✳ Es hilft dir, auszuatmen, anzukommen, den Alltag hinter dir zu lassen.

✳ Du kannst Kraft sammeln, deine Zuversicht wächst, du entwickelst neue Ideen und Visionen.

✳ Durch die Ausschüttung von Endorphinen entstehen Glücksgefühle, Schmerzen werden weniger empfunden.

✳ Angstzustände und Depressionen werden abgebaut, weil negative Gefühle sich in natürlicher Umgebung besser aushalten lassen.

✳ Durch die körperliche Erschöpfung kannst du besser schlafen und dich regenerieren.

✳ Du fühlst dich zufriedener, weil du »geerdet« bist.

Easy Earthing: Mehr Erdung leicht gemacht

* Bei ein paar **SONNEN-STRAHLEN** raus in den Park und barfuß ein paar Yoga-Übungen machen, mit Kindern auf der Wiese spielen oder ein wenig im grünen Gras sonnenbaden.

* Auch im eigenen **GARTEN ODER IM WALD** beim Wandern kannst du die Schuhe immer mal wieder für einige Zeit ausziehen.

* Wer besonders viel **ABENTEUER** für die Füße braucht und sich erst einmal unter Gleichgesinnten dem Thema nähern möchte: Vielleicht gibt es auch bei dir in der Nähe einen schönen Barfußpark.

* **GROUNDING-MEDITATION** ergänzt das Barfußlaufen im Freien. Visualisiere hierzu ein erdendes Symbol wie etwa eine Baumwurzel, die von deiner Wirbelsäule tief hinab in die Erde reicht. Bleib so lange in der Meditation, bis du dich zentriert und geerdet fühlst. Grounding verschafft Fokus und hilft vor allem, wenn wir uns von unserer Mitte und unserer Umwelt zum Beispiel aufgrund von Stress entfernt haben.

* **TAUTRETEN** Eine traditionelle Kneipp'sche Anwendung, die das Immunsystem stärkt und zugleich erdet. Du gehst ganz einfach barfuß über das morgenfeuchte Gras. Beim ersten Mal sollte man recht zügig gehen, um sich an das Tautreten zu gewöhnen. Im Lauf der Zeit kannst du das Tautreten bis zu drei Minuten lang ausführen. Danach die Füße gut mit einem Handtuch trocken rubbeln und warme Socken anziehen. Eine schöne Alternative dazu ist auch Barfußlaufen in kaltem Wasser oder auf nassen Steinen.

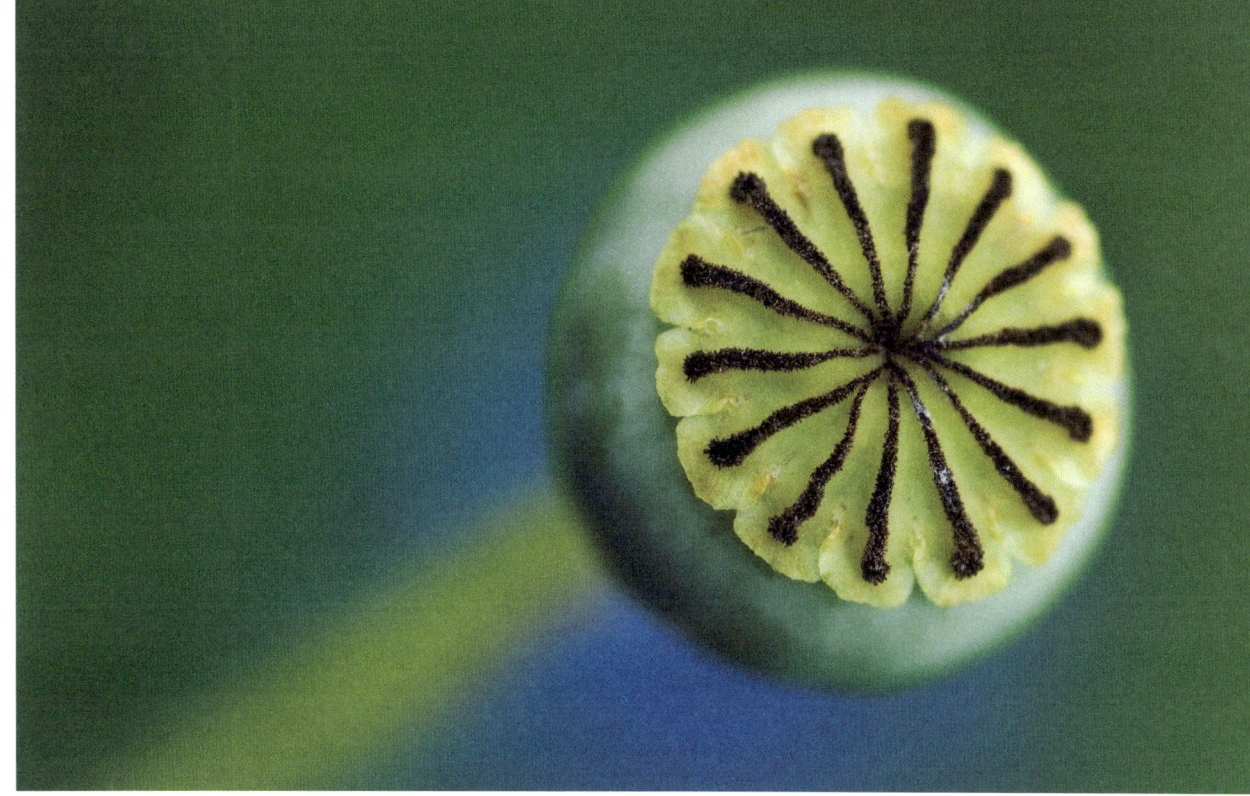

Wandern: Der Berg ruft!

»Tu deinem Leib etwas Gutes, damit deine Seele
Lust hat, darin zu wohnen«, sagte einst Teresa von
Ávila. Gehen wir davon aus, dass die fromme Frau
viel draußen war. Wir empfehlen die einfachste
Form der Bewegung, weil sie uns von Natur aus
gegeben ist, das Gehen oder das Wandern.
Durch die Kombination aus Bewegung und
draußen im Grünen sein fördert Wandern nachweislich die Gesundheit. Wie positiv es sich auswirkt, wird besonders nach einem mehrwöchigen
Wanderurlaub sichtbar: Untrainierte Körper stellen
sich innerhalb weniger Tage auf die Belastung ein,
und schon nach zwei bis drei Wochen kann man
lange Fußmärsche von 20 bis 30 Kilometern in der
Ebene machen. Wer regelmäßig wandert, steigert
seine Kraft und Ausdauer. Durch den Wechsel von
Bewegung und Ruhepausen wirkt diese Art des
Umherstreifens befreiend, erlösend und harmonisierend.

Nicht zu unterschätzen ist auch der Belohnungs-
faktor, wenn der Gipfel erreicht ist, das Bergpano-
rama sich öffnet und die Sicht in die Ferne ermöglicht. Das Gefühl, es nach oben geschafft zu
haben – unvergleichlich! Und: Das Gefühl, beim
Wandern ganz eins im Hier und Jetzt zu sein,
schenkt Sicherheit, Geborgenheit und Vertrauen in
die umfassenden Kräfte der Natur, mit denen du
jederzeit ohne Worte in Kontakt treten kannst.

Spazieren gehen: auch im Winter

Der Unterschied zwischen wandern und spazierengehen ist gering – die absolvierten Höhenmeter
und die Anstrengung fehlen allerdings. Dabei ist
auch das Spazierengehen sehr gesund und wohltuend. Und es hat den Vorteil, dass man dafür keine
Anfahrt braucht. Außerdem: Spazieren gehen kann
man auch im Winter, wenn es auf den Bergen
vielleicht zu verschneit oder eisig ist – im Flach-
land bietet sich immer eine Möglichkeit.

Ein Wandertag

* Im Leben kommt es immer wieder zu Wendepunkten. Sei es, dass du eine Entscheidung treffen musst und nicht weißt, wie diese aussehen soll. Vielleicht ist es auch das Leben an sich, das sich festgefahren hat. Man erledigt seine Arbeit, seinen Alltag, doch etwas im Inneren scheint zu fehlen. Die folgende Übung kann dir helfen, wieder mehr auf dich und deine innere Stimme zu hören und neue Wege zu beschreiten.

* Versuche deinen Weg mit jedem Schritt als Ziel zu erfahren. Gehe mit offenen Augen durch die Landschaft, durch deinen Ort, den Park, den Wald oder die Stadt und öffne dein Herz.

* Nimm dir einen Nachmittag lang Zeit und nichts weiter vor, als an diesem Tag einmal völlig unbekannte Wege zu beschreiten. Zieh dir etwas Bequemes, der Witterung Entsprechendes an und sorge gegebenenfalls auch für geeignetes Schuhwerk. Nicht jeder liebt das barfüßige Wandern oder Blasen an den Füßen.

* Lass dich überraschen von deinem intuitiv gewählten Weg unter deinen Füßen, und bleibe offen für das, was, oder denjenigen, der dir auf deinem Weg begegnet. Vielleicht triffst du auch jemanden, der dir etwas sagt, wodurch dir etwas klar wird. Oder du erkennst ein Thema deutlicher, das dich beschäftigt, und siehst etwas, das deine Sicht der Dinge verändert.

* Verzichte auf Uhr, Handy, Kompass, Wanderkarte oder Stadtplan. Vertraue auf dich und den Weg, der sich dir bietet.

* Wenn du das Gefühl hast, es ist gut, dann mach dich wieder auf den Rückweg.

* Nimm dir kein konkretes Ziel vor und gehe hinaus.

BADEFREUDEN
zur Entspannung

Schon mal ein Bad mit Zutaten aus dem Kühlschrank oder der Vorratskammer probiert? Wenn nicht, dann hast du bisher etwas verpasst. Die folgenden Badezusätze reinigen, pflegen und wirken wahnsinnig entspannend. Außerdem haben sie den großen Vorteil im Gegensatz zu selbst gemachten Ölbädern, dass die Wanne anschließend ganz leicht zu reinigen ist.

HONIG-MILCH-BAD

Milchbäder sind bei trockener Haut zu empfehlen. Sie reinigen schonend und fördern die Durchblutung.

1 l Vollmilch ✸ 1 Tasse Honig ✸ 1–2 Tassen Salz

1. Gib alle Zutaten in die Badewanne, schäume diese mit dem Duschstrahl auf.
2. Lasse dann die Wanne voll Wasser laufen (38 °C).
3. Bleibe nicht länger als 15 Minuten in der Wanne und trockne dich danach nur leicht ab.

BUTTERMILCHBAD

3 l Buttermilch

1. Gib die Buttermilch in die mit heißem Wasser gefüllte Wanne und verrühre sie mit der Hand.
2. Bleibe höchstens 15 Minuten in dem Bad sitzen und trockne dich sorgfältig ab.

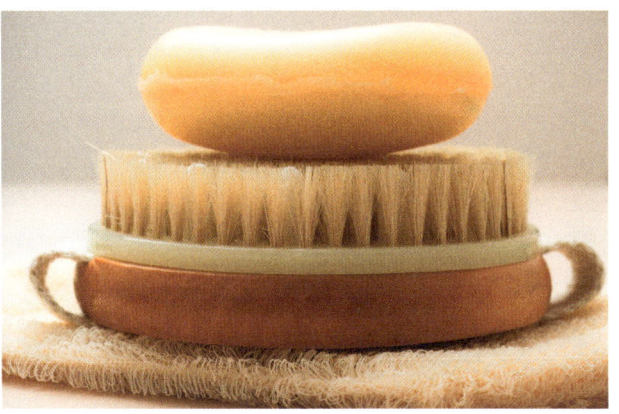

SELBSTANBAU UND GUERILLA GARDENING –
Grün säen, Nahrung und Freude ernten

Urban Gardening ist schwer in Mode. Wir denken da an Tomatenpflanzen und Salatkisten über den Dächern Berlins oder Schnippelpartys zwischen bunten Beeten. Hip, jung, grün. Dabei haben Gemeinschaftsgärten in Deutschland eine lange Tradition: Das eigene grüne Glück suchen wir hierzulande schon seit dem 19. Jahrhundert in Schrebergärten.

Gardening: Abschalten im Garten!

Wer gärtnert, grübelt nicht. Zu pflanzen, zu säen und mit den Händen in der Erde zu buddeln hat meditativen Charakter. Wenn wir im Frühjahr die ersten Primeln in neu angelegte Beete pflanzen, den Duft von geschnittenem Gras schnuppern oder selbst gepflückte Himbeeren naschen, lösen sich Hektik und Sorgen schnell auf. Gartenarbeit ist ein Erlebnis für alle Sinne. Wahrscheinlich ist sie deshalb eine der beliebtesten Freizeitbeschäftigungen. Es tut Körper und Seele gut. Allein Blumen und Pflanzen anzuschauen wirkt – zusammen mit dem Zwitschern der Vögel und dem Rascheln der Igel – entspannend, senkt den Blutdruck und lindert Schmerzen. Sich bei Gartenarbeit in frischer Luft und Sonnenschein zu bewegen baut Stress und Ängste ab und sorgt wie ein natürliches Antidepressivum für gute Laune, Zufriedenheit und Gelassenheit. Gärtnern erdet.

GEMEINSAM PFLANZEN UND ERNTEN

Mittlerweile ist bei vielen Projekten der gemeinschaftliche Aspekt, fernab vom abgezäunten Einzelgarten, zentral. Hier ist für jeden etwas dabei, für anarchistische Politgärtner genauso wie für naturnahe Helikoptereltern. Oft gibt es in Gartenanlagen oder Projekten lange Wartelisten, doch langer Atem zahlt sich aus – gemeinsam etwas Grünes zu tun bringt doppelt Gutes und dreifach Freude!

CONTAINERGÄRTEN: GÄRTNERN AUF KLEINSTEM RAUM

Ein Geständnis vorab: Ich habe nicht den grünsten Daumen der Welt. Mein Zuhause bietet für jede Zimmerpflanze ein Überlebenstraining. Anders ist das bei allem Essbaren. Sprossen, die im Glas wachsen, Kräuter auf der Fensterbank, Bohnen auf dem Balkon – sobald es sich um Essbares handelt, blühe ich auf und die Pflanzen ebenso. Containergärten sind für mich die beste Möglichkeit, um selbst auf kleinem Raum zu säen und zu ernten – auch ohne Landwirtschaftsgen. Hierbei werden die Samen nicht direkt in den Boden,

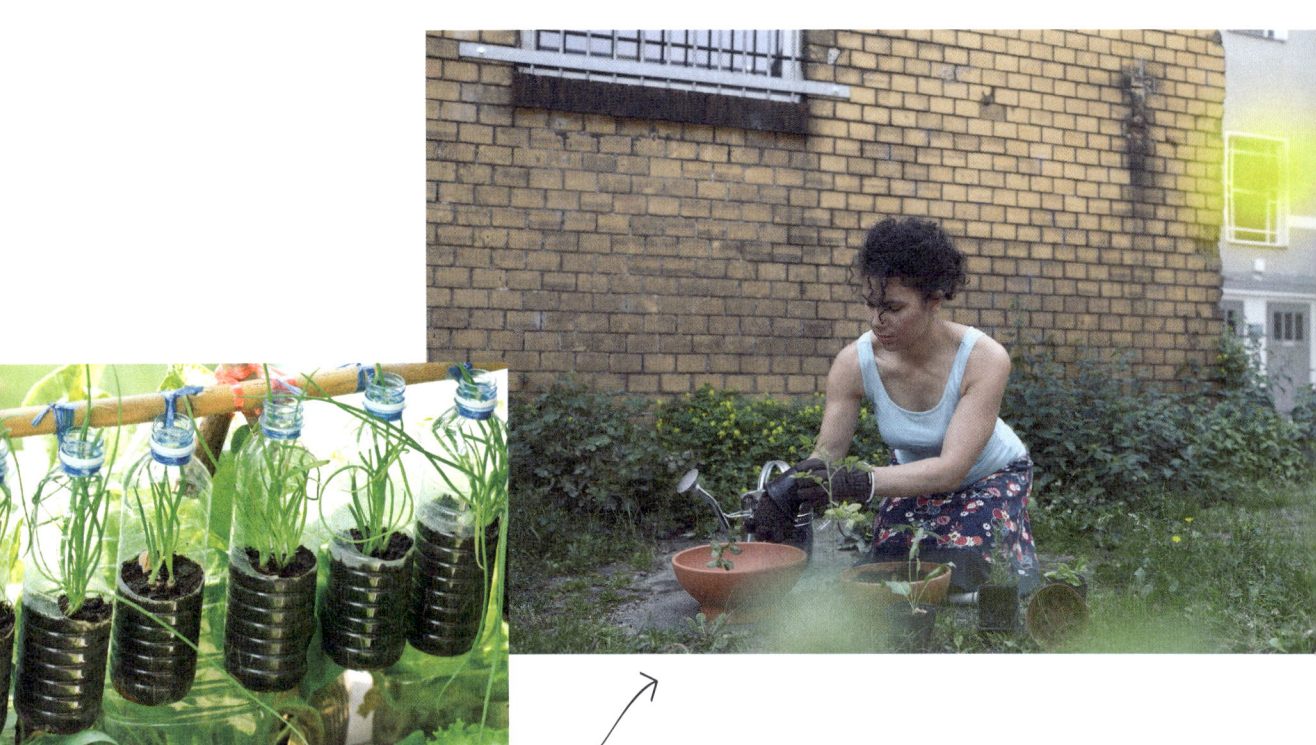

sondern in Gefäße gesät. So kann man mit etwas Kreativität auch bei Platzmangel seine eigene kleine Farm gründen.

Kreative Ideen für grüne Container

* alte Autoreifen
* zerschlissene Schuhe
* leere Joghurtbecher
* halbierte (pfandfreie) Plastikflaschen
* aufgeschnittene und bemalte Milch- oder Saftkartons (mit schönen Kräutern, die darin wachsen, auch ein tolles Mitbringsel!)

Wichtig dabei: Mit Schraubenzieher oder Schere müssen Löcher in den Boden der »Gefäße« gebohrt werden.

Guerilla Gardening – die blumige Revolution

London im Jahr 2000. Tausende von Umweltaktivisten und viele aus der linken Szene besetzen mit Schaufeln und Spaten bewaffnet den Parliament Square. Unter dem Motto »Widerstand ist fruchtbar« graben sie den kompletten Platz um und begrünen ihn. Guerilla Gardening – ein Untergrundtrend aus den 1970er-Jahren – pflanzt sich damit erstmals in vielen Köpfen fest.

Heute ist Guerilla Gardening eine weltweite Bewegung und als Urban Gardening in Form von Gemeinschafts- und Stadtgärten aus vielen Metropolen nicht mehr wegzudenken. Und das ist ein großes Glück! Indem wir der Natur helfen, sich auch zwischen grauen Betonblöcken auszubreiten, erobern wir auch für uns selbst ein Stück Lebensraum zurück. Das macht unsere Stadt grüner, lebendiger und schöner – und uns ebenso.

GRÜNER IM GROSSEN UND KLEINEN

Um zum Guerilla-Gärtner zu werden, musst du nicht zwangsläufig eine Großdemo organisieren oder nächtlichen Aktivismus im Kapuzenpullover betreiben.

In vielen **Hinterhöfen** oder **Vorgärten** lassen sich erste Guerilla-Gardening-Versuche nach kurzer Absprache mit der Hausverwaltung beginnen. Das Schönste daran: So kannst du dich jeden Tag an der Pflanzenpracht erfreuen.

Meist wird es von der Stadt begrüßt, wenn wir **Baumscheiben** begrünen, damit ist der naturbelassene Boden rund um die Bäume gemeint. Wer vorab sichergehen möchte, dass diese Bepflanzung auch in der eigenen Stadt erlaubt ist, erhält in der Regel notwendige Informationen auf der Website des zuständigen Amtes für Grünflächen und Umweltschutz.

Schlaglöcher auf öffentlichen Plätzen, in Einkaufspassagen oder Fußwegen werden mit farbenfrohen Blumen bepflanzt. Das bringt nicht nur viele Menschen zum Lächeln, sondern verhindert auch, dass diese Stolperfallen übersehen werden.

Blumenampeln und -kästen, die an Bäumen, Brücken und Straßenlaternen befestigt werden,

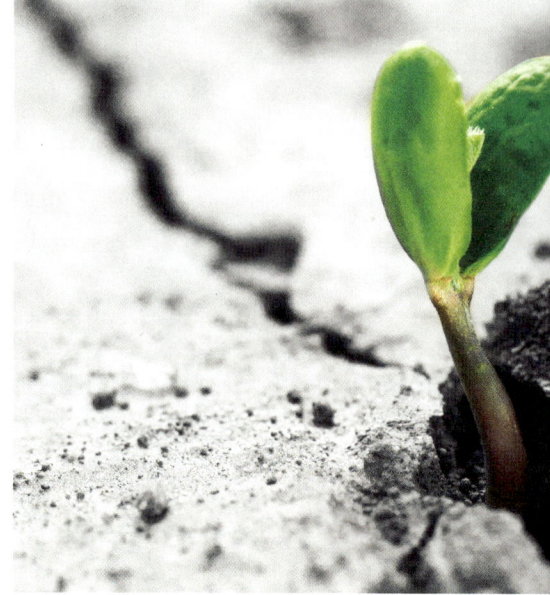

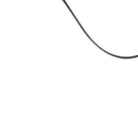

können ganz einfach zu Hause vorbereitet werden. Gut geeignet für scheue Guerilla-Gärtner, die ihr Pflanzenwerk schnell platzieren möchten.

SEED BOMBS: SAMENKÖRNER SIND UNSERE MUNITION

Ebenfalls schnell, leicht und im Vorbeigehen lässt sich die Stadt mit Seed Bombs verschönern. Sie werden einfach überall dorthin geworfen, wo wir uns mehr Grün wünschen. Durch Ton und Erde geschützt, erwachen die Samen erst beim nächsten Regen. Und an einer öden Straßenecke erblühen plötzlich leuchtend rote Mohnblumen. Seed Bombs sind mittlerweile in vielen Bioläden und online erhältlich. Sie lassen sich jedoch auch ganz einfach selbst herstellen.

Tipp

In vielen Städten gibt es Baumpatenschaften, bei denen Anwohner die Pflege eines bestimmten Baums und die Bepflanzung der Bodenscheibe übernehmen können. So gestaltest du deinen Kiez oder dein Viertel aktiv mit und übernimmst Verantwortung für eine grünere Stadt.

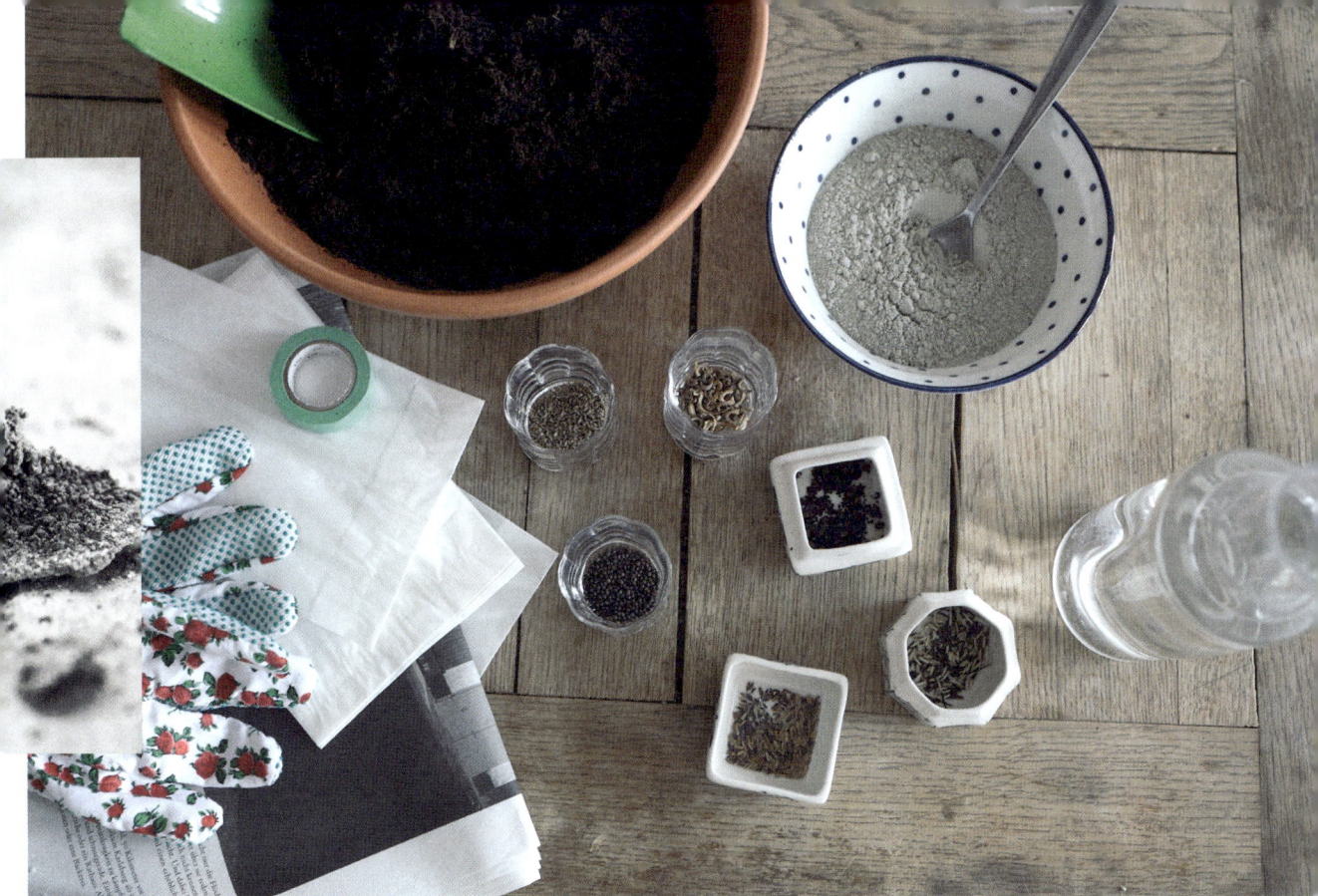

HERSTELLUNG VON
SEED BOMBS

Zutaten (für etwa 500 g):
*ca. 10 Samentüten – am besten heimische Pflanzen,
Wildblumen, Sonnenblumen und Kräuter* ✳ *250 g Erde
oder Kompost* ✳ *250 g rote oder braune Tonerde – in
Geschäften für Keramik- und Künstlerbedarf erhältlich*
✳ *etwas Wasser*

1. Alle Samen in einer großen Schüssel zusammenmischen.
2. Erde oder Kompost zum Samenmix hinzufügen und vermengen.
3. Tonpulver hinzugeben und alles vermengen.
4. Langsam etwas Wasser hinzugeben. Nur so viel, dass eine zähflüssige Masse entsteht. Falls nötig, noch etwas Erde oder Ton hinzufügen.
5. Eine kleine Menge nehmen und zwischen den Handflächen Kugeln in Pralinengröße formen.
6. Die fertigen Kugeln auf Zeitungspapier ein bis zwei Tage trocknen lassen, am besten an einem sonnigen Ort. Sobald sie ausgetrocknet sind, lassen sie sich gut in (Papier-)Tüten transportieren. Falls sie etwas bröckelig sind, Vorratsdose verwenden.

UBUNTU –
I am, because you are

- -

Meistens halte ich mich von den Fernsehnachrichten fern. 15 Minuten voll menschlicher Schicksale, deren Leid und Freude in kühle Fakten und graue Ansagen gepackt werden, schmerzen mich mehr, als dass sie mich informieren. Ich könnte daran arbeiten, mich abzuhärten, und mir ein dickeres Fell zulegen. Stattdessen nehme ich meine Sensibilität aber lieber an, denn sie macht mir auch deutlich: Das Leben anderer berührt mich so stark, weil es so eng mit meinem Leben verknüpft ist.

Durch andere zu mir finden

Ubuntu. So nennt man dieses Bewusstsein in Südafrika, wo ich mehrere Jahre gelebt habe. In seiner Fülle ist der Begriff schwer ins Deutsche zu übersetzen, denn er umfasst Nächstenliebe, aber auch die Lebensphilosophie, dass wir alle Teil eines größeren Ganzen sind und uns unsere Menschlichkeit verbindet. Denn Mensch sind und werden wir auch durch unsere Mitmenschen, wir brauchen einander, um ganz zu uns zu finden. Und wenn wir in diesem Bewusstsein leben und unser Leben mit anderen teilen, streben wir automatisch auch danach, das Beste in uns und anderen hervorzubringen. So ändern wir die Welt, indem wir uns selbst ändern und mit dieser positiven Energie die Leben anderer berühren.

Ubuntu gelebt

Menschen, die das Prinzip von Ubuntu leben,
* sind hilfsbereit und freundlich,
* haben Empathie und Mitgefühl,
* lassen sich hiervon auch in ihren Handlungen leiten,
* nehmen negative Gefühle wie Ärger, Wut und Rache an, um sie anschließend loszulassen, denn sie stehen menschlicher Harmonie und Frieden nur im Weg,
* begegnen anderen stets mit Respekt und Offenheit,
* teilen, was sie besitzen und wissen,
* lernen mit Dankbarkeit von anderen und ihren Erfahrungen,
* sind authentisch in ihrem Handeln und Sein,
* bauen andere auf und erfreuen sich an ihren Erfolgen,
* nehmen sich als Teil eines größeren Ganzen wahr und ziehen hieraus auch viel Stärke,
* wissen, dass unser aller Menschlichkeit durch die inhumane Behandlung eines Einzelnen angegriffen wird,
* akzeptieren Ungerechtigkeit nicht, auch wenn sie anderen widerfährt,
* pflegen, schätzen und stärken ihre Beziehung zu anderen,
* fördern ihre eigene Weiterentwicklung zum Wohl aller.

Für das Gute gemacht

Charles Darwin war nicht nur vom Überleben der am besten Angepassten überzeugt. Während seiner Evolutionsforschungen kam er auch zum Ergebnis, dass unser Mitgefühl für andere nicht erlernt oder sozial konstruiert, sondern instinktiv Teil der menschlichen Erfahrung ist. Oftmals sei dieser Instinkt sogar stärker als alle anderen Handlungsmotive einschließlich unseres Strebens nach Selbsterhaltung.

Wir sind evolutionär fürs Gute gemacht, für Anteilnahme und Zusammenarbeit geschaffen, denn alleine hätte früher keiner von uns ein Mammut erlegt.

MEINE FREUDE IST UNSERE FREUDE

Für die Jäger und Sammler der Steinzeit bedeutete das auch, dass jeder Einzelne seine Fähigkeiten förderte, um die Gruppe zu stärken. Ähnlich sieht es heute aus: Indem ich an mir arbeite, realisiere ich die beste Version von mir selbst – für uns alle. Zum einen kann ich mich so besser gesellschaftlich und menschlich einbringen, mein Wissen und meine Fertigkeiten teilen. Zum anderen bin ich ausgeglichener und glücklicher, wenn ich authentisch mein volles Potenzial lebe. Und wer Ubuntu praktiziert, weiß: Meine Freude geht auf andere genauso über wie mein Leid.

SELBSTENTFALTUNG ALS PRIVILEG UND AUFGABE

Wir sind in der glücklichen Situation, dass wir uns bewusst mit unserem eigenen Wohlbefinden und unserer inneren Seelenlandschaft auseinandersetzen können. Es ist ein großes Privileg und, schaut man sich die Situation andernorts auf dem Planeten an, keine Selbstverständlichkeit. Für mich steckt darin auch eine Aufgabe: Mir selbst, aber auch allen anderen gegenüber habe ich die Verantwortung, dies zu meinem und unserem Besten zu nutzen. Auch das beinhaltet Ubuntu: Ich bemühe

mich, alles zu sein, was ich sein kann, damit auch du alles bist oder wirst, was du sein kannst.

Durch Selbstreflexion zu mehr Ubuntu

Stell dir gerne folgende Fragen, um herauszufinden, wie auch du die Philosophie von Ubuntu stärker in dein Leben integrieren kannst.

* Was gibt meinem Leben Sinn und bringt mir Freude? Was macht mich glücklich?
* Was brauche ich, um ganz ich zu sein? Von meinen engsten Beziehungen, meiner Arbeit, meiner Lebenssituation, mir selbst?
* Welche Fähigkeiten und Fertigkeiten besitze ich? Wie kann ich diese noch stärker mit anderen teilen und für das Wohl aller einsetzen?
* In welchen Bereichen kann ich noch mehr von anderen lernen? Wo kann ich andere um Hilfe oder Unterstützung bitten?
* Welches Unrecht auf der Welt berührt mich auf ganz besondere Weise? Wie kann ich dazu beitragen, es zu verringern?
* Was blockiert mich in meinem inneren Frieden? Gibt es etwa Schuldgefühle, Neid, Ärger oder Hass, der sich angestaut hat? Was brauche ich, um dieses Gefühl loszulassen?

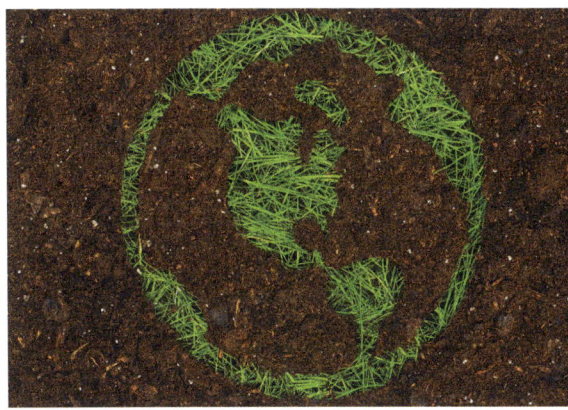

DIGITAL DETOX UND CO –
Entgiften auf allen Ebenen

N och ein letztes Mal Facebook checken, dann wieder zurück an die Arbeit. Und abends nur noch fünf Minuten E-Mails und Nachrichten beantworten, bevor es ins Bett geht. Nur: Anstelle zu arbeiten, tauche ich in die Urlaubsbilder einer ganz, ganz fernen Bekannten ein. Und aus den fünf Minuten vorm Schlafengehen wird eine Stunde im Netz – die man mir am nächsten Morgen auch ansieht.

Raus in die analoge Welt

Im Silicon-Valley, dem Computer-Mekka Amerikas, gibt es mittlerweile richtige Digital-Detox-Camps. Im Wald, ganz analog und abgeschirmt. Schöne Sache, aber nicht notwendig, denn auch im Alltag lässt es sich digital entgiften.

ÜBUNG
Abenteuer Abschalten: Digital Detox für jeden Alltag

I. **Fragen vorab:**
    Was fühlt sich nicht gut an bei deiner Internet- und Smartphone-Nutzung? Was frisst nur deine Zeit, Energie und Achtsamkeit?
    Bei mir waren es die digitale Reizüberflutung der sozialen Netzwerke, dieser ständige Lärm, über den ich meine eigene innere Stimme gar nicht mehr wahrgenommen habe. Außerdem die Angewohnheit, mit dem Handy am Abend ins Bett zu gehen und am nächsten Tag wieder damit aufzustehen. Abschalten auf Zeit:
    Lege einen bestimmten Zeitraum fest, in dem du dich von den ungewollten Handlungen verabschiedest. Das kann eine Woche ohne soziale Netzwerke sein, ein Wochenende ganz ohne Smartphone, ein Urlaub ohne jegliches Internet.

BLAUES LICHT
STÖRT DEN SCHLAF

Wer abends noch auf das Handy, Tablet oder den PC-Bildschirm starrt, stört damit die eigene innere Uhr und somit auch die Schlafqualität. Die Displays strahlen viel blaues Licht aus – genau wie tagsüber die Sonnenstrahlung. Das dämmt die Produktion vom Schlafhormon Melatonin und verhindert so ein zeitiges Einschlafen. Besser: Mindestens eine Stunde vorm Schlafengehen die Geräte ausschalten.

2. **Detox mit Unterstützung:**

   Oft sind unsere Gewohnheiten stärker als unsere Vorsätze. Lade dir ein Programm herunter, das bestimmte Websites auf deinem Computer während des Detox sperrt, gebe dein Smartphone einer Freundin, oder lade andere ein, vorübergehend mit auszusteigen.

3. **Journal zur Reflexion:**

   Mir ist während meiner Auszeit vieles bewusster geworden, vor allem, wie ich Stille, Einsamkeit oder auch Langeweile mit den News anderer Menschen fülle. Und auch, wie viel näher ich mir selbst wieder bin, wenn ich den ruhigen oder unangenehm leeren Momenten ihren Raum gebe. Notiere dir also gerne, was dir während dieser Zeit durch den Kopf geht. Akzeptiere auch, wenn dir die Detox mal besonders schwerfällt – gerade in diesen Mini-Krisen liegen große Lektionen verborgen.

4. **Nach der Detox wartet eine neue Chance:**

   Wichtig ist es, sich bewusst wieder einzuloggen und die gewonnene innere Ruhe zukünftig besser zu schützen. Erkläre zum Beispiel bestimmte Zeiten oder Orte zu »Offline-Zonen«, etwa das gemeinsame Mittagessen oder dein Schlafzimmer. Oder reduziere die Anzahl deiner aktiven Nutzungen unterschiedlicher sozialer Netzwerke. Auch eine zeitliche Beschränkung der Online-Nutzung am Tag kann befreiend wirken.

Geistig und seelisch entgiften

Wenn wir nachts nicht gut schlafen können und immer wieder mit unseren Problemen hadern, ist das ein sicheres Zeichen, dass es Dinge in unserem Leben gibt, die nicht gut für uns sind. Oder wir sehen den Wald vor lauter Bäumen nicht mehr, sehen nicht mehr das Schöne im Leben, weil unsere Gedanken laufend damit beschäftigt sind, den Alltag zu organisieren oder sich mit negativen Problemstellungen zu beschäftigen.

Zusätzlich zu den Freiräumen, die wir uns schaffen, sollten wir »entgiften«: erkennen, was uns belastet, und uns dann davon befreien.

Mehr Überblick gewinnen

Listen können helfen, den Überblick und somit einen kühlen Kopf zu behalten. Wenn der Druck im Kessel zu groß wird, explodiert er. Es gibt Momente, die können sich genauso anfühlen: Die täglichen Aufgaben drohen, uns über den Kopf zu wachsen, und wir bekommen das Gefühl, zu viel auf einmal erledigen zu müssen.

Damit du dir in solchen Momenten Freiräume schaffen kannst, könnte es helfen, Listen zu machen: Schreibe alle offenen Aufgaben, Sorgen und Gedanken auf, sortiere sie und priorisiere sie. Dabei können dir folgende Fragen vielleicht helfen: Wird es für mich oder für einen Menschen, der mir nahesteht, in einigen Monaten noch wichtig sein, ob dies geschehen ist oder nicht? Welche Auswirkungen wird es haben, wenn ich es liegen lasse und mich nicht darum kümmere? Wichtig ist es also, sich von Aufgaben und Gedanken zu lösen, die langfristig nicht wichtig für uns sind – aufzuräumen, auszusortieren, nicht alles auf unsere Schultern zu laden, zu entscheiden, womit wir uns wirklich beschäftigen wollen.

Wenn du durch diese Priorisierung und die dazugehörigen Listen die Übersicht über alle offenen Anliegen gefunden hast, kannst du beruhigt sein: Es wird nichts, was wichtig ist, liegen bleiben, die guten Ideen sind erfasst, und du kannst so deinen Alltag danach ausrichten. Bei Schlaflosigkeit kann es übrigens helfen, sich nachts einen Block neben das Bett zu legen, um sich kurz Notizen machen zu können – so geht nichts verloren!

FREUNDSCHAFTEN FÜRS LEBEN
und auf Zeit

F reunde sind unsere Wahlverwandten, jene lieben Menschen, die uns im Laufe unseres Lebens zufällig über den Weg laufen und die wir ins Herz schließen. Mit einem Freund oder einer Freundin kann man Pferde stehlen, feiern, alles besprechen, gemeinsam heulen, wenn einem danach ist, sich verbünden …

Freunde, die beflügeln – und solche, die belasten

In einer Zeit, in der Lebensabschnittspartnerschaften und Ehen immer weniger Stabilität bieten und sich Familienbande lockern, geben echte Freundschaften Halt. Auch in Umfragen über die Vorstellungen von Glück in Deutschland stehen Freundschaften ganz oben auf der Liste. Es ist mittlerweile wissenschaftlich erwiesen, dass Freundschaften uns emotionale Stabilität liefern, Glückshormone ausgelöst werden, wenn wir uns »aufgehoben« fühlen. Freundschaften sind also extrem wichtig in unserem Leben. Es heißt auch: »Mit guten Freunden geht man durch dick und dünn!« Sicherlich ist es so, dass wir alle gute und schlechte Zeiten haben. Und in diesen Zeiten sind Freunde noch wichtiger als sonst: Sie geben uns Rückhalt, sind

für uns da, hören uns zu und geben uns das Gefühl, nicht alleine mit unseren Sorgen zu sein. Es ist schön, wenn man sich auf seine Freunde verlassen kann. Man fühlt sich einfach wohl in ihrer Nähe, sucht gerne das Gespräch und ist füreinander da. In jungen Jahren unterstützen uns Freunde bei der Entwicklung unserer Persönlichkeit. Sie verschaffen Geselligkeit, vermitteln Geborgenheit und Vertrauen in die Welt. Sie stärken das Selbstwertgefühl, weil da eben jemand ist, der einen mag oder liebt. Gute Freunde »spiegeln« einen, wie es in der Psychologie heißt – sie sagen offen, wie sie uns sehen und was sie gut oder nicht so gut an einem finden. Das Verhältnis von Geben und Nehmen ist ausgewogen, man tut einander gut. Deshalb sollte man diese Bande auch hegen und pflegen. Die echte Freundschaft unterscheidet sich vom Zweckbündnis und beruht immer auf gegenseitiger Sympathie.

WARUM ABGRENZUNG SO WICHTIG IST

Eine andere Kategorie Mensch, die man oft großzügig in seinen Freundeskreis einverleibt, sind Bekannte, Kollegen und Menschen, die man vielleicht ganz nett findet, denen gegenüber man aber nie sein Herz öffnen würde. Unter ihnen

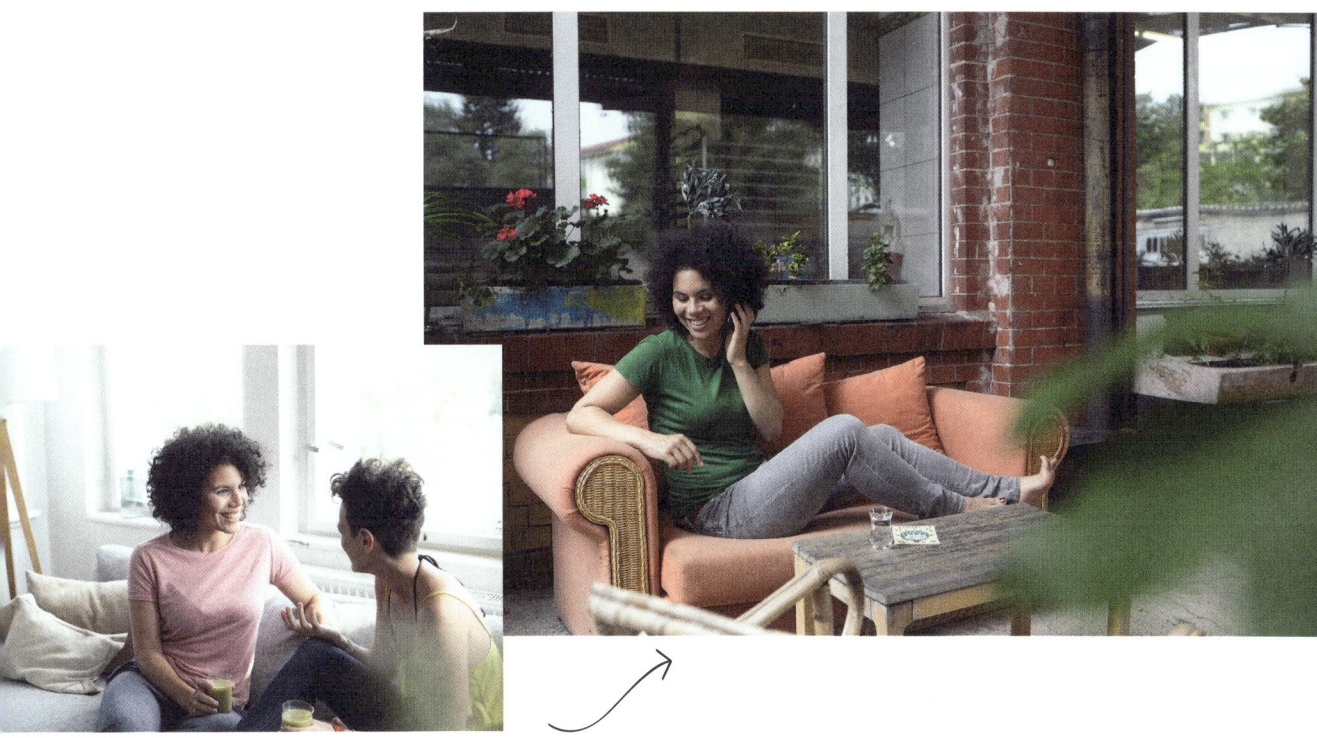

verbergen sich allerdings nicht selten Energieräuber und Fremdbestimmer: Zeitgenossen, die nur von sich erzählen und ständig deine ungeteilte Bewunderung erwarten, haben in der Regel für dich nicht viel übrig. Dann gibt es noch solche, die keine Gefühle für einen entwickeln können und unfähig sind, Mitgefühl zu empfinden, da sie ausschließlich um sich selbst kreisen. Gehe deinen Bekanntenkreis ruhig gedanklich auf diese Beziehungstypen hin durch. Überlege dann einmal, wie viel Zeit und emotionale Kraft du diesen Menschen gegenwärtig schenkst oder wie viel Raum diese in deinem Leben beanspruchen. Wer von deinen Bekannten ist wirklich eine Bereicherung für dich, wer eine unerträgliche Belastung? Wer meldet sich bei dir nur, wenn er etwas von dir braucht? Wer heult sich in schöner Regelmäßigkeit bei dir aus, möchte einen Rat und ändert dann doch nichts an seinem Leben? Dann gibt es auch die sogenannten virtuellen Kontakte, die in Zeiten von Internet und Facebook »echte« Freundschaften oft ersetzen. Auch hier lauern Zeiträuber und falsche Identitäten, die mehr scheinen wollen, als sie wirklich sind. Achte darauf, mehr Zeit für wirkliche Menschen in deinem Freundeskreis zu verwenden als für solche, mit denen du nur Mail-Kontakt hast. Für viele Menschen, die chatten, statt wirklich zu kommunizieren, ist dies nur ein Spiel.

Versuche, auch wenn du vielleicht Angst davor hast, dich aus solchen Beziehungen zu lösen. Sie kosten dich nur unnötig Kraft und Lebenszeit. Denn wir kennen auch die Freundschaften, in denen wir immer wieder bereitstehen und als Energiespender zur Verfügung stehen. Freundschaften, die uns sehr viel Kraft kosten, über eine lange Zeit. In denen wir uns vielleicht sogar ausgenutzt fühlen, weil es keine Gegenseitigkeit mehr gibt. Auch wenn es sehr schwerfällt: Manchmal kann es sehr wichtig sein, sich von diesen Freundschaften zu trennen und sie in Frieden gehen zu lassen. So schafft man

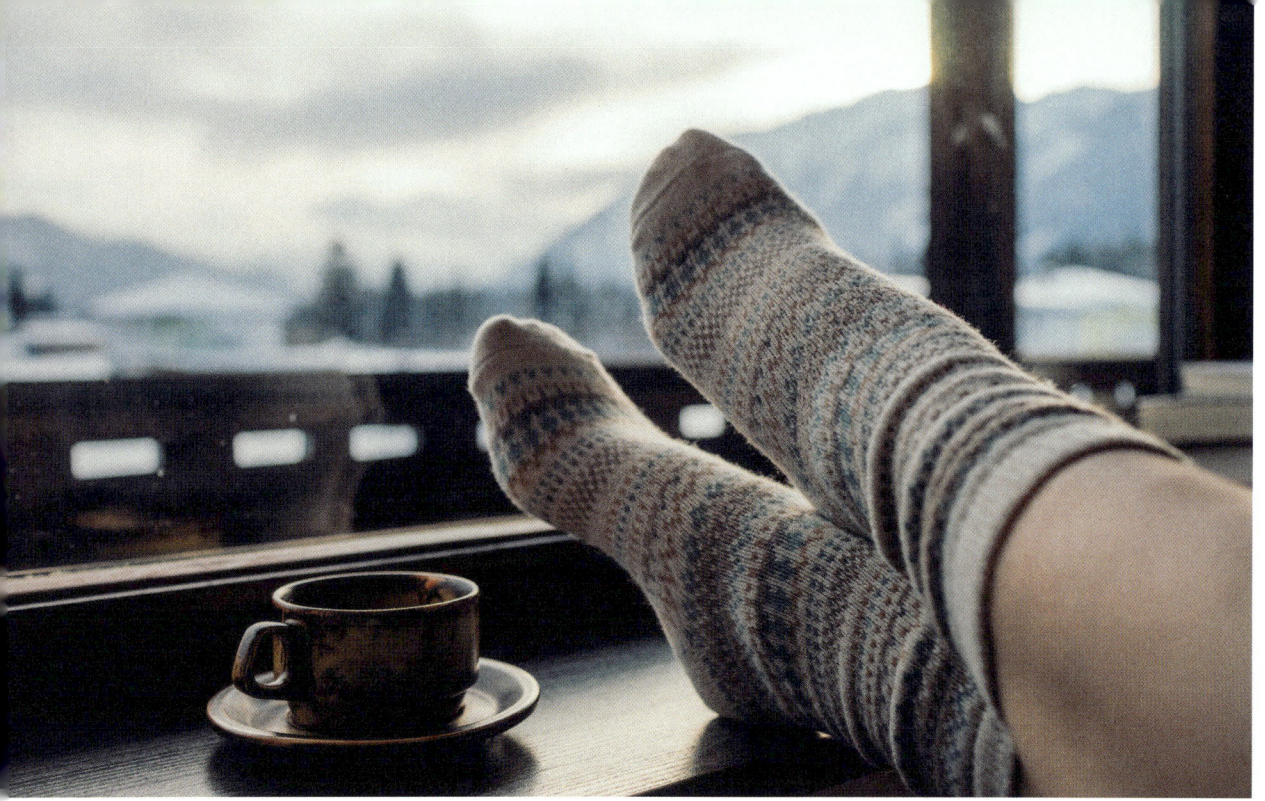

in seiner Seele Platz für positive Energien und Raum für neue Möglichkeiten.

Am besten geht dies zu Anfang, indem du die gemeinsamen Zeiten bewusst begrenzt. Grenze dich gleich zu Beginn eines Gesprächs ab, indem du beispielsweise sagst: »Ich habe jetzt nur eine Viertelstunde Zeit, aber wir können deine Themen gerne besprechen.« Achte darauf, das Zeitlimit einzuhalten, und wenn dein Gegenüber auf einem längeren Gespräch besteht, bleibe fest: »Nein, ich gehe jetzt.« Oder: »Wir hören wieder voneinander.« Du wirst dich sehr erleichtert fühlen, wenn es dir einmal gelingt, dich erfolgreich von Nervensägen und Energieräubern abzugrenzen. Mach dir auch keine Sorge, du könntest einen solchen Menschen sehr verletzen. Ein sensibler Mensch spürt sehr schnell, ob er dir auf die Nerven geht oder dich überstrapaziert. Bei den anderen kannst du daher ruhig auch einmal klarere Worte wählen, ohne gleich Porzellan zerschlagen zu müssen.

FREUNDSCHAFTEN PFLEGEN

Wenn du für die Menschen, die dein Leben bereichern, da sein möchtest, nimm dir regelmäßig Zeit für sie. Lose Kontakte, die sich beispielsweise aus deiner beruflichen Situation ergeben, sollten weniger Zeit in Anspruch nehmen. Plane dafür feste Zeiten ein – für deine Freunde ebenso wie für deinen Partner oder deine Kinder. Vielleicht hast du ein gemeinsames Hobby, das ihr miteinander pflegen und bei dem ihr euch gleichzeitig austauschen könnt. Manchmal reicht es auch schon, sich einfach regelmäßig zu melden, per Telefon oder SMS. Deine Freunde wollen wissen, wie es dir geht, und freuen sich auch über deine Aufmerksamkeit. Denn wenn das Gespräch einmal abreißt, ist es in der Regel schwer, wieder anzuknüpfen.

MIT RUHE
und ganz viel Gelassenheit

Jeder von uns wünscht sich als besondere Form des Glücks innere Ruhe, Entspannung und Leichtigkeit im Leben. Das scheint heutzutage schwerer zu realisieren zu sein denn je. Trotzdem ist Ruhe eigentlich der natürliche Zustand des Geistes. Denn dass sich das Gedankenkarussel unentwegt dreht, ist immer Resultat von äußeren Reizen, von denen wir uns entmachten lassen. Und auch wenn einem das klar ist: Leider lassen wir uns nur allzu leicht aus der Ruhe bringen, haben Angst, sind gestresst, wütend oder traurig und auf jeden Fall eines nicht mehr: gelassen.

Dabei ist es gar nicht so schwierig, die Ruhe zu bewahren und freundlich und entspannt mit sich und den anderen umzugehen. Es ist nur eine Frage der inneren Einstellung: Du musst es wollen, indem du dich positiv stimmst und Gelassenheit übst. Das schaffst du, indem du bewusst auf deine innere Stimme hörst, sie annimmst und für Ruhephasen in deinem Alltag sorgst.

Laut dem Berliner Philosophen und Autor Wilhelm Schmid steigt die Wahrscheinlichkeit der Gelassenheit mit dem Alter. Das liegt aber sicherlich nicht am faktischen Alter, sondern vielmehr daran, dass ältere Menschen mehr Zeit haben, sich dem Geheimnis der Gelassenheit zu nähern. Denn von allein kommt diese innere Ruhe nicht – man muss sie regelrecht einüben!

Das Leben meint es gut mit dir!

Du gehst bewusst durchs Leben, hast dir Ziele gesetzt und weißt, was du willst. Manchmal kommt es aber anders, als du es dir ausgemalt hast. Lerne zu akzeptieren, was auch immer geschieht. Du kennst das: Im Nachhinein weiß man, warum bestimmte Dinge passiert sind. Vielleicht stellt sich heraus, dass deine Ziele doch nicht so erstrebenswert waren, wie du dachtest? Oder du siehst, dass dich ein anderer Weg noch besser ans Ziel gebracht hat.

In der heutigen Zeit gehen wir davon aus, dass sich für alle Probleme Lösungen finden lassen. Davon sollten wir uns verabschieden! Sicherlich gibt es manches in unserem Leben, das wir über unseren Verstand oder eine Änderung im Verhalten ändern können. Aber mindestens die gleiche Anzahl Probleme können wir nicht lösen – Liebeskummer, Krankheit, finanzielle Nöte oder Ähnliches. Wichtig ist es dann, sich seiner inneren Kraft bewusst zu werden und zu akzeptieren, dass wir zum Glück nicht alles in der Hand haben!

Mache dir bewusst, dass alles vorbeigeht, ganz egal, wie aussichtslos es erscheint. Auch wenn es so aussieht, als würdest du nicht mehr weiterkommen und als würde alles über dir zusammenbrechen: In dir hast du mehr Kraft, als du meinst. Zum einen schreitet die Zeit voran, und man sagt nicht umsonst »Die Zeit heilt Wunden«. Zum anderen werden in anscheinend aussichtslosen Situationen ungeahnte Kräfte aktiviert, durch die wir einen Weg herausfinden. Gestärkt. Bestätigt. Uns selbst einen Schritt näher.

Du bist richtig, genau so wie du bist!

Nimm dich selbst liebevoll an und sei freundlich zu dir: Wir haben positive und negative Eigenschaften. Über die positiven sollten wir uns freuen. Die negativen sollten wir liebevoll akzeptieren. In der Kombination machen sie uns zu dem Menschen, der wir sind, sie machen uns liebenswert.

Es gibt Tage, an denen sind wir nicht eins mit uns: Wir grübeln viel, sehen Probleme, wo eigentlich keine sind, haben vielleicht eine Aufgabe nicht so gut gemeistert oder mal wieder über die Stränge geschlagen. In solchen Momenten ist es wichtig, freundlich und nachsichtig mit dir selbst zu sein. Nimm dich selbst vorbehaltlos an und akzeptiere dich selbst! Wenn du ganz bei dir bist, wenn du nicht mehr im Außen bist und dich nicht ständig selbst beobachtest, wirst du bei dir selbst ankommen und wirst tiefes Glück verspüren. Es stellt sich ein, wenn du zur Ruhe kommst und du die Umstände und Einschränkungen, die im Leben auftreten könnten, hinter dir lässt. »Glück – der Zustand des still lachenden Einsseins mit der Welt«, sagte schon Hermann Hesse.

Heute versuchen wir, alles zu optimieren: Produktionsabläufe, Logistik-Pläne, Zeitmanagement. Dieser Wunsch, alle Bereiche so gut wie möglich zu gestalten, macht auch vor uns nicht halt: Wir tendieren heute dazu, an unseren Schwächen zu arbeiten und diese wenn möglich in Stärken umzuwandeln. Es gibt eine Vielzahl von Seminaren und Kursen, die uns hierbei unterstützen sollen. Dabei kann aus Schwäche höchstens Mittelmaß werden. Wäre es nicht besser, wenn wir uns auf das konzentrieren würden, was wir sowieso schon gut können

und deswegen gern tun, und dies noch weiter ausbauen? So könnte jeder seine Stärken nutzen, um sich noch zufriedener und glücklicher zu fühlen.

Deine Ziele sind wichtig – lerne dich abzugrenzen!

Wir haben alle unsere Träume und Ziele, die wir erreichen wollen. In unserem täglichen Leben werden wir mit vielen Dingen konfrontiert, die uns ganz leicht von diesen Zielen abbringen können: Die Wünsche anderer Menschen, der Terminkalender, Einladungen ... Lerne deshalb auch beizeiten, »Nein« zu sagen, und konzentriere dich darauf, deine Herzensziele zu verwirklichen. Sicherlich ist es nicht richtig und auch nicht möglich, immer nur mit diesen Zielen vor Augen zu leben und ihnen alles unterzuordnen. Trotzdem gibt es immer wieder Momente, in denen wir uns trauen sollten, »Nein« zu sagen und uns abzugrenzen, damit wir uns treu bleiben.

Harmoniesucht ade!

Konflikte aushalten oder auch einmal einen Streit vom Zaun brechen, weil man sich in einer Beziehung oder in einer Situation, die einen belastet, abgrenzen will, ist nicht so einfach. Natürlich fühlen wir uns alle in harmonischen Beziehungen wohler, aber sobald die eigenen Bedürfnisse darunter leiden, weil man es sich mit niemandem verscherzen will, läuft etwas falsch. Lerne deshalb den Umgang mit dem schönen Wörtchen »Nein« und denke daran: Nur wenn du in der Lage bist, gut für dich und deine Bedürfnisse zu sorgen, kannst du auch für andere da sein.

Nein sagen = Loslassen

Der erste Schritt zum Loslassen und hin zu mehr Selbstbestimmung ist, bewusst »Nein« zu sagen. Das gilt im Hinblick auf die Anschaffung von neuen Dingen oder Gerümpel: »Nein, dieses Paar Schuhe brauche ich nicht.« Und es gilt im Hinblick auf das Aufbürden von neuen Problemen und Aufgaben, obwohl ohnedies schon alles zu viel ist: »Nein, das ist jetzt nicht mein Problem.« »Nein, ich habe genug zu tun.« Sei dabei klar und deutlich.

Indem du anderen Menschen gegenüber ihre Grenzen aufzeigst, erhältst du gleichzeitig deine Handlungsfähigkeit. Natürlich sind im beruflichen oder familiären Miteinander immer auch Kompromisse nötig, nur solltest du dir auch klarmachen, dass du – wie jeder andere auch – entbehrlich bist. Damit schmälerst du keineswegs deinen Selbstwert sondern gewinnst enorme Freiräume!

Jedes »Ja«, das du dir gegen deinen Willen aufzwingen lässt, kostet Zeit und Energie für eigene Pläne. So gerätst du nur unter negativen Stress, weil du einem Druck von außen nachgegeben hast. Das ist auch der Fall, wenn du es Menschen zuliebe tust, die du liebst oder sehr gernhast! Bevor also jemand eine Frage an dich stellt, ob du dieses oder jenes erledigen könntest, atme tief durch und überlege dir, was du von einem »Ja« hättest. Ist ein »Nein« in diesem Moment nicht besser und gesünder für dich? Wenn Letzteres mehr zutrifft, verpacke die Absage mit einem freundlichen Lächeln, bleibe aber bestimmt und bei dir.

Du wirst sehen, je öfter dir ein »Nein« über die Lippen kommt, auch gegenüber deinen Lieben, deinen Kindern, besten Freundinnen oder auch deinem Chef, desto mehr nimmt man dich und deine Grenzen wieder ernst. Kein Mensch ist rund um die Uhr verfügbar, und jeder hat das Recht auf seinen Freiraum. Ein rechtzeitiges »Nein« schenkt dir Stärke und schafft ungeahnte Spielräume!

Achte den Moment, achte dich selbst!

Entwickle deine Achtsamkeit, und entdecke, wie der Kontakt zum jetzigen Moment dir Gelassenheit schenkt. Serendipity ist die Gabe, zufällig glückliche und unerwartete Entdeckungen zu machen, mit Spürsinn und Findigkeit auf Neues zu stoßen. Diese offene Grundhaltung, Dinge auf sich zukommen zu lassen, öffnet neue Perspektiven und macht achtsam für den Augenblick. Jeder Moment hat seine positiven Seiten – wenn wir uns auf diese konzentrieren und nicht auf die Angst vor dem, was schiefgehen könnte, sind wir unserem Glück schon sehr viel näher.

> ### ✳ Höre auf dein Bauchgefühl! ✳
>
> Wenn du bewusste Entscheidungen vermeidest, überlässt du unweigerlich anderen das Feld. Das gilt auch für den Versuch, sich so lange es geht, alle Möglichkeiten offenzuhalten. Im Prinzip ist dieses Verhalten spiegelbildlich zum Festhalten: Man wartet ab, während der Ballast um einen herum und in einem selbst wächst und wächst. Dabei ist jeder von uns im Besitz eines Autopiloten, der schon längst bevor man ins Grübeln kommt, eine Entscheidung getroffen hat. Jeder Mensch, so wissen Neurologen, entscheidet sich unbewusst, also nach seinem Gefühl. Auf diese Weise trifft er eine Entscheidung, die ihm guttut und zu seiner aktuellen Lebenssituation passt. Dieser Prozess findet beim Einkaufen genauso statt wie bei weiter reichenden Entscheidungen. Versuche deshalb bei jeder Entscheidung erst einmal den Verstand außen vor zu lassen und auf dein Gefühl zu hören: Was tut mir gut? Was schadet mir?

GELASSENHEITSÜBUNGEN
für jeden Tag

Dass Meditieren nicht nur Ruhe bringt, sondern regelrecht heilsam wirkt, ist mittlerweile wissenschaftlich belegt. Die kurzen Phasen der Versenkung helfen gegen Verspannungen, Stress, Ängste, Depressionen, gegen Rücken- und Kopfschmerzen, aber auch, wenn man sauer und frustriert ist. Schon nach wenigen Wochen lassen sich Veränderungen im Gehirn zeigen. Meditation trainiert das Gehirn zum Stillhalten und Achtsamsein. Übt man in ruhigen Momenten das gezielte Abschalten, kann sich die Zentrale im Kopf regenerieren. Und man kann in aufregenden Zeiten besser Ruhe bewahren. Um zu meditieren, brauchst du Ruhe und Ungestörtheit. Ein paar Minuten am Tag still zu sitzen und nichts zu tun, Leere in seinen Kopf einziehen zu lassen und das Gedankenkarussel zu stoppen, ist für viele erst einmal eine riesige Herausforderung. Mit den folgenden Anleitungen zur Meditation für Anfänger schaffst du es aber ganz sicher - und wirst dich bald besser und lebendiger fühlen. Je öfter du dir die Gelegenheit gibst, still zu sitzen, desto intensiver wirkt das Meditationserlebnis. Geübte können auch zwischendurch in einem ruhigen Raum meditieren und so ihre Akkus wieder aufladen. Du kannst Meditation auch in einer Gruppe lernen, in der du angeleitet wirst. Wir zeigen dir hier verschiedene Meditationen. Wähle aus, was dir intuitiv am ehesten zusagt:

ÜBUNG
Gerichtete Meditation

Als tägliches Ritual ist insbesondere die so genannte gerichtete Meditation mit einem Meditationsobjekt geeignet. So geht's:

✶ Stelle als Meditationsobjekt eine Kerze oder eine Blume oder einen Gegenstand, mit dem du positive, entspannende Assoziationen verbindest, vor deinen Sitzplatz.

✶ Stell dir einen Wecker auf 10 Minuten.

✶ Setze dich bequem in den Fersen- oder in den Schneidersitz und schließe die Augen. Achte auf eine aufrechte Körperhaltung. Der Kopf zeigt nach vorne, die Lippen sind zu einem leichten Lächeln geformt. Atme gleichmäßig ein und aus.

✶ Konzentriere dich auf deinen Meditationsgegenstand, so dass in deinem Kopf kein Raum mehr ist für andere Gedanken.

✶ Wenn der Wecker klingelt, streck dich, öffne die Augen und lass die Entspannung noch etwas nachwirken.

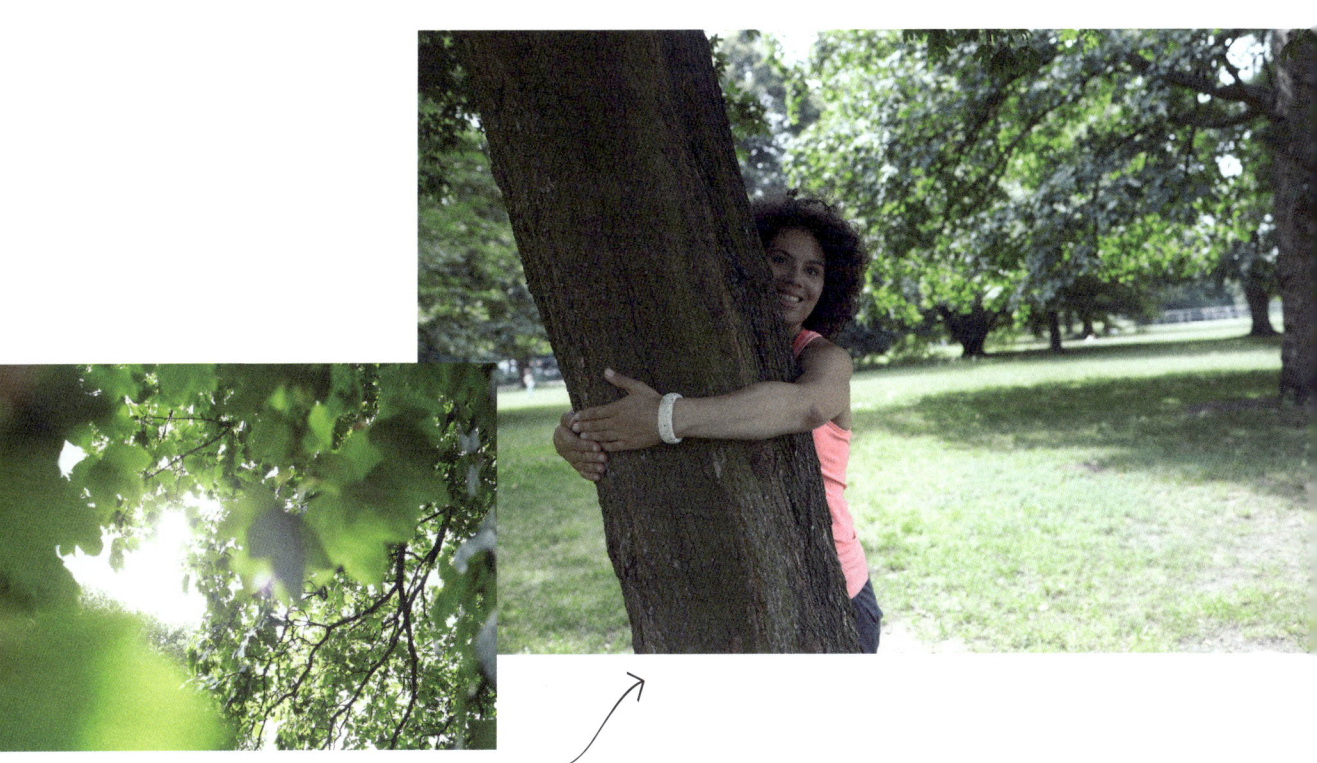

Naturmeditation

Auch die Betrachtung eines Baumes auf einem Spaziergang kann zur Meditation einladen. Wenn auch du diese Erfahrung machen möchtest, suche dir auf einem Spaziergang durch den Wald oder einen Park einen Baum aus, und nimm dir genügend Zeit, um ihn zu betrachten. Durch das innere Sehen, das sich dabei einstellt, nimmst du die Energien des Baumes und seine Lebenskraft wahr.

✳ Probiere zunächst aus, welcher Baum dir am meisten gefällt. Stell dich von verschiedenen Seiten vor den Baum oder lehne dich an ihn. Du kannst auch die Augen etwas schließen, sodass du nur die Umrisse wahrnimmst. Wenn du nun den passenden Baum für dich gefunden hast, stell dich vor ihn, mal etwas näher an ihn heran, mal weiter weg. Bevor du nun vor dem Baum meditierst, konzentriere dich auf den Atem.

✳ Atme langsam in den Bauch hinein und spüre die Dehnung beim Einatmen und das Flachwerden beim Ausströmen deines Atems.

✳ Betrachte nun den ganzen Baum in seiner Schönheit. Du kannst auch ganz nah an seinen Stamm herangehen und ihn berühren. Lasse dich ganz auf diese Begegnung ein.

✳ Anfangs nimmst du nur die äußere Wirklichkeit des Baumes wahr. Lasse die Bilder seiner Krone, des Stammes und seiner Äste auf dich wirken. Versuche, seine Wurzeln zu spüren und dich immer mehr auf den Baum einzulassen. Spüre die Energie des Baumes und werde zum Baum selbst.

✳ Konzentriere dich wieder auf deinen Atem und beende die Übung, wenn dir danach ist.

Ein Mantel aus Licht – Schutzmeditation

Bei dieser einfachen Visualisierungsübung spannst du Lichtkreise um dich herum. Auf diese Weise kannst du dich und deine Sensibilität schützen. So gewinnst du eine Art Filter gegen alles, was dir im Moment zu viel ist, oder wenn du den Eindruck hast, dass deine Haut momentan »zu dünn« ist.

* Ziehe dich an einen ruhigen Platz in deiner Wohnung zurück. Nimm dir zehn bis 20 Minuten Zeit für dich und setze dich bequem auf ein Sitzkissen oder eine Matte. Wenn es dir lieber ist und du dich so besser entspannst, kannst du dich auch hinlegen.
* Konzentrier dich nun auf das Energiezentrum unterhalb deines Nabels im Bauch. Schließe deine Augen und lege die Hände übereinander auf den Unterbauch.
* Atme nun langsam in den Bauch hinein und spüre die Atembewegung.
* Lass jetzt aus deiner Mitte heraus die Farbe Gelb entstehen. Das gelbe Licht breitet sich durch den ganzen Körper bis in die Finger, Zehen und den Kopf aus. Es strömt dann weiter aus und legt sich als gelber Lichtkranz um deinen Körper.
* Lass jetzt aus deiner Mitte die Farbe Grün entstehen. Das grüne Licht breitet sich in gleicher Weise aus und legt sich als grüne Lichthülle über das gelbe Licht.
* Lass aus deiner Mitte die Farbe Rot entstehen, die sich wieder ganz in deinem Körper ausbreitet und sich nun über den grünen Lichtkranz um den Körper legt.

* Nun entsteht die Farbe Blau aus deiner Mitte, breitet sich aus und legt sich als blauer Lichtkranz über den roten um den Körper.
* Als letzte Farbe lässt du Violett aus deiner Mitte aufsteigen. Das violette Licht breitet sich wieder aus und legt sich abschließend über den blauen Lichtkranz.

Zum Schluss siehst du von innen heraus um deinen Körper und versuchst, die gelbe, grüne, rote, blaue und violette Lichthülle um dich wahrzunehmen. Die Stärke des Lichtkranzes kann unterschiedlich sein. Es kann einige Zeit dauern, bis es dir gelingt, den Lichtkranz deutlich vor deinem inneren Auge zu sehen. Habe Geduld mit dir. Um den Schutz zu erhalten, solltest du immer wieder versuchen, den Lichtkranz wahrzunehmen und ihn bei Bedarf neu aufzubauen.

Der Body-Scan

Der Body-Scan gehört zu den so genannten Top-Down-Verfahren (man durchläuft dabei den Körper von oben nach unten, also vom Gehirn zu den Muskeln) der Entspannungstechniken ebenso wie Autogenes Training oder Meditation. Diese lösen eine Entspannungsreaktion über die Gedanken aus und wirken so auf das vegetative Nervensystem, das alle Organfunktionen sowie die Bewegungsmuskulatur steuert.

Bei diesem von dem amerikanischen Achtsamkeitslehrer Jon Kabat-Zinn entwickelten Entspannungsverfahren des Body-Scans tastet man liegend in Gedanken den Körper ab. Du spürst dabei Körpervorgängen, -signalen und -verspannungen nach und wendest dich durch diesen Prozess ganz deinem Körper zu. So gewinnst du einen klareren Eindruck davon, was genau in dir vorgeht, und fühlst dich deinen Gedanken und Emotionen nicht mehr hilflos ausgeliefert. Das wirkt insbesondere in oder nach akuten Stresssituationen oder abends vor dem Einschlafen sehr entspannend und ausgleichend. Du gewinnst die Kontrolle über deinen Körper zurück, der Herzschlag beruhigt sich, und du kannst wieder klar denken. Wenn du regelmäßig übst, auch wenn du nicht gestresst bist, kannst du so einen stress- und schmerzfreien inneren Raum entwickeln.

ÜBUNG
Eine Reise durch den Körper

----

1. Ziehe dich an einen ruhigen Ort oder in einen Raum zurück. Lege dich in bequemer Kleidung auf eine Matte oder Decke auf den Boden. Nimm vorher Schmuck und die Brille ab. Lege dir ein Kissen in den Nacken und eines unter die Knie, damit du bequem auf dem Rücken liegen kannst.

2. Sorge dafür, dass du nicht gestört wirst, schließe die Augen, oder schaue ins Leere, und lenke deine Aufmerksamkeit in den Körper. Es ist völlig normal, dass während der Entspannung Gedanken kommen und gehen. Kümmere dich nicht darum. Lege dich nun bequem auf deine Unterlage. Die Beine sind leicht hüftbreit gespreizt, die Füße kippen nach außen. Die Arme liegen seitlich am Körper, die Hände sind entspannt und zeigen nach oben.

3. Komm zur Ruhe. Atme tief in den Bauch hinein und atme ebenso tief wieder aus. Lasse den Atem wieder kommen, ohne dies zu forcieren. Spüre, wie sich mit jedem Atemzug die Bauchdecke leicht hebt und senkt. Lasse dir etwas Zeit.

4. Lenke nun deine Aufmerksamkeit in deinen linken Fuß. Stelle dir vor, dass du bis in die Zehen »hinein atmest«. Spüre den großen Zeh, den kleinen, die Zehen dazwischen. Schenke allen Empfindungen und Spannungen deine volle Aufmerksamkeit: Sind deine Zehen warm oder kalt? Wenn du nichts spürst, ist das auch in Ordnung. Welche Empfindungen auch immer auftauchen, du nimmst es einfach nur wahr. Stelle dir vor, dass du mit dem Ausatmen alle Gefühle und Spannungen loslässt.

5. Auf diese Weise lenkst du deine Aufmerksamkeit der Reihe nach auf deine Fußsohle, deinen Fußrücken, dein Sprunggelenk, deinen Unterschenkel, deine Knie, deine Oberschenkel und die Leistengegend.

6. Taste so im Geist den ganzen Körper ab: vom rechten Fuß bis zur Leiste, über den Unterleib, das Gesäß und das Becken, die Wirbelsäule hinauf bis zur Schulter. Von den Fingern der linken Hand bis zur Schulter und den Finger der rechten Hand bis zur Schulter, dann über Nacken, Hals, Gesicht und Kopf bis zum Scheitelpunkt. Atme währenddessen ruhig und in deinem Rhythmus.

7. Am Ende der Übung – sie dauert etwa 30 Minuten – spürst du noch einmal deiner Atmung nach. Öffne die Augen, recke und strecke dich und komme wieder zurück ins Hier und Jetzt.

FRISCHE LUFT –
Kleine Atemschule

Der Arzt und Naturforscher Paracelsus notierte vor gut 500 Jahren, »das Kraut der Internisten und das Messer des Chirurgen heilen von außen, doch der Atem heilt von innen«.

Was läuft nun falsch beim Atmen? Die meisten von uns atmen mit dem Mund ein, ziehen dabei die Schultern hoch und drücken dafür im Gegenzug beim Ausatmen den Bauch heraus. Dabei konnten wir es doch einmal: Babys atmen noch richtig, haben noch diesen Atemrhythmus, bei dem beim Einatmen die Luft durch die Nase in die Brust und von dort ins Zwerchfell und weiter in die Flanken wandert. Beim Ausatmen entweicht die verbrauchte Luft dann vollständig. Der Bauch befindet sich dabei die ganze Zeit in einer Art Wellenbewegung. Beim Einatmen tritt er etwas vor, beim Ausatmen wird er flach.

Um wieder zum richtigen Atmen zu kommen, gibt es heute zahlreiche Atemschulen und -techniken. Sehr beliebt sind asiatische Atemübungen wie Qi Gong. Auch beim chinesischen Schattenboxen Thai Chi wie beim Yoga reguliert sich der Atem nach einigen Übungseinheiten wie von selbst.

Wer das richtige Atmen wieder erlernen möchte, sollte die Augen schließen und das Atmen üben – jeden Tag nur fünf bis zehn Minuten. Es funktioniert tatsächlich. Schließlich – um zu guter Letzt noch Theodor Fontane zu bemühen, »ist und bleibt es ein Glück, vielleicht das höchste, frei atmen zu können«.

Wie atmest du denn?

Führe doch einmal die folgende Übung durch, um zu sehen, was in dir, was hinter deinem Atem steckt.

Schließ die Augen. Sitzt du entspannt? Mit dem Po vorn am Stuhlrand, so dass die Oberschenkel frei sind. Gut. Die Füße stehen flach auf dem Boden. Konzentriere dich nun auf dein Becken, auf dem dein ganzes Gewicht ruht, die Schultern sind locker, die Hände ruhen auf den Oberschenkeln. Dann legst du eine Hand an den Bauch, so etwa unterhalb des Nabels. Atme jetzt einmal durch die Nase ein, tief.

Und jetzt wieder aus, deine Lippen formen dabei ein kaum hörbares »Schschsch«, das genauso lange dauert wie dein Ausatmen. Warte auf das nächste Einatmen. Es kommt von ganz alleine. Und dann atme wieder aus.

Ja, so geht es, das richtige Atmen. Ganz schön aufwendig für etwas, was man bis vor kurzem für die selbstverständlichste Sache der Welt gehalten hat. Schließlich tun wir es vom ersten Schrei als Baby hier auf Erden an. Mit dem einzigen Zweck, uns am Leben zu erhalten. Atmen ist Lebenskraft in Reinform.

Lachen und Atmung

Wer lacht, atmet besonders tief. Lachen ist auch aus einem anderen Grund sehr gesund: Die heftige Bewegung des Zwerchfells, zu der das Lachen führt, wirkt wie eine Massage für alle inneren Organe. Und das entfaltet eine großartige Wirkung auf das Immunsystem, die Schmerzempfindlichkeit sinkt, und die Seele wird gestreichelt.

Einfache Atemübungen für jeden Tag

Mit den folgenden Atemübungen kannst du schon morgens in fünf Minuten erfrischt und entspannt den Tag beginnen. Sie sind auch ideal als kleiner Energiekick zwischendurch.

An den ersten drei bis fünf Tagen sollte jede Übung fünf bis zehn Atemzüge umfassen. Danach kann sie 20 Atemzüge dauern. Nach dem Beenden der Übung kannst du noch ein paar Minuten liegen bleiben.

ÜBUNG
Tiefe Brustatmung

----

1. Lege dich entspannt auf eine bequeme Unterlage. Schließe die Augen.
2. Lege beide Hände gespreizt links und rechts auf den Brustkorb. Atme dreimal in deinem persönlichen Atemrhythmus aus und ein. Atme langsam durch die Nase ein. Stell dir dabei vor, wie die Luft langsam in den Körper strömt. Spüre nach, wie dein Brustkorb sich weitet. Achte darauf, dass die Bauchdecke sich dabei nicht anhebt.
3. Halte die frische eingeatmete Luft kurz in deiner Brust, bis du das Gefühl hast, ausatmen zu müssen.
4. Atme nun mit leicht gespreizten Lippen und geblähten Wangen langsam aus. Das Ausatmen dauert etwa doppelt so lange wie das Einatmen.
5. Ist die verbrauchte Luft ausgeatmet, mach eine kurze Pause, bis dein Körper wieder einatmen möchte.

Tiefe Bauchatmung

1. Lege jetzt beide Hände mit leicht gespreizten Fingern über den Nabel auf deinen Bauch. Der Daumen liegt dabei jeweils auf dem untersten Rippenbogen, die Fingerspitzen der anderen Finger berühren sich. Atme dreimal in deinem normalen Atemrhythmus aus und ein.
2. Schließe die Augen. Ziehe die Luft ganz langsam durch die Nase in den Unterbauch ein. Stell dir dabei vor, wie die Luft langsam von oben nach unten durch den Körper in deinen Unterbauch rollt. Spüre, wie dein Brustkorb nach unten gezogen wird und sich deine Bauchdecke dabei leicht nach oben hebt.
3. Halte die eingeatmete Luft ganz kurz in deinem Unterbauch, bis dein Gehirn den Befehl zum Ausatmen gibt. Atme mit leicht gespreizten Lippen und geblähten Wangen langsam aus. Atme immer doppelt so lange aus wie ein! Spüre nach, wie sich Brustkorb und Zwerchfell dabei heben und die Bauchdecke wieder eben wird.
4. Ist die verbrauchte Luft ausgeatmet, mache eine kurze Pause, bis dein Körper wieder einatmen möchte.

BEAUTY-YOGA –
Wohlfühlen von Kopf bis Fuß

Yoga ist ein wahres Allheilmittel, dazu ideal gegen Stress, toll für unseren Körper und Anti-Aging-Therapie in einem. Warum das so ist? Yoga bringt Körper, Geist und Atem in Einklang. Alle Übungen (Asanas) trainieren Kraft, Flexibilität und Gleichgewicht. Zu einer Yoga-Stunde gehören in der Regel auch Tiefenentspannung, Atemübungen und Meditation. Ziel ist es, mehr innere Gelassenheit zu erreichen. Versuche das folgende kleine Yoga-Programm in deinen Alltag zu integrieren. Du wirst sehen, wie schnell es dir besser geht, wie du dich beweglicher und zugleich entspannter und gelassener fühlst. Wenn du Geschmack daran findest oder dich mehr auf Yoga einlassen möchtest, suche dir einen guten Lehrer und übe allein mit ihm oder in der Gruppe.

Zum Warmwerden

In der Rückenlage beide Knie zur Brust ziehen und mit den Armen umfassen. Der Kopf ruht entspannt mit langem Nacken auf der Matte, die Schultern ziehen von den Ohren weg. Mit jeder Einatmung bewegt sich die Bauchdecke gegen die Oberschenkel. Mit jeder Ausatmung die Beine zum Oberkörper ziehen. Zehn Atemzüge lang tief in den unteren Rücken atmen. Der untere Rücken bleibt auf dem Boden liegen.

In die Dehnung kommen

In der Rückenlage das rechte Knie zur Brust ziehen und mit beiden Händen umfassen. Die rechten Zehenspitzen anziehen, das linke Bein ausstrecken, die Schultern von den Ohren wegziehen. Mit jeder Einatmung drückt die Bauchdecke gegen den Oberschenkel. Mit jeder Ausatmung das Knie näher an die Brust ziehen und die Ferse des gestreckten Beines vom Körper wegschieben. Die Fußspitze im gestreckten Bein anziehen – das sorgt für Muskelspannung und Länge im Bein. Fünf bis zehn Atemzüge lang tief in die rechte Hüfte atmen. Mit der letzten Ausatmung das rechte Bein strecken und neben dem linken ablegen, einen Moment nachspüren, dann die Übung zur anderen Seite wiederholen.

Stehende Vorbeuge (Uttanasana)

Im aufrechten Stand stehen die Füße hüftbreit. Die Knie minimal anbeugen, den Bauchnabel in Richtung Wirbelsäule ziehen und den Oberkörper nach unten beugen. Die Arme gleichzeitig über die Seiten nach unten bringen. Mit den Händen die Ellenbogen greifen. Die Beine sind angespannt, der Nacken ist durch das Gewicht von Kopf und Armen locker. Fünf bis zehn tiefe Atemzüge lang halten. Dann die Hände hinter dem Po zusammenbringen, die Finger verschränken und die Arme nach hinten oben über den

Kopf ziehen. Abschließend die Hände zum Po zurückführen und lösen, die Arme nach unten baumeln lassen und mit dem Kopf ein »Nein« schütteln, um den Nacken zu lockern. Die Knie beugen, den Rücken Wirbel für Wirbel aufrollen und den Oberkörper aufrichten. Dabei den Bauchnabel in Richtung Wirbelsäule ziehen, das Brustbein heben und in den aufrechten Stand kommen.

Unterstützter Schulterstand (Viparita Karani)

Ein Kissen eine Handbreit vor eine Wand legen. Seitlich zur Wand auf das Kissen setzen, den Oberkörper zum Raum hin neigen, die Beine senkrecht hochschwingen und gegen die Wand legen. Auf die Hände gestützt den Oberkörper langsam auf dem Boden ablegen. Das Becken und der untere Rücken liegen erhöht auf dem Kissen, Schultergürtel und Kopf entspannt auf dem Boden. Die Füße und Zehen sind angezogen. Eine Hand oberhalb, die andere unterhalb des Nabels auf den Bauch legen und spüren, wie sich die Bauchdecke hebt und senkt. Mit jeder Einatmung den Atem bis in den unteren Bauch schicken. Mit jeder Ausatmung das Körpergewicht noch mehr an das Kissen und den Boden abgeben. Nach ein paar Atemzügen die Arme seitlich vom Körper entspannt ablegen, die Handflächen zeigen nach oben. Zehn tiefe Atemzüge lang verweilen, dann zuerst die Beine von der Wand lösen, über die Seite zum Sitzen kommen und den Oberkörper aufrichten.

Schulterbrücke

In entspannter Rückenlage auf den Boden legen, Beine leicht auseinander, die Arme mit den Handflächen nach oben über den Kopf führen. Beide Beine anwinkeln – der Po bleibt zunächst noch am Boden. Nun den Rücken vom Po aus Wirbel für Wirbel langsam nach oben rollen, bis das Becken und der Körper eine schiefe Ebene bilden. Dann Wirbel für Wirbel wieder abrollen, bis der Po den Boden berührt. Dabei entspannt atmen. 5- bis 8-mal wiederholen.

Katze & Kuh (Cakravakasana)

Im Vierfüßlerstand befinden sich die Hände unter den Schultern und die Knie unter den Hüften. Die Finger sind weit gespreizt, die Füße liegen mit dem Spann auf. Der Rücken ist neutral und im unteren Bereich natürlich gekrümmt. Der Kopf ist in Verlängerung der Wirbelsäule, der Blick geht leicht nach vorn. Mit der Einatmung das Brustbein nach vorn oben bewegen, sodass ein leichtes Hohlkreuz entsteht. Mit der Ausatmung den Rücken vom Becken beginnend zu einem Katzenbuckel runden, den Bauchnabel in Richtung Wirbelsäule ziehen und die Schulterblätter auseinanderschieben. Den Kopf nach unten neigen und die gesamte Wirbelsäule vom Becken bis zum Kopf nach oben biegen. Zehn tiefe Atemzüge wiederholen.
Wichtig: Den Atem mit der Bewegung harmonisch synchronisieren.

Kind-Position (Balasana)

Im Fersensitz ein längliches Kissen vor den Körper legen. Die Knie auseinanderbringen, sodass der Oberkörper dazwischen Platz findet.
Los geht's: Den Oberkörper vorbeugen und auf dem Kissen ablegen. Den Kopf zu einer Seite drehen. Die Arme entspannt nach vorn um das Kissen legen. Zehn tiefe Atemzüge lang verweilen. Mit jeder Einatmung bis in den unteren Rücken atmen und mit jeder Ausatmung Stress und Sorgen abfallen lassen und tiefer in das Kissen sinken.

BEAUTY-PROGRAMM

3 Tage GRÜN ENTGIFTEN, PFLEGEN, ESSEN UND LEBEN MIT GENUSS

Dir steht der Sinn nach einem verlängerten Wochenende voller grüner Beauty-Power? Dann ist das folgende Programm für dich gemacht. Es liefert dir drei Tage für Körper, Bauch, Geist und Seele, an denen deine eigene Schönheit bewusst im Mittelpunkt steht. Dabei regt es genau wie »Grün macht schön« im Großen und Ganzen zum liebevollen Umgang mit dir selbst an und ist dementsprechend als Wohlfühlzeit gedacht, nicht als Hauruck-Diät. Mit Freude schön grün schlemmen, leben und denken – genau das geschieht bei diesem Beauty-Programm.

ZUR INFO VORAB

Das Beauty-Programm liefert dir für jeden Tag drei Mahlzeiten sowie meist noch einen gesunden Snack oder ein Beauty-Dessert (denn, ja, auch naschen ist auf der Mission »grüne Schönheit« erlaubt!). Die Gerichte sind randvoll mit schön machenden und vitalisierenden Inhaltsstoffen gefüllt, die dich in kürzester Zeit noch mehr zum Strahlen bringen.

Die Rezepte sind, wenn nicht anders angegeben, für zwei großzügige Portionen ausgelegt. So hast du selbst bei großem Hunger stets genügend Smoothie zur Hand. Nur bei festen Mahlzeiten ergeben die Rezepte vier Portionen, sodass du

auch während des Beauty-Programms gemeinsam mit der Familie oder deinen Freunden ein (gutes!) Essen genießen kannst.

Doch das »Grün macht schön«-Beauty-Programm ist nicht nur auf Ernährung beschränkt: Das Tagesmenü wird durch Übungen für Körper und Seele sowie Pflegetipps erweitert. Dabei stellen wir dir oft verschiedene Übungen vor, von denen du am besten die umsetzt, die dich am meisten ansprechen. Lass dich also von der Fülle an Anregungen nicht beschränken, sondern vielmehr inspirieren. Viele Meditationen und Übungen dauern auch nicht lange und geben dir dennoch viel neue Energie und Lebensfreude.

Am besten gehst du das Programm ein paar Tage vor Beginn in Ruhe durch und besorgst auch all die Dinge, die du zur Durchführung benötigst. So weißt du bereits, was dich während des Programms erwartet, und kannst es, falls nötig, auch noch in Ruhe individuell anpassen. Denn für die Rezepte, Übungen und den Tagesablauf während des Programms gilt: Gestalte alles so, dass es ideal zu dir, deinem Rhythmus und Lebensstil passt. Dies hier ist dein Leben, das sich in kein vorgegebenes Format drücken lässt. Mach aus diesem Beauty-Programm die 72 Stunden währende Party deiner Schönheit und den Einstieg in ein noch grüneres und schöneres Leben.

TAG 1

Beginne den Tag am besten damit, einen halben Liter Zitronenwasser zu dir zu nehmen (siehe Seite 66). Das bringt deinen Stoffwechsel in Schwung und stimmt Körper und Geist optimal auf die beginnende Detox ein.

Das tut heute besonders gut:
Die kleinen Wohlfühleinheiten sind optimal als Morgenroutine, die du auch nach dem Beauty-Programm beibehalten kannst.

ÜBUNG
Mini-Yoga

Diese Übung kannst du morgens im Bett machen, kurz bevor du aufstehst. So bist du schön durchgestretcht, das mag dein Körper!

1. Bleibe auf dem Rücken liegen. Winkle das rechte Bein an und lasse es über das linke hinweg auf die Matratze sinken. Schultern und Hüfte hebst du bitte möglichst nicht mit an.
2. Du kannst die linke Hand auf das rechte Knie legen, aber nur ganz sanft, nicht drücken. Den Kopf drehst du jetzt sanft nach rechts, den rechten Arm streckst du auch in diese Richtung aus.
3. Atme entspannt in die Dehnung von unterem Rücken und rechtem Oberschenkel.
4. Lege das rechte Bein zurück in die Mitte und wiederhole die Übung jetzt zur anderen Seite. Wenn du das Gefühl hast, schon durchgedehnt zu sein, drehe den Oberkörper nach, sodass du auf der rechten Seite liegst, und stehe auf.

* Sanfte Massage (siehe Seite 118) und Bodycare
* Ölziehen und Zunge schaben (siehe Seite 117)

FRÜHSTÜCK: LIQUID SUNRISE-SMOOTHIE

⅓ Ananas (ca. 200 g Fruchtfleisch)
100 g Erdbeeren (frisch oder TK)
2 EL Sesam
50 ml Sanddornsaft
100 ml Wasser

Zubereitungszeit: etwa 10 Minuten

1. Ananas schälen, Fruchtfleisch würfeln. Frische Erdbeeren waschen – das Grün kann gerade bei Bio-Erdbeeren auch verwendet werden (falls gefroren, Früchte vorher auftauen).
2. Alle Zutaten in den Mixer geben und pürieren.

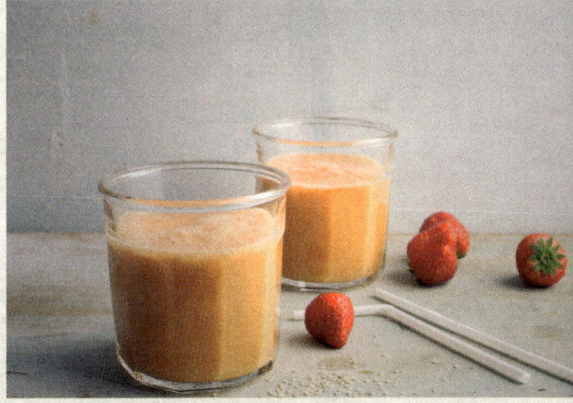

Sanddorn steckt voller Vitamin C, Ananas ist reich an den Beauty-Vitalstoffen Kalium, Zink und Magnesium, außerdem enthält sie Bromelain, ein Enzym, das die Verdauung von Eiweiß erleichtert.

Meditation – Wer bin ich wirklich?

Die folgende Meditationsübung kann dir dabei helfen, noch tiefer in dich hineinzublicken und deinen wahren Kern zu finden.

1. Zieh dich zurück, um für eine Weile in Ruhe zu sitzen. Achte darauf, dass du nicht gestört wirst und du einige Zeit ganz für dich hast. Nimm dir eine feste Zeiteinheit von zehn, fünfzehn oder zwanzig Minuten vor.

2. Setz dich in aufrechter Haltung auf eine Unterlage auf den Boden oder auf einen Stuhl. Lass dich auf deine Atembewegungen in deiner Mitte ein und sammle dich für einige Minuten. Gehe nun in die eigentliche Übung:

3. Solltest du Schmerzen, ein Jucken oder ein Ziehen verspüren, so beobachte dieses Phänomen des Körpers nur und komm ganz einfach wieder zurück in die Beobachtung deines natürlichen Atmens.

4. Wenn in dir Empfindungen aufkommen, wie zum Beispiel Sorgen oder Ängste, dann sei genauso Beobachter und betrachte diese Phänomene, wie sie kommen und gehen. Gehe ebenso mit deinen Gedanken vor. Betrachte sie als vorüberziehende Phänomene wie Wolken am Himmel ohne Substanz und komm wieder zurück in die Beobachtung des Rhythmus deines Atems.

5. Bist du wirklich diese vorübergehenden Empfindungen des Körpers, oder gibt es da eine tiefere Ebene deines Selbst? Stelle dir die Wellen auf einem See vor. Diese sind deine Körperwahrnehmungen, deine Empfindungen und deine Gedanken. Wenn du nun tiefer auf den Grund des Sees gehst, dann findest du eine große Verbundenheit mit deinem wahren Ich und dem Leben an sich.

Lerne, diese Übung mit Geduld und Ausdauer auszuführen und so immer freier zu werden. Lass dich ein auf das Thema der Meditation und damit auf dein Sein und Tun in diesem Moment.

Tipp

Da es morgen einen Saft mit Brennnesseln gibt, kannst du heute gleich eine doppelte Menge sammeln, ein knappes Kilo (das entspricht etwa zwei vollen Stofftaschen). Handschuhe nicht vergessen! Und für die Suppe nur die jungen Blätter (Schösslinge), sprich den obersten Teil der Pflanze verwenden, der Rest kommt dann morgen in den Entsafter.

Spaziergang an der frischen Luft – den Kopf freibekommen und dabei am besten zugleich auch Brennnesseln für Rezepte heute und morgen sammeln.

MITTAGESSEN: GRÜNE FREUDE: BRENNNESSELSUPPE AUF HIRSEBETT

Für 4 Portionen

200 g Hirse
400 ml Wasser
Prise Meersalz
1 kleine Zwiebel
2 TL Kokosöl
400 g Brennnesseln
2 TL Gemüsebrühe
500 ml Wasser
1 Knoblauchzehe
2 EL Kokosmilch
Je eine Prise Currypulver, Meersalz und Pfeffer

Zubereitungszeit: ca. 30 Minuten

1. Hirse gründlich abspülen und mit der doppelten Menge Wasser zum Kochen bringen. Mit etwas Salz würzen und, sobald es köchelt, Temperatur verringern und Hirse etwa 20 Minuten ausquellen lassen. In der Zwischenzeit Zwiebel schälen und klein schneiden. Im Topf Kokosöl erhitzen und die Zwiebel darin andünsten. Brennnesseln kurz mit heißem Wasser übergießen, damit sie ihr »Brennen« verlieren. Anschließend grob hacken.

2. Brennnesseln zu den Zwiebeln hinzufügen und kurz mitdünsten. Gemüsebrühe in 500 ml Wasser auflösen und Brennnesseln hiermit ablöschen. Etwa 15 Minuten köcheln lassen.

3. Die Suppe mit einem Pürierstab zerkleinern und mit Gewürzen abschmecken. Etwas Kokosmilch unterziehen und auf einem Hirsebett servieren.

DESSERT: BEERIGE SCHOKOPRALINEN

Zur Feier des ersten Detox-Tages gibt es leckere und kinderleicht herzustellende Pralinen, die voller Vitalstoffe stecken. Genieße eine oder zwei als Dankeschön an dich selbst: dafür, dass du dich so gut um deinen Körper kümmerst und ihm diese kurze Auszeit gönnst. Die hier angegebene Menge ergibt, je nach Größe, ein bis zwei Dutzend Pralinen. Die restlichen Pralinen halten sich gut eine Woche im Kühlschrank, und man kann sie auch wunderbar einfrieren.

100 g Himbeeren (falls gefroren, vor Verwendung auftauen)
80 ml Kokosöl
5 EL rohes Kakaopulver (alternativ und koffeinfrei: Carobpulver)
180 g entsteinte Datteln

Zubereitungszeit: etwa 15 Minuten
Kühlzeit: etwa 60 Minuten

1. Himbeeren, Kokosöl und 3 EL Kakaopulver in eine Küchenmaschine oder einen Power-Mixer geben und vermengen. Langsam Datteln hin-

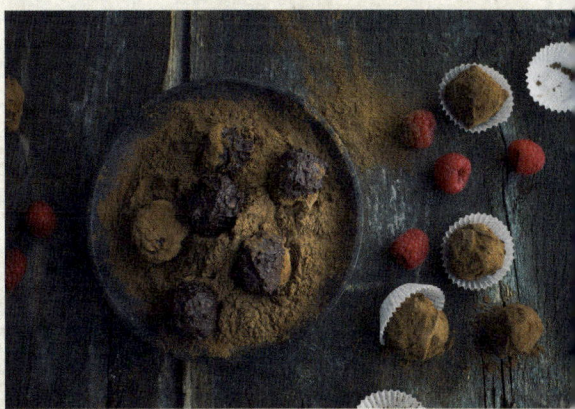

zugeben und alles zu einer homogenen Masse verarbeiten. Falls nötig, mehrmals pausieren, um immer wieder alles mit einem Spatel unterzuheben.

2. Kleine Pralinen aus der Masse formen. Anschließend auf einen Teller legen. Abdecken und mindestens eine Stunde im Kühlschrank fest werden lassen.

3. Restlichen Kakao auf einen Teller streuen. Hände mit etwas Wasser oder Kokosöl befeuchten, da die Masse sehr klebrig ist. Pralinen im Kakao wälzen.

Tipp

Wer es besonders grün liebt, kann beim Vermengen noch 2 TL Spirulina- oder Weizengraspulver hinzufügen und die Bällchen in 2 weiteren EL hiervon anstelle des Kakaos wälzen.

ÜBUNG
Eine lange Weile Langeweile – Zurück ins Hier und Jetzt

Lass Langeweile zu. Denn Langeweile ist Luxus pur, sie bedeutet nichts anderes, als dass du über die Zeit verfügst, zu tun, was du willst, eben auch gar nichts. Friedrich Nietzsche beschrieb die Langeweile nicht umsonst als »Windstille der Seele«. Und diese innere Stille ist verwandt mit der Muße und der Lust am Spiel. Diese Stimmungen brauchen wir, um inspiriert etwas schaffen zu können.

Lande also im Hier und Jetzt und faulenze einfach unverplant ein oder zwei Stündchen in den Tag hinein. Genieße die Ruhe und finde wieder den Draht zu deiner Seele.

ÜBUNG
Beauty-Qi-Gong fürs Gesicht

(siehe Seite 108)
Ideal zur Abendentspannung, aber auch zwischendurch, wenn die Wogen einmal wieder über dir übereinanderzuschlagen drohen.

ABENDESSEN: WOK-GEMÜSE

Für 4 Portionen

1 kleiner Blumenkohl
2 Möhren
1 Zucchini
100 g kleine Egerlinge (alternativ auch Champignons oder andere Pilze)
1 Bund glatte Petersilie (oder Koriander)
1 g Safran (1 Tütchen)
1 Zweig Rosmarin
4 TL Erdnuss- oder Sojaöl
½ kleine Chilischote
Saft von 1 Zitrone
¼ l Gemüsebrühe
Salz, Pfeffer aus der Mühle

Zubereitungszeit: etwa 30 Minuten

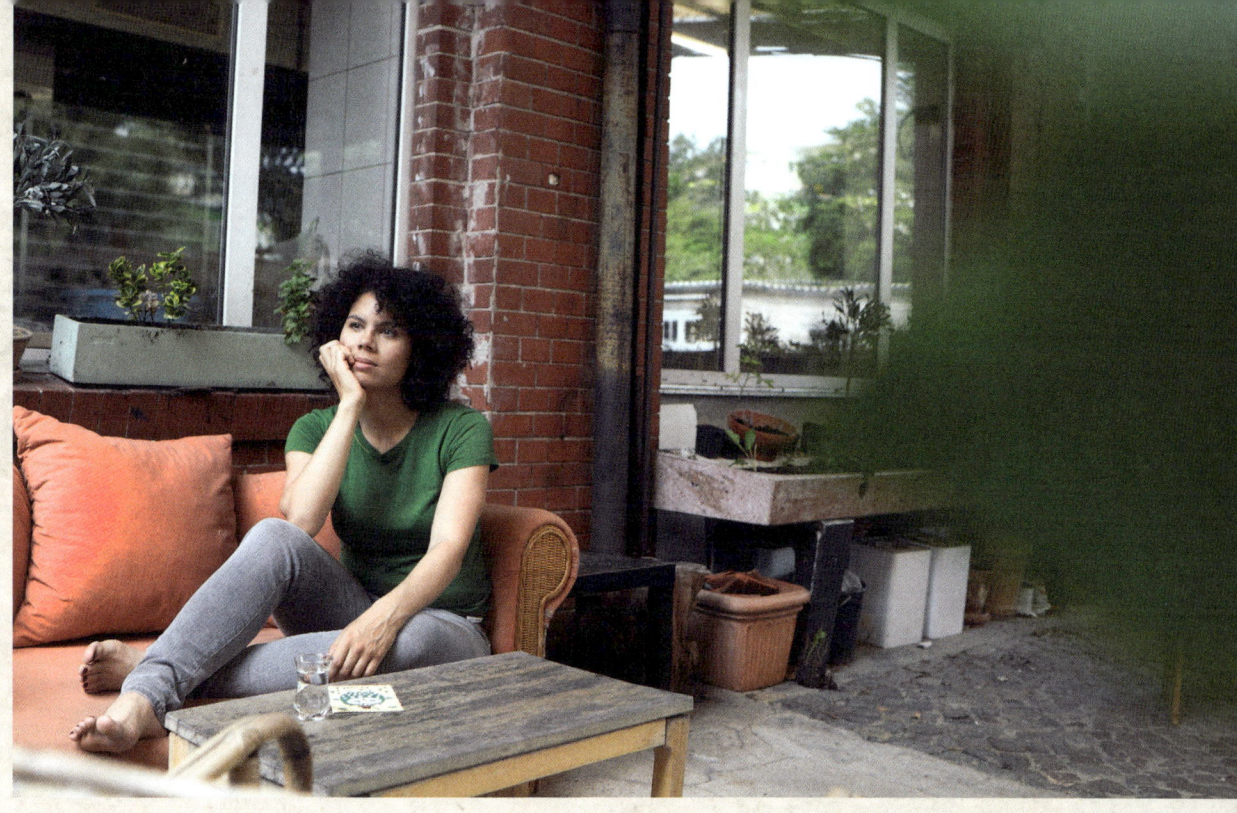

1. Das Gemüse putzen und waschen. Den Blumenkohl in Röschen teilen, die Stiele schälen und in dünne Scheiben schneiden. Die Möhren schälen. Möhren und Zucchini in 1 x 4 cm große Stifte schneiden. Dann die Pilze putzen und halbieren. Das Grün der Frühlingszwiebeln in feine Streifen, das Weiße in 2 cm lange Stücke schneiden. Petersilie und Rosmarin waschen, trocken schütteln, abzupfen und die Blätter bzw. die Nadeln fein hacken. Chilischote waschen, entkernen und klein schneiden.

2. Das Öl in einer tiefen Pfanne oder im Wok erhitzen. Frühlingszwiebeln ohne Grün glasig andünsten. Blumenkohl zugeben und unter Rühren 3 Minuten braten. Möhren und Safran zugeben und 3 Minuten mitbraten. Zucchini und Pilze und die Kräuter mitdünsten. Zitronensaft und Brühe dazugießen und bei kleiner Hitze 3 Minuten köcheln lassen. Mit Salz und Pfeffer würzen und mit Zwiebelgrün garniert servieren.

✳ Body-Scan (siehe Seite 168) und Schlafenszeit (vor 23 Uhr)
✳ Nach Belieben eine Tasse Orangen-Schlaftee
Grundrezept: 100 g Orangenblätter, je 20 g Baldrian und Melisse; 1 EL mit 1 Tasse kochendem Wasser übergießen und 4 Minuten ziehen lassen.

ÜBUNG

Das Elend der Welt, so notierte der französische Philosoph Blaise Pascal im 17. Jahrhundert, bestehe ganz einfach darin, dass es niemand eine Stunde lang mit sich selbst in einem geschlossenen Raum aushalte. Stelle dich auf die Probe: Versuche dir jetzt das Gegenteil zu beweisen und einfach mal ein paar Löcher in den Himmel zu gucken.

TAG 2

Detox-Turbo durch einen grünen Smoothie- und Saft-Tag! Gerade wenn du über kurze Zeit sanft und dennoch effektiv entgiften möchtest, bietet sich ein Tag nur mit flüssiger Rohkost sehr gut an. Die Verdauungsorgane werden entlastet, dem Körper steht mehr Energie zur Detox zur Verfügung – und du kannst deine Zeit für Yoga oder eine Meditation nutzen, anstatt in der Küche zu stehen.

Ein wichtiger Hinweis: Alle Rezepte sind stets mehr als Inspiration denn als Muss gedacht. Wenn du zum Beispiel keine frischen Wildkräuter magst, ersetze diese einfach durch grünes Blattgemüse wie Endivien-, Feldsalat, Spinat oder Mangold. Wie du auf Seite 35 nachlesen kannst, enthält jede Pflanze ihre ganz eigene Mischung an Wunder wirkenden Inhaltsstoffen. Trinke und löffele außerdem so viel an Smoothies und Saft, wie es dein Körper verlangt. Du kannst dir morgens auch gut eine doppelte Portion der Smoothies zubereiten und sie im Kühlschrank aufbewahren. So ist die frische grüne Energie aus dem Glas immer für dich griffbereit – das schützt auch vor Heißhunger und Versuchungen.

* Mini-Yoga-Morgenstretch (siehe Seite 175)
* Tautreten und Bodycare (siehe Seite 146)
* Ölziehen (siehe Seite 117)

FRÜHSTÜCKS-SMOOTHIE: HELLE FREUDE

2 Orangen
½ Apfel
1 Limette
½ Gurke
1 Handvoll Giersch
100 ml Wasser

Zubereitungszeit: etwa 5 Minuten

1. Orangen schälen und vierteln, Apfel waschen, entkernen und vierteln. Limette halbieren und auspressen.
2. Gurke waschen und klein schneiden. Giersch ebenfalls waschen. Alles in den Mixer geben und pürieren.

ÜBUNG

Barfuß-Walk am Morgen: Schuhe und Socken aus und raus in die Natur, egal ob in den Park, an den Strand oder hinein in den Wald. Spüre bewusst, wie sich der Untergrund zu deinen Füßen anfühlt, und was du mit all deinen Sinnen hierbei empfindest. Mindestens eine halbe Stunde solltest du unterwegs sein, damit du dich ganz auf dieses Erlebnis einlassen kannst.

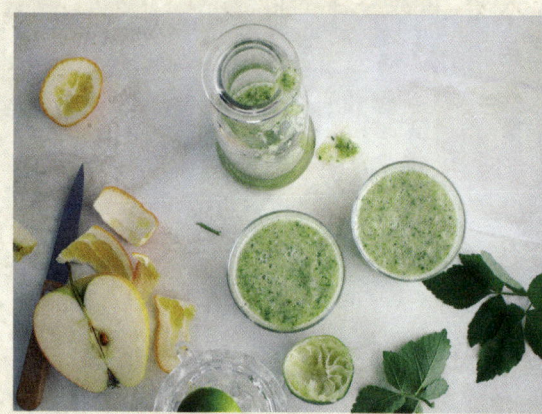

MITTAGS-SMOOTHIE: GRÜNE BEEREN

150 g Himbeeren (frisch oder TK)
½ Apfel
2 Handvoll Spinat
etwa 200 ml Wasser

Zubereitungszeit: etwa 5 Minuten

1. Himbeeren waschen (oder auftauen). Apfel waschen, vierteln und entkernen. Spinat waschen.
2. Alle Zutaten nacheinander in den Mixer geben. Mit Wasser auffüllen und pürieren.

Nach Belieben 20 Minuten Powernapping (Wecker stellen nicht vergessen! Länger schlafen macht sehr müde.)

ÜBUNG
Anker setzen

Ein Glücksanker kann dir jederzeit helfen. Du kannst eine bestimmte Handbewegung verwenden und diese mit einem positiven Gefühl (z. B. Ruhe oder Glück) verbinden. Du kannst auch einen Stein oder einen anderen Gegenstand dafür nutzen. Wenn du für einen Glücksanker mit dir selbst ein Zeichen vereinbart hast, zum Beispiel die Kuppe deines Mittelfingers zu drücken, nutze diese Handhaltung immer dann, wenn du glücklich bist. Immer, wenn du dich über etwas freust, wenn du ausgelassen bist, herz-haft über etwas lachst, drück die Kuppe deines Mittelfingers. Jedes Ereignis, das dich glücklich, zufrieden oder stolz macht, wird auf dieselbe Art verankert. Dein Unterbewusstsein wird die Geste mit dem jeweiligen Gefühl verbinden und abspeichern. Und nach und nach entsteht ein sehr wirkungsvoller Anker, den du immer dann verwenden kannst, wenn du dich unwohl oder ärgerlich fühlst und aus diesem Gefühl aussteigen willst.

SNACK: BANANEN-AVO-PUDDING

Wenn dich die Smoothies und der Saft allein nicht durch den Tag bringen, hilft dieser Smoothie-Snack. Die Zubereitung ist wie bei Smoothies, nur wird weit weniger Wasser hinzugefügt. Durch das Löffeln überlisten wir auch unseren Kopf ein wenig, wenn er überzeugt ist, er bräuchte mehr als »nur« Drinks.

2 Bananen
½ Avocado
1 Handvoll Feldsalat
2 entsteinte Datteln
etwa 50 ml Wasser

Zubereitungszeit: etwa 5 Minuten

1. Bananen schälen und vierteln. Avocado entkernen und Fruchtfleisch aus der Schale löffeln. Feldsalat waschen.
2. Alle Zutaten im Mixer pürieren. Für eine cremige Konsistenz möglichst wenig Wasser hinzufügen. Wenn nötig, Stößel verwenden.

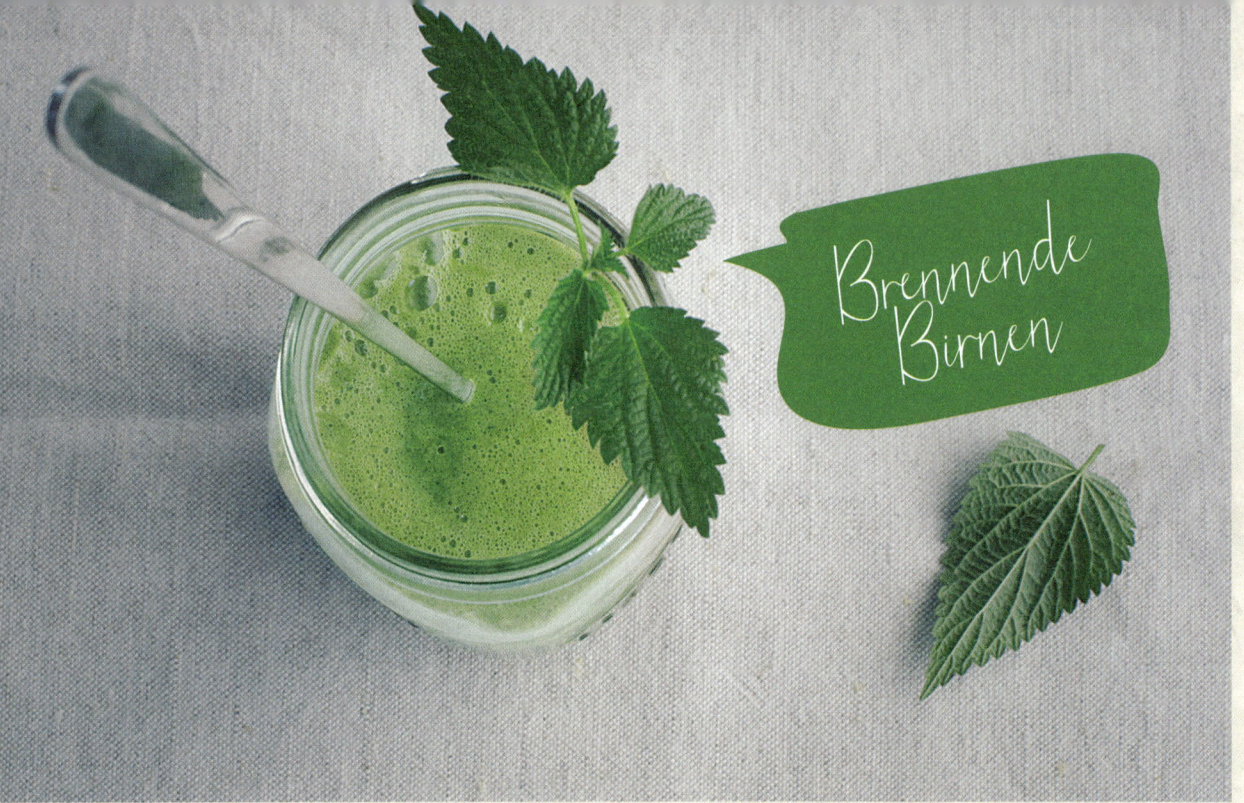

Brennende Birnen

ABENDSAFT:
BRENNENDE BIRNEN

etwa 500 g Brennnesseln
2 Birnen
1 kleines Stück Ingwer (ca. 1 cm lang)

Zubereitungszeit: etwa 5 Minuten

1. Brennnesseln mit Handschuhen waschen und grob zerhacken. Birnen waschen und vierteln. Ingwer waschen und vierteln.
2. Abwechselnd Birnen, Brennnesseln und Ingwer in den Entsafter füllen und entsaften.

Mehr zur Superkraft von Brennnesseln erfährst du auf Seite 53. Birnen sind reich an Vitamin C und K und bekämpfen so freie Radikale.

Tipp

Wer keinen Entsafter besitzt oder nur einen mit weniger Leistung und damit zu wenig Kraft für grünes Blattgemüse und Wildkräuter, kann die Zutaten auch klein geschnitten mit etwas Wasser im Mixer pürieren. Anschließend alles durch ein Seih- oder Mulltuch pressen und den Saft auffangen.

* Earthing-Meditation (siehe Seite 146)
* Body-Scan und Schlafenszeit (vor 23 Uhr)
* Nach Belieben eine Tasse Schlaftee (siehe Rezept Seite 177)

TAG ③

* Mini-Yoga-Morgenstretch (siehe Seite 175)
* Sanfte Massage und Bodycare

FRÜHSTÜCK: FRUCHTIGER LÖWENZAHNSALAT

150 g Löwenzahn
½ Mango
1 Banane
1 Apfel

Dressing:
1 Orange
2 TL Tahin
2 TL Honig
2 EL Wasser
1 Prise Meersalz

Topping:
2 TL Rosinen
2 TL Sonnenblumenkerne

Zubereitungszeit: etwa 15 Minuten

1. Löwenzahn waschen und klein schneiden. Mango waschen, anschließend mit oder ohne Schale würfeln. Banane schälen und klein schneiden. Apfel waschen, entkernen und ebenfalls klein schneiden. Alles in eine Schüssel geben.
2. Für das Dressing Orange auspressen. Saft mit restlichen Dressing-Zutaten vermischen. Über den Salat geben.
3. Alles vermengen. Mit Rosinen und Sonnenblumenkernen garnieren.

Mehr zu Löwenzahn erfährst du auf Seite 52.
Mangos Vitamin-C- und Provitamin-A-Gehalt ist außergewöhnlich hoch – das perfekte Beauty-Food.

ÜBUNG

Spaziergang an der frischen Luft – am besten in Kombination mit einer kleinen Geste oder guten Tat. Du kannst zum Beispiel ein paar Minuten dafür reservieren, etwas Müll wegzuräumen, auf einer Parkbank eine Ausgabe deines liebsten grünen Buchs mit kurzer Widmung hinterlassen oder ein paar zuvor ausrangierte Kleidungsstücke bei einer sozialen Einrichtung vorbeibringen.

DRINK: ENERGIZER-SHAKE

2 Äpfel
1 Vanilleschote (optional)
3 EL geschälte Hanfsamen oder Hanfmehl
1 EL Sesam
1 EL Chia
1 TL Carob
1 Prise Zimt
200 ml Wasser

Zubereitungszeit: etwa 3 Minuten

1. Äpfel waschen und klein schneiden. Vanilleschote halbieren.
2. Alle Zutaten im Mixer pürieren.

Reich an pflanzlichem, vollwertigem Protein und ungesättigten Fettsäuren. Liefert Energie und sättigt, ohne zu belasten.

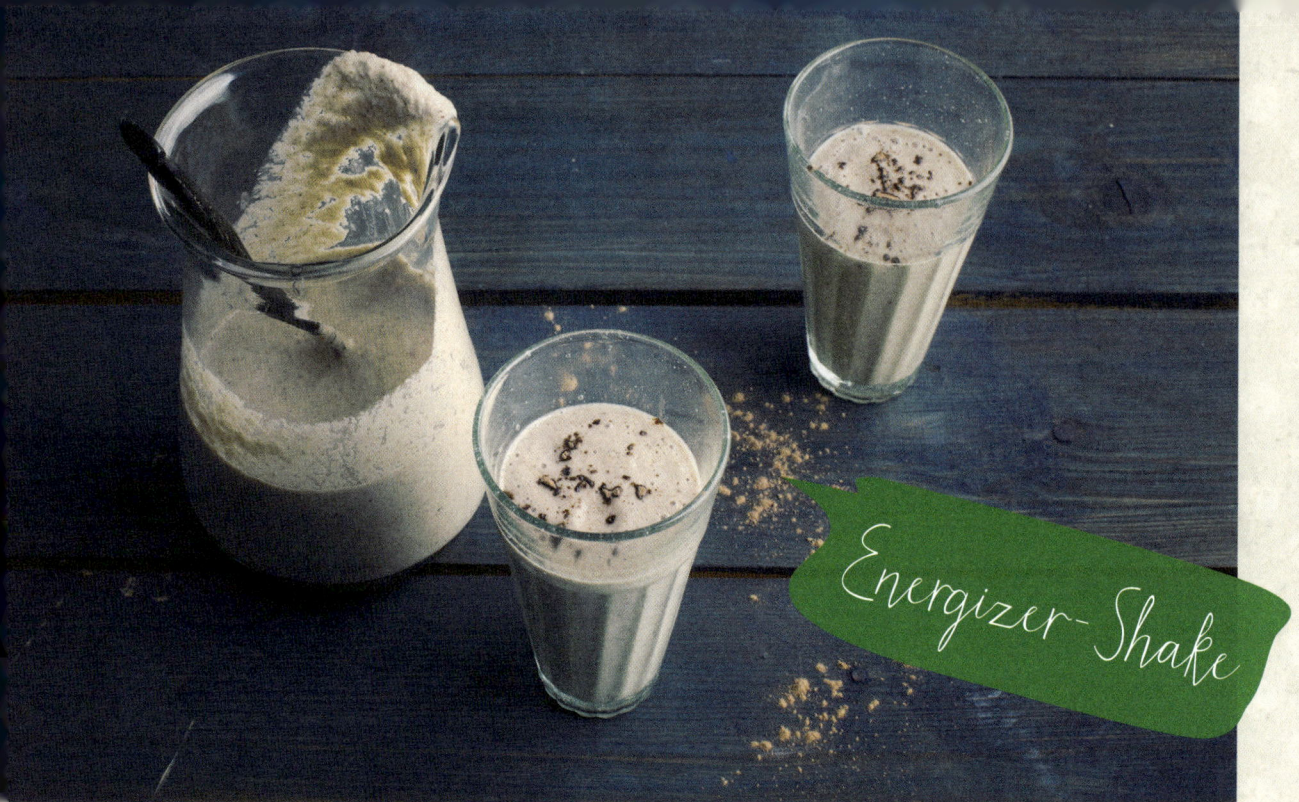

MITTAGESSEN: ZUCCHINI-NUDELN AUF FELDSALAT

Für 4 Portionen

Tomatensoße:
500 g Tomaten
½ Knoblauchzehe
½ Zitrone
6 Stängel Basilikum
1 rote Paprika
12 getrocknete Tomaten
4 entsteinte Datteln
3 EL Olivenöl
150 ml Wasser
Prise Salz
Prise Pfeffer

Nudeln und Salat:
4 kleine Zucchini (etwa 800 g)
4 Handvoll Feldsalat

Garnitur:
1 EL Sonnenblumenkerne

Zubereitungszeit: etwa 15 Minuten

1. Tomaten waschen und grob würfeln, Knoblauch schälen und halbieren. Zitrone auspressen. Basilikum waschen und Blätter abzupfen. Paprika waschen und grob würfeln. Alles zusammen mit den restlichen Soßenzutaten im Mixer oder mit einem Pürierstab in eine cremige Soße verwandeln.

2. Soße zur Seite stellen, damit sie etwas nachdicken kann. Zucchini in der Zwischenzeit waschen und mit einem Sparschäler, Gemüsehobel oder Spiralenschneider zu Nudeln verarbeiten.

3. Feldsalat waschen, trocken schleudern und auf einem Teller anrichten. Nudeln auf dem Salatbett verteilen, Soße hinzugeben und mit den Sonnenblumenkernen garnieren.

Feldsalat ist einer der gesündesten Salate hierzulande. Mehr zu seinen Inhaltsstoffen erfährst du auf Seite 48.

ÜBUNG

Nach Belieben 20 Minuten Powernapping (siehe Seite 181)

Wo stehe ich, wo will ich hin? – Visionsarbeit

Ohne Visionen stirbt das Leben. Der deutsch-amerikanische Psychoanalytiker Erich Fromm (1900-1980) sagte kurz vor seinem Tod in einem Interview: »Wenn das Leben keine Vision hat, nach der man strebt, nach der man sich sehnt, die man verwirklichen möchte, dann gibt es auch kein Motiv, sich anzustrengen, sich anzuspannen, einer Vision nachzuleben.« Wer keine Zukunftsperspektive hat, lebt nur als funktionierender Teil in einem System, ohne alle Kräfte zu nutzen, die in ihm stecken. Und ohne die Erfüllung zu erleben, die ihr Einsatz mit sich bringen kann.

Frage dich: Wo will ich in fünf oder zehn Jahren stehen? Was will ich erreicht haben? Was könnte in einem Zeitungsartikel stehen, der über mein Lebenswerk berichtet?

ÜBUNG

Dankbarkeitsmeditation

✳ Zieh dich an einen ruhigen Platz in deiner Wohnung oder einen geschützten Platz im Garten oder in einem Park zurück. Nimm dir zehn oder 20 Minuten Zeit und setze dich bequem auf ein Sitzkissen oder eine Matte. Natürlich kannst du auch auf einem normalen Stuhl sitzen oder im Stehen meditieren, wenn du dich dabei wohler fühlst.

✳ Lege deine Hände aneinander vor die Brust oder entspannt ineinander in deinen Schoß.

✳ Schließe die Augen etwas und lasse in deinem Herzen ein Lächeln entstehen. Streck deinen Scheitel zum Himmel und öffne dich. Dein Blick zeigt nach vorne, deine Schultern sind entspannt.

✳ Beobachte nun deinen Einatem, wie die Luft in deinen Bauch fließt. Lass den Atem immer von selbst kommen. Lass ihn einströmen und atme dann ganz entspannt aus.

✳ Lass deine Gedanken ziehen wie Wolken am Himmel. Atme weiter in deinem Rhythmus und lasse langsam das Gefühl von Dankbarkeit in dir aufsteigen.

✳ Nun denke oder sprich ruhig die Worte: »Danke für diesen Moment!«

✳ Atme ruhig weiter und wiederhole diese Formel im Stillen oder laut. Wichtig dabei ist eine tiefe innere Haltung der Dankbarkeit.

✳ Wenn du die Übung beenden möchtest, konzentrierst du deine Aufmerksamkeit für eine Weile nur auf den Atem. Spüre in dich hinein, was sich verändert hat. Mit zunehmender Praxis stellt sich bei dieser Meditation das Gefühl von Dankbarkeit immer leichter und selbstverständlicher ein.

ABENDESSEN: LINSENSUPPE MIT PAPRIKA

Für 4 Portionen

150 g rote Linsen
1 rote Zwiebel
2 Knoblauchzehen
150 g geröstete, gehäutete Paprikaschoten (Glas)
1 EL getr. Majoran
2 EL Olivenöl
1,25 l Gemüsebrühe
1 Lorbeerblatt
Salz, schwarzer Pfeffer aus der Mühle
4 EL vegane saure Sahne (Seidentofu, Zitronensaft, Salz, wenig Essig)

1. Linsen in ein Sieb geben und abspülen. Zwiebel und Knoblauch abziehen und fein würfeln. Paprikaschoten in einem Sieb abtropfen lassen und klein würfeln.
2. Das Öl in einem Topf erhitzen, Zwiebel und Knoblauch darin glasig dünsten. Paprika und Linsen zugeben und 3 Min. mitdünsten. Die Brühe, 1 TL Majoran und das Lorbeerblatt hinzufügen und abgedeckt bei kleiner Hitze 10 Minuten köcheln lassen.
3. In einer Schüssel aus Seidentofu, etwas Zitronensaft, ein paar Prisen Salz und wenig Essig eine vegane saure Sahne anrühren. Das Lorbeerblatt aus der Suppe nehmen. Die Suppe mit dem Stabmixer pürieren, mit Salz und Pfeffer würzen. Mit einem Klecks veganer saurer Sahne pro Portion und einer Prise Majoran anrichten.

LÄSST DICH AM ABEND ZUR RUHE KOMMEN: ENTSPANNUNGSBAD

500 ml Mandelöl
10 ml Lavendelöl
10 ml Rosenöl
10 ml Melissenöl

1. Alle Zutaten in eine dunkle Glasflasche geben und kräftig schütteln. Gut verschließen, kühl und dunkel aufbewahren.
2. Für ein Entspannungsbad eine Tasse voll ins Wasser geben.

Tipp

Gib das Badeöl erst kurz vor dem Baden ins Wasser, da der Duft der ätherischen Öle sonst zu schnell verfliegt.

ÜBUNG

Progressive Muskelentspannung und Schlafenszeit (vor 23 Uhr)

Die Progressive Muskelentspannung wurde im Jahre 1938 von dem Psychologen Edmund Jacobsen entwickelt. Sie ist die wohl bekannteste Entspannungstechnik zur Verminderung und Vorbeugung von Stress. Du kannst sie ganz einfach lernen und wirst schon nach der ersten Anwendung merken, wie toll sie wirkt.

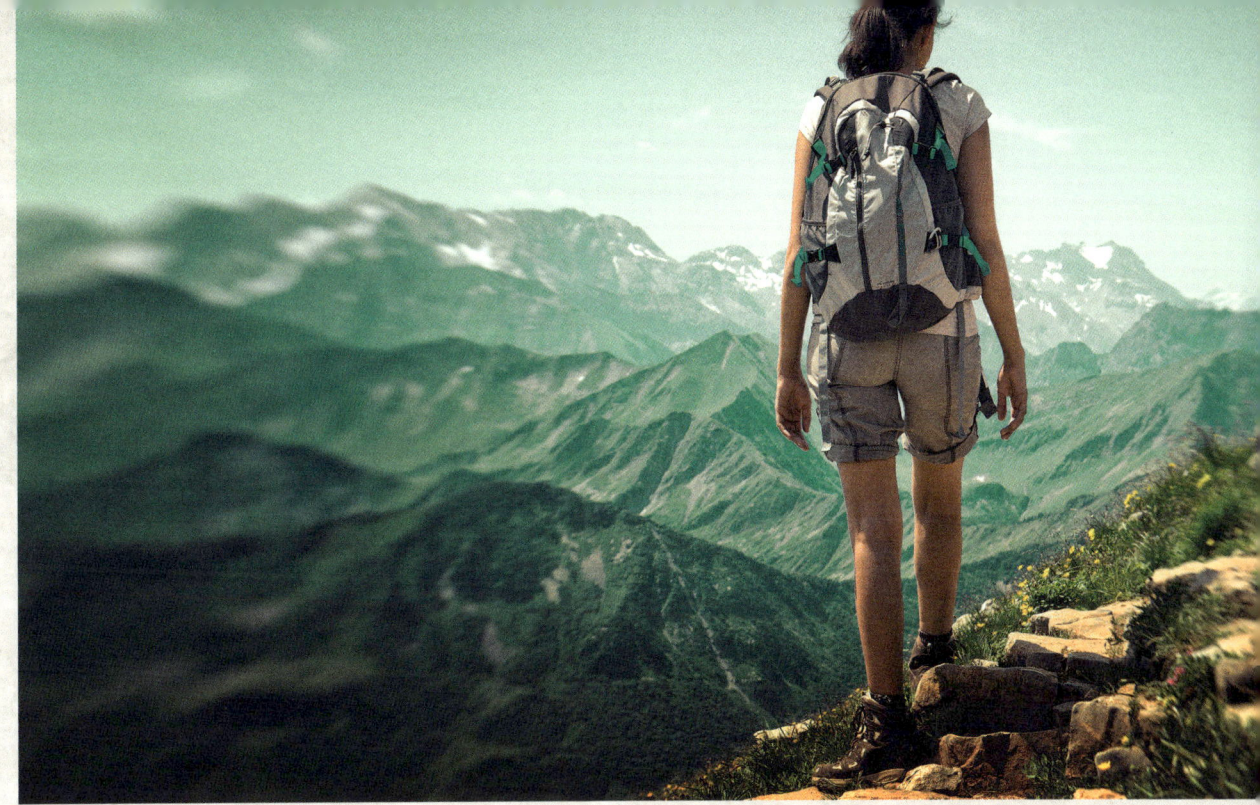

✻ Mache bei jeder Anspannung und nach jedem Entspannen der Muskeln eine kleine Pause. (Finde heraus, welcher Rhythmus dir am besten hilft, dich zu entspannen.) Den folgenden Text kannst du auch aufnehmen und ihn dann über Kopfhörer hören, so entspannst du dich noch leichter.

✻ Spanne die rechte Hand an, indem du eine Faust machst. Spüre die Anspannung. Beim nächsten Ausatmen lässt du wieder los.

✻ Spanne nun den rechten Arm an, indem du ihn leicht anwinkelst. Fühle die Anspannung im Oberarm. Halte die Spannung kurz und entspanne dich wieder. Spüre, wie sich der Arm wieder entspannt, immer mehr und mehr.

✻ Mache nun mit der linken Hand eine Faust. Mit dem nächsten Ausatmen lässt du wieder los. Lasse die Muskeln in der Hand ganz locker werden.

✻ Spanne jetzt den linken Arm an, indem du ihn leicht anwinkelst. Fühle die Anspannung? Nun lasse wieder los.

✻ Komme nun zum Gesicht. Spanne die Stirn an, indem du die Augenbrauen ganz leicht nach oben ziehst. Lasse die Anspannung kurz wirken. Mit dem nächsten Ausatmen entspannst du dich wieder.

✻ Spanne jetzt die Augen an, indem du sie leicht zusammendrückst. Spürst du die Anspannung? Beim nächsten Ausatmen lässt du die Augenmuskeln wieder ganz locker.

✻ Presse nun leicht die Zähne zusammen. Halte diese Spannung kurz. Nun entspanne dich wieder.

✻ Presse nun die Zunge leicht an den Gaumen. Halte die Spannung kurz. Und entspanne dich wieder.

✻ Bewege nun den Kopf leicht nach vorne. Bringe dein Kinn in Richtung der Brust. Spüre die Anspannung. Beim nächsten Ausatmen entspannst du dich wieder.

✻ Spanne nun die Nackenmuskeln an, indem du deine Schultern nach oben ziehst. Fühlst du die Anspannung? Nun lasse sie wieder los.

✻ Komme nun zur Bauchmuskulatur. Spanne die Bauchmuskeln an. Spürst du die Anspannung? Nun entspannst du sie wieder.

✻ Spanne jetzt deinen Rücken an, indem du den Bauch nach vorne schiebst und ein leichtes Hohlkreuz machst. Fühlst du, wie die Muskeln sich anspannen? Beim nächsten Ausatmen lasse wieder los.

✻ Spanne nun deine Gesäßmuskulatur an. Spürst du die Anspannung? Nun wieder entspannen.

✻ Komme nun zu den Beinen. Spanne den rechten Fuß an, indem du ihn leicht nach vorne beugst. Halte die Spannung kurz. Und entspanne wieder.

✻ Spanne die rechte Wade an, indem du den Fuß leicht nach oben ziehst. Beim nächsten Ausatmen wieder entspannen.

✻ Spanne nun den rechten Oberschenkel an. Beim nächsten Ausatmen lasse ihn wieder los.

✻ Komme nun zum linken Bein. Spanne den linken Fuß an, indem du ihn leicht nach vorne beugst. Fühle die Anspannung und lasse wieder los.

✻ Spanne die linke Wade an, indem du sie leicht nach oben ziehst. Und nun entspanne sie wieder. Lasse alle Anspannung aus der Wade entweichen.

✻ Zum Abschluss spannst du den linken Oberschenkel an. Beim nächsten Ausatmen lasse wieder los. Lasse die Muskeln in deinem Oberschenkel ganz locker und entspannt werden.

✻ Komme nun aus der Entspannung zurück.

✻ Strecke und rekele dich wie morgens beim Aufstehen.

✻ Atme tief ein und aus.

✻ Öffne nun die Augen oder lasse sie geschlossen und schlafe ein.

Nach Belieben eine Tasse Power-Einschlafhilfe

Einfach einige frische Melissenblätter (1 EL), etwas getrockneten Hopfen (1 TL) und ein wenig (½ TL) Baldrian in eine Kanne geben. Mit kochendem Wasser übergießen, zehn Minuten warten und schon trinkst du dich in den Schlaf!

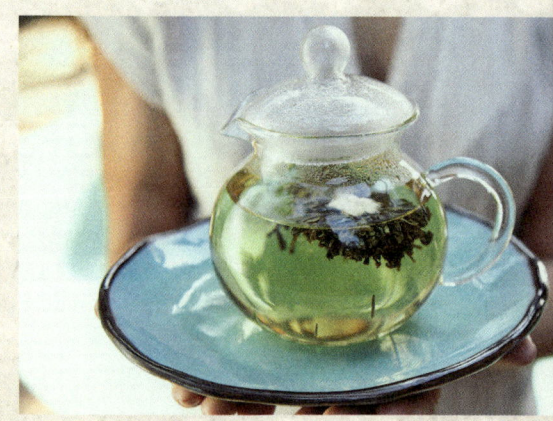

ANHANG

Literatur zum Nachschlagen

BÜCHER DER AUTORINNEN ZUM WEITERLESEN

* Sandjon, Ch.: Abnehmen mit Smoothies, Gräfe und Unzer, 2014.
* Sandjon, Ch.: Rohkost für Einsteiger, Gräfe und Unzer, 2015.
* Dr. med. Mosetter, K., Probost, Th., Dr. Simon, W. A., Cavelius, A.: Zucker, der heimliche Killer, Gräfe und Unzer, 2013.
* Dr. med. Pape, Cavelius, A., Ilies, A.: Schlank im Schlaf für Frauen, Gräfe und Unzer, 2013.
* Dies.: Schlank im Schlaf vegetarisch, Gräfe und Unzer, 2012.
* Cavelius, A.: Das Fastenbuch, systemed, 2014.
* Cavelius, A.: Kraftquelle Weiblichkeit, KOHA, 2011.
* Kawashima, M., Cavelius, A.: Schlank wie ein Buddha. Mit Achtsamkeit das Wohlfühlgewicht erreichen und halten, Irisiana, 2015.

BÜCHER VON ANDEREN AUTOREN:

* Bechloch, A.: The Glow. Naturkosmetik selber machen. Gräfe und Unzer, 2015.
* Boutenko, V.: Green for Life. Hans Nietsch Verlag, 2014.
* Campbell, T. C., Campbell, Th. M.: China Study. Die wissenschaftliche Begründung für eine vegane Ernährung. Systemische Medizin, 2011.
* Grasberger, D.: Autogenes Training (mit CD), Gräfe und Unzer, 2014.
* Guth, Dr. med. C., Hickisch, Burkhard: Grüne Smoothies. Gräfe und Unzer, 2014.
* Hidgkinson, T.: Die Kunst, frei zu sein, Heyne, 2009.
* Hohensee, T.: Das Gelassenheitstraining, Kailash, 2014.
* Kornfield, J.: Meditation für Anfänger, Arkana, 2005.
* Linnartz, K.: All about Yoga, Gräfe und Unzer, 2013.
* Pachala, V.: Gesund kochen ist Liebe. ZS Verlag, 2015.
* Rubin, G.: Das Happiness Projekt, Fischer, 2011.
* Schill, S.: Anständig leben. Südwest, 2014.
* Schuhmacher, S.: Zen, Die unlehrbare Lehre, Kösel 2015.
* Stratmann, U.: Mein Stadtkräuter-Buch, Kailash, 2016.
* Von Arx, U.: Ein gutes Leben, Aufbau, 2012.
* Woodward, E.: Deliciously Ella, Bloomsbury Berlin, 2015.
* Zoudé, D.: Heute bin ich gut zu mir. Mit Ayurveda und Achtsamkeit zu mehr Gesundheit und Gelassenheit, Südwest, 2014.

REGISTER

Rezepte

Smoothierezepte

Pflegeprodukte

Übungen

Bastelanleitungen

Fotoproduktionen:
Lena Burmann, Berlin: 6,7, 9 re., 17, 20-23, 33, 34, 55, 57, 78, 79, 81, 84, 91, 106, 110, 123 re., 126, 127, 129 re., 135 li., 145 li., 151 re., 153 re., 159, 165, 177, vordere Innenklappe li., vordere Innenklappe Mitte, hintere Innenklappe
Barbara Bonisolli, München: 4,5, 40-45, 59, 60, 62, 65, 69, 93, 103, 109, 173, 175, 178, 180, 182, vordere Innenklappe re.

Weitere Fotos:
Fotolia, New York: 10 (Undine Aust)
Getty Images, München: 27 (Digital Vision)
iStockphoto, Calgary/Kanada: 13 (kulicki), 101 (fotomem)
LOOK, München: 9, 49, 97, 104, 111, 131, 145 (Age Fotostock), 14 (Kay Maeritz), 18 (Florian Werner), 24 (Martin Kreuzer), 31 re., 31 li., 67, 186 (Blend images), 50 (Ulli Seer), 73 (NordicPhotos), 77 (Bethel Fath), 86 (Glasshouse Images), 89 li., 89 r. (Millenium Images), 96 (Daniel Schoenen), 114, 155 (Design Pics), 121 (Helmuth Rier/Südtirolfoto), 123 li., 125 ((fstop), 135 (Andreas Strauß), 137 (Per-Andre Hoffmann), 141 (Maskot), 143 (IBL), 147 (Minden Pictures)
Shutterstock Images, New York: 27 (Richard Semik), 28 (Evgeniya Moroz), 47 (Magdanatka), 51 (Elena Elisseeva), 129 (szefei), 149 (Anetlanda), 151 (Zygotehaasnobrain), 152 (Roman Sakhno), 160 (AlexMaster), 185 (Plus ONE)

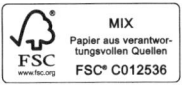

Verlagsgruppe Random House FSC® N001967

1. Auflage
Originalausgabe
®Verlagsgruppe Random House
Copyright © 2016 Kailash, München, in der Verlagsgruppe Random House GmbH,
Neumarkter Str. 28, 81673 München
Lektorat: Ute Heek
Umschlaggestaltung: ki 36, Sabine Krohberger Editorial Design, München
Umschlagmotiv: Lena Burmann
Satz: EDV-Fotosatz Huber/Verlagsservice G. Pfeifer, Germering
Druck und Bindung: Theiss, St. Stefan im Lavanttal
Printed in Austria
ISBN 978-3-424-63117-3
www.kailash-verlag.de

Glück hat einen unverwechselbaren Geschmack

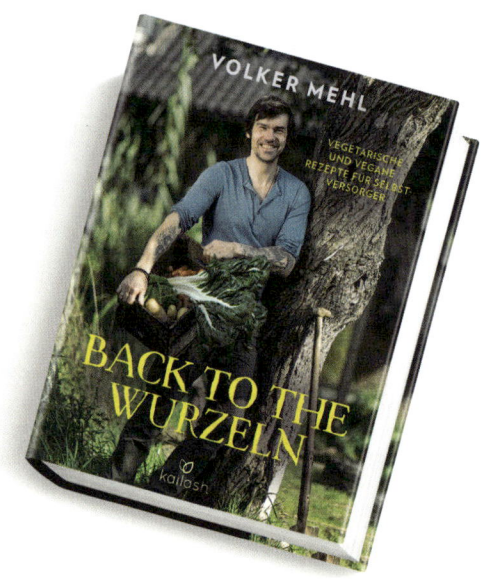

272 Seiten. ISBN 978-3-424-63095-4

Volker Mehl, Ayurvedakoch mit Kultstatus, zeigt, dass echter Genuss schon vor dem Kochen beginnt, wenn man selbst sät, pflanzt und erntet. Über 80 neue vegetarische und vegane Rezepte und viele praktische Tipps fürs Gärtnern und Selbermachen bieten sinnliche Genusserfahrungen. Fertigkost war gestern – der neue Trend heißt: Pflanzen, kochen, feiern!

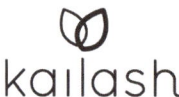

kailash

Überall, wo es Bücher gibt, und unter www.kailash-verlag.de